HEYNE BÜCHER

10 Jahre Esoterik bei Heyne

ESOTERISCHES WISSEN

Zum Thema Bach-Blüten sind im
Wilhelm Heyne Verlag erschienen:

Mechthild Scheffer / Wolf-Dieter Storl, *Das Heilgeheimnis der Bach-Blüten* Band 08/9659
Mechthild Scheffer, *Selbsthilfe durch Bach-Blüten-Therapie* Band 13/9517
Barbara Mazarella, *Gesunde Kinder mit Bach-Blüten* Band 08/5065
Nora Weeks, *Edward Bach* Band 08/9713

DAS GROSSE BUCH DER BACH-BLÜTEN

WILHELM HEYNE VERLAG
MÜNCHEN

HEYNE ESOTERISCHES WISSEN
Herausgegeben von Michael Görden
13/9745

Umwelthinweis:
Dieses Buch wurde auf
chlor- und säurefreiem Papier gedruckt.

Printed in Germany 1997
Umschlaggestaltung: Atelier Adolf Bachmann, Reischach
Satz: Schaber Datentechnik, Wels
Druck und Bindung: RMO-Druck, München

ISBN 3-453-13483-4

MECHTHILD SCHEFFER

ZUR EINFÜHRUNG

Vorwort

Die Bach-Blütentherapie ist heute in aller Munde. Viele Menschen haben ein sehr persönliches Verhältnis zu den Bach-Blüten gefunden, manche haben eine ausgesprochene Liebe zu ihnen entwickelt. Dieses Phänomen hat einerseits mit der Qualität der Energie zu tun – der Liebesenergie, die diese Blüten repräsentieren, zum anderen trifft die Bach-Blütentherapie das vielleicht wichtigste kollektive Krankheitssyndrom unserer Zeit: den Verlust unseres seelischen Gleichgewichts.

Wie der Titel von Edward Bachs Hauptwerk *Heile Dich selbst* deutlich macht, will die Bach-Blütentherapie Menschen helfen, sich selbst zu helfen. Noch werden die Bach-Blüten weitgehend symptomatisch genutzt – als seelische Überbrückungshilfe im Alltag –, aber nicht als seelische Starthilfe für eine gezieltere Bewußtseinsarbeit. Dies ist aber gerade heute dringend nötig.

Die »Rückverbindung zu unserer göttlichen Natur«, zum eigenen positiven Wesenskern, war Bachs eigentliches therapeutisches Ziel. Wie man den in diesem Buch gesammelten Schriften, besonders seinen späteren Veröffentlichungen, entnehmen kann, betrachtete er seine Blütenmittel sogar »als Werkzeuge, die in der Übergangszeit gebraucht werden, bis die Zeit gekommen ist, da das Ursprüngliche, Unmittelbare durch Zeit oder Umstände wiederhergestellt wird«. Vielleicht ist dieser Zeitpunkt – jetzt, an der Schwelle eines neuen Jahrtausends und im Wandlungsprozeß von der Informationsgesellschaft zur Bewußtseinsgesellschaft – schon viel näher, als viele glauben.

Obwohl Edward Bach heute vielfach als Pionier der psychosomatischen Medizin oder sogar als Paracelsus des zwanzigsten Jahrhunderts bezeichnet wird, ist über sein persönliches Leben vergleichsweise wenig bekannt. Er selbst sah sich als Werkzeug in einem größeren göttlichen Plan und stellte seine persönlichen Interessen stets hinter seine Aufgabe zurück.

Für Leserinnen und Leser, die die biographischen Notizen seiner engsten Mitarbeiterin, Nora Weeks, nicht kennen, wird ein kurzer Abriß seines Lebenslaufes deshalb beim Studium seiner Schriften hilfreich sein.

24. 9. 1886:
Edward Bach wird in Moseley bei Birmingham als ältestes von drei Kindern geboren. Seine Familie stammt aus Wales und betreibt eine Messinggießerei.

1903–1906:
Edward Bach wird Lehrling im väterlichen Betrieb. Die Beobachtung der körperlichen Krankheiten und die damit verbundenen seelischen Konflikte unter den Arbeitern und der Wunsch zu helfen werden Auslöser für sein gesamtes späteres Schaffen. Er schwankt lange zwischen dem Berufsziel des Theologen und dem des Arztes.

1906–1913:
Er studiert Medizin in Birmingham und London. Die Approbation und eine Tätigkeit als Leiter der Unfallstation am University College Hospital folgen bald darauf. Danach wird er Assistent an der bakteriologischen und immunologischen Abteilung. Er erkennt Zusammenhänge zwischen spezifischen Bakterienstämmen im menschlichen Darm und chronischen Krankheitserscheinungen, und ihm gelingt die Aufbereitung verschiedener Bakterienstämme als Impfstoffe.

1917:
Edward Bach erleidet einen gesundheitlichen Zusammenbruch. Es folgt die Operation eines bösartigen Milztumors mit der Prognose einer dreimonatigen Überlebenschance. Jedoch überwindet er diese Krise innerhalb von drei Monaten vollständig durch den unbedingten Wunsch, seine Forschungsvorhaben zu Ende zu führen.

1918–1922:
Nach seiner Gesundung erhält er eine Anstellung im London Homoeopathic Hospital. Er macht die Bekanntschaft mit dem Organon von Samuel Hahnemann und vermutet, daß die von ihm selbst definierte Darmtoxämie mit dem Hahnemannschen Psora-Begriff identisch ist. Fortan bereitet er seine Impfstoffe als homöopathische Nosoden auf, die er in sieben Hauptgruppen einteilt (die später nach ihm benannten Bach-Nosoden). Bach erarbeitet die sogenannten Gemütssymptome der Patienten und kann schließlich jeder Bakteriengruppe (Nosode) eine bestimmte seelische Persönlichkeitshaltung zuordnen.

1920–1928:
Bach eröffnet ein Labor, eine Praxis sowie einen Beratungsraum für Mittellose in London.
Er erkennt, daß die sieben Nosoden nur die unter dem Begriff Psora zusammengefaßten Erscheinungen, nicht aber andere chronische Krankheiten heilen können, und will mehr und vor allem »reinere« Heilmittel einsetzen. Er sucht und findet Pflanzen mit ähnlicher Schwingungsfrequenz wie die Nosoden, scheitert aber zunächst an der Frage der Polarität: Die homöopathisch aufbereitete Pflanze hat eine positive Polarität, die aus dem Darm gewonnenen wirksamen Nosoden eine negative.

Ab 1928:
Verstärkt beobachtet er die psychische Komponente beim Krankheitsgeschehen, was zur intuitiven Erkenntnis bestimmter seelischer Persönlichkeitstypen und Reaktionsweisen der menschlichen Natur führt: Je nach Zugehörigkeit zu einer dieser seelischen Persönlichkeitstypen müßten die Menschen auch auf Krankheitserscheinungen jeder Art in immer gleicher oder sehr ähnlicher Weise reagieren. Veröffentlichung der Schrift *Some new remedies and their uses.*

Ab 1930:
Auf dem Höhepunkt seiner medizinischen Karriere verkauft Bach die Londoner Praxis und sein Labor, um sich ganz dem Studium der verschiedenen menschlichen Persönlichkeitstypen und der Suche nach den spezifischen heilenden Pflanzen zu widmen. Zusammen mit seiner Assistentin Nora Weeks erfolgt die Entdeckung und Zubereitung der ersten neun der sogenannten »12 Heiler«: Impatiens, Mimulus, Clematis, Agrimony, Chicory, Vervain, Centaury, Cerato, Scleranthus. Dies geschieht mit Hilfe eines neu gefundenen Herstellungsverfahrens, der Sonnen-Methode, in der das Problem der Polarität gelöst ist. Er formuliert (in einer bewußt einfachen, auch dem Laien verständlichen Sprache) seine Erkenntnisse und Philosophie in der Schrift *Heal Thyself (Heile Dich selbst)*, seinem späteren Hauptwerk. Ehemalige Kollegen erproben seine Blütenmittel und ermutigen ihn, mit seiner Arbeit fortzufahren.

Ab 1931:
Edward Bach entdeckt die letzten drei Mittel aus der Serie der »12 Heiler«: Water Violet, Gentian, Rock Rose.

1932:
Bach veröffentlicht die Schrift *Free Thyself.* Es folgt ein Schriftwechsel mit der Ärztekammer, die droht, ihn aus dem Ärzteregister zu streichen, falls er weiter medizinische Laien als Mitarbeiter beschäftigt und seine Erkenntnisse in Laienkreisen verbreitet. Bach hält erfolgreich an seiner Auffassung fest.

1933:
Bach entdeckt seine zunehmende Sensitivität, was ihn zur Entdeckung und Zubereitung weiterer Blüten, der sogenannten »4 Helfer«: Gorse, Oak, Heather, Rock Water führt. Er stellt zwei großen Londoner Apotheken kostenlos die Urtinkturen zur Verfügung mit der Maßgabe, die Mittel so preiswert wie möglich abzugeben.

1934–1935:
Bach entdeckt die letzten drei Blüten seiner ersten Heilmittelserie: Wild Oat, Olive, Vine. Er konzipiert seine Erste-Hilfe-Mittel: Rescue.
Bach läßt sich in Sotwell, einem kleinen Ort im Themsetal, nieder, wo die meisten der von ihm bisher gefundenen Pflanzen wachsen. Bachs Sensitivität nimmt extrem zu; er durchlebt weitere negative seelische Gemütszustände, in denen er die jeweils entsprechende Pflanze findet. Nach Aufbereitung und Einnahme der Essenz verschwinden die krankhaften seelischen Symptome innerhalb weniger Stunden. Unterstützt von Nora Weeks, findet er weitere 19 Heilmittel, die fast alle nach der von ihm jetzt entdeckten Koch-Methode aufbereitet werden.

1936:
Bachs System ist abgeschlossen und sein Werk vollendet. Er beginnt, seine Therapie und Erkenntnisse durch Vortragsreisen einer noch breiteren Öffentlichkeit bekanntzumachen.

27. 11. 1936:
Edward Bach stirbt im Schlaf an Herzversagen.
Seine von ihm als Nachfolger eingesetzten Mitarbeiter Nora Weeks und Victor Bullen führen sein Werk bis 1978 fort und bestimmten ihrerseits die noch heute im Bach Centre tätigen Verwalter und Custoden des Werkes.

Ein »Großes Buch der Bach-Blüten« wäre nicht vollständig ohne einen Hinweis auf die Quellen, aus denen Bach bewußt oder unbewußt geschöpft hat: die uralte, auf Erfahrung und Intuition gründende keltische Heiltradition.
Die Bach-Blütentherapie erschließt eine für unsere Zeit neue Ebene der Pflanzenheilkunde, deren Blütezeit – wie Edward Bach es vorausgesagt hat – jetzt beginnt.

Hamburg, im August 1997 *Mechthild Scheffer*

EDWARD BACH

BLÜTEN, DIE HEILEN

Gedanken
zur Heilkraft von Pflanzen

Inhalt

1. Zwölf grosse Heiler

(Heile Dich selbst, Februar 1933)

Die zwölf Heilmittel, mit denen ich in den letzten fünf Jahren gearbeitet habe, erweisen sich in ihren Heilerfolgen als so wunderbar, und sie bringen so vielen sogenannten unheilbar Kranken Heilung, sogar in Fällen, bei denen eine homöopathische Behandlung versagt hat, daß ich mich bemühe, ihre Anwendung so einfach wie möglich zu erklären, so daß sie auch von jedem Laien angewendet werden können. Die Heilmittel selbst lösen niemals starke Reaktionen aus, da sie niemals Schaden anrichten, egal, in welcher Menge man sie einnimmt, und wenn das falsche Mittel gegeben wurde, erfolgt auch keine negative Wirkung, aber wenn das richtige Mittel gegeben wurde, wird es eine heilsame Wirkung erzielen. Keine der Pflanzen, aus denen diese Heilmittel gewonnen werden, ist giftig. Sie sind alle wohltätig. Deshalb braucht man keine Angst zu haben, sie zu verwenden.
Das ganze Prinzip lautet folgendermaßen: Es gibt zwölf geistige Zustände, und jedem dieser Zustände entspricht eine Heilpflanze. Egal, ob die Krankheit ausgesprochen schlimm ist oder es sich nur um eine leichte Erkältung handelt, ob sie nur ein paar Stunden oder viele Jahre andauert, spielt keine Rolle. Es ist der geistige Zustand allein, der für die Wahl des erforderlichen Heilmittels entscheidend ist.

Die geistigen Zustände und die entsprechenden Heilmittel sind folgende:

1. In Notfällen, bei großer Gefahr, Furcht oder Angst oder Depression, sowie in allen Notfällen, in denen die Lage hoffnungslos scheint, gebe man *Rock Rose*.

2. Bei Angst, die jedoch nicht so stark ist wie Furcht, gebe man *Mimulus.*
3. Wenn der Patient ruhelos, ängstlich und gequält ist, gebe man *Agrimony.*
4. Wenn der Patient unentschlossen ist, wenn nichts richtig erscheint, wenn man erst das eine und dann das andere zu brauchen scheint, gebe man *Scleranthus.*
5. Wenn der Patient schläfrig, benommen, lustlos, abwesend, gleichgültig ist und keine Anstrengung macht, wieder gesund zu werden, und keine Freude am Leben hat und sich in gewissen Fällen sogar nach dem Tod sehnt, gebe man *Clematis.*
6. Bei Selbstmitleid, wenn sich der Patient schlecht behandelt fühlt und das Gefühl hat, daß er sein Leid nicht verdient hat, gebe man *Chicory.*
7. Der Patient, der Dummheiten machen möchte, der nicht genügend Selbstvertrauen hat, um selbst zu entscheiden und deshalb auf den Rat eines jeden anderen hört, der jede nur mögliche Behandlung ausprobiert, die man ihm vorschlägt, braucht *Cerato.*
8. Der Patient, der mutlos ist, der Erfolg hat, aber immer nur die negative Seite der Dinge sieht und deprimiert ist, braucht *Gentian.*
9. Die Willensstarken, die schwer zu behandeln sind, weil sie immer alles besser wissen und nach ihrer eigenen Vorstellung machen, brauchen *Vervain.*
10. Bei starken Schmerzen, dem Drang, möglichst schnell wieder gesund zu werden und bei Ungeduld gegenüber den Mitmenschen, gebe man *Impatiens.*
11. Den ruhigen und tapferen Patienten, die sich niemals beklagen, die andere nicht beunruhigen wollen, weil sie krank sind, und danach streben, aus eigener Kraft wieder gesund zu werden, kann mit *Water Violet* geholfen werden.
12. Denjenigen, die schwach, blaß und kraftlos sind, die sich ganz einfach erschöpft und müde fühlen, kann mit *Centaury* geholfen werden.

Die Heilmittel werden folgendermaßen dosiert: Man nehme zwei oder drei Tropfen aus dem Stock Remedy und fülle sie in ein normales Arzneifläschchen, fülle es mit Wasser auf, schüttle es gut, und gebe das Mittel dann teelöffelweise in der erforderlichen Dosis. In Notfällen viertelstündlich, in schweren Fällen stündlich und in normalen Fällen drei- oder viermal täglich. In Fällen von Bewußtlosigkeit können die Lippen des Patienten mit dem Heilmittel befeuchtet werden.
Wenn sich der Zustand des Patienten bessert, erweist es sich oftmals als notwendig, das Mittel zu wechseln, so wie sich sein Geisteszustand verändert. In manchen Fällen können sogar bis zu einem halben Dutzend verschiedene Heilpflanzen erforderlich sein.

Hierzu ein Beispiel:
Ein 35jähriger Mann litt seit fünf Wochen unter starkem Rheumatismus. Als ich ihn zum ersten Mal untersuchte, war fast jedes Gelenk im Körper entzündet und geschwollen. Er litt große Schmerzen und hatte große Angst. Der Patient war sehr krank und sah aus, als könne er den Schmerz bald nicht mehr aushalten. In den ersten zwanzig Stunden nahm er stündlich Agrimony ein, bis eine auffallende Besserung eintrat und der Schmerz und die Schwellung in allen Gelenken außer in einem Schultergelenk verschwunden waren. Der Patient wurde ruhiger und machte sich weniger Sorgen. Er erhielt weitere sechs Stunden lang Agrimony, bis er vier Stunden durchschlafen konnte. Als er erwachte, waren die Schmerzen vorbei. Die nächste Stufe war von Angst gekennzeichnet, Angst davor, der Schmerz würde zurückkehren, Angst, sich zu bewegen, um zu vermeiden, daß sich die Schmerzen wieder einstellen. In diesem Stadium wurde Mimulus verordnet, und am nächsten Tag konnte der Patient aufstehen, sich selbst ankleiden und rasieren. Trotz des Heilerfolgs fühlte sich der Patient mutlos und niedergeschlagen. Er nahm Gentian, und am dritten Tag war er wieder völlig hergestellt, ging ins Kino und in das örtliche Wirtshaus.

In anderen Fällen ist nur ein einziges Heilmittel erforderlich, wie in folgendem Beispiel.
Bei einer jungen Frau von 18 Jahren waren sechs Monate zuvor einige große Zysten auf der Schilddrüse entfernt worden. Die Zysten bildeten sich neu und man erklärte ihr, sie müsse warten, bis sie wieder groß genug wären, und eine erneute Operation notwendig würde. Sie war eine sanfte, kleine Frau vom Typ der Tagträumer, die sich über ihren Zustand nur wenig Gedanken machte. Ich verordnete Clematis, eine Woche lang dreimal täglich, worauf sich die Zysten völlig auflösten und bis zum heutigen Tag, drei Monate später, besteht kein Anzeichen, daß sie wiederkehren, und eine weitere Einnahme des Mittels ist nicht mehr notwendig.
Eine Patientin hatte seit zwei Jahren unter akutem Rheumatismus gelitten. In dieser Zeit lag sie ständig in Kliniken. Als ich sie zum ersten Mal untersuchte, waren ihre Hände steif und sie hatte große Schmerzen, die Knöchel waren doppelt so groß wie normal, und die Patientin konnte kaum gehen. Darüber hinaus hatte sie Schmerzen in den Schultern, im Nacken und Rücken. Es handelte sich bei der Patientin um eine ausgesprochen sanftmütige, ruhige und mutige Frau, die ihre Krankheit mit bewundernswerter Geduld und Tapferkeit getragen hatte. In diesem Fall war Water Violet eindeutig angezeigt, und sie nahm das Heilmittel zwei Wochen lang ein, wobei sich langsam Besserung einstellte. Dann kam eine Phase von leichtem Selbstmitleid, was durch Chicory beseitigt wurde. Nach vier Wochen konnte die Patientin zwei Meilen laufen, aber sie fühlte sich immer noch unsicher, weshalb Scleranthus verordnet wurde. Dann folgte eine Phase leichter Ungeduld, in der sie sich wünschte, wieder alles tun zu können, was ein Hinweis auf Impatiens war. Nach acht Wochen konnte die Patientin vier Meilen laufen und ihre Hände normal benutzen. Sie hatte keine Schmerzen mehr, und außer einer geringfügigen Steifheit und Schwellung im rechten Knöchel war sie vollständig geheilt.
Eine ungefähr 40jährige Patientin litt seit drei Wochen unter un-

klaren Schmerzen im Unterleib. Die Drüsen in der Leistengegend, unter den Achselhöhlen und im Nacken waren rasch angeschwollen. Die Untersuchung ergab eine starke Schwellung der Drüsen im Unterleib und die Blutuntersuchung wies auf eine akute lymphatische Leukämie. Die Prognose war natürlich ausgesprochen ernst. Die Patientin erkannte, daß sie eine bösartige Krankheit hatte. Sie geriet in Panik und dachte insgeheim daran, daß es das einfachste wäre, Selbstmord zu begehen. Sie erhielt einige Tage lang Rock Rose, wodurch die Schmerzen im Unterleib nachließen und die Schwellung der Drüsen zurückging. Die Einstellung der Patientin änderte sich daraufhin und die Besserung gab ihr neuen Mut. Die Angst vor dem Tod war verschwunden, aber nun befürchtete sie im stillen, daß ihr Zustand zu gut war, um wahr zu sein, daher erhielt sie zwei Wochen lang Mimulus. Danach war der Zustand der Patientin normal und seit sechs Monaten fühlt sie sich wieder völlig wohl.
Ein Bauer litt unter einer Nackenlähmung, so daß sein Kopf immer nach vorne fiel. Außerdem waren die Augen- und Mundmuskeln geschwächt. Er war ein ausgesprochen willensstarker Mann, ging seiner Arbeit wie gewöhnlich nach, und weigerte sich monatelang, sich einer Behandlung zu unterziehen. Vervain bewirkte eine völlige Heilung in ungefähr zwei Wochen.
Eine ungefähr 40jährige Patientin litt seit ihrer Kindheit an Asthma. Jeden Winter mußte sie ungefähr vier Monate lang das Bett hüten. Sie hatte bereits eine Unmenge von Adrenalinspritzen erhalten und sich jeder nur denkbaren Asthmabehandlung unterzogen, ohne eine Besserung zu erzielen. Wie bei vielen Asthmatikern litt sie unter Keuchhusten und anderen Erkrankungen der Atemwege. Ihre Krankheit war eine große Qual. Im Dezember 1930 untersuchte ich sie zum ersten Mal und Ende Januar 1931 war die Krankheit mit Hilfe von Agrimony völlig geheilt. Im Winter 1933 erlitt sie einen leichten Rückfall, der leicht wieder unter Kontrolle gebracht werden konnte. Die Patientin mußte nicht das Bett hüten. Seither sind keinerlei Anzeichen der Krankheit mehr festzustellen.

2. Die zwölf Heiler und die sieben Helfer

*(Veröffentlicht von C. W. Daniel und Co., 1934)**

Seit altersher ist bekannt, daß die Heilung von Krankheit in den Heilpflanzen der Natur liegt. Allen, die krank sind, sei daher gesagt: Krankheit hätte niemals die Macht erlangen können, die sie heute hat, wenn der Mensch den natürlichen Schutz gegen Krankheit nicht vergessen hätte – nämlich die Heilpflanzen. Darüber hinaus gibt es bei denjenigen, die wirklich den Wunsch haben, wieder gesund zu werden, keine Krankheit, die der Macht des Heilmittels widerstehen kann, die in der richtigen Pflanze verborgen ist. Krankheit kann in Gegenwart der richtigen Heilpflanze nicht mehr bestehen als die Dunkelheit in einem Zimmer, wenn die Fenster geöffnet werden, um das Sonnenlicht hereinzulassen.

Doch dafür, daß wir die Heilung aus der Natur vergessen haben, haben wir einen hohen Preis bezahlt, und zwar in Form der Unmengen von Krankheiten, die es heutzutage gibt. Doch die Natur wartet geduldig, und wir müssen uns ihr nur wieder zuwenden, um Linderung von unserem Leid zu finden.

Nur weil wir die Heilweise der Natur für die des Menschen aufgegeben haben, mußten wir leiden. Wir müssen nur zur Natur zurückkehren, um von unseren schweren Prüfungen erlöst zu werden. In Gegenwart der Natur hat Krankheit keine Macht. Jede Angst, Depression und Hoffnungslosigkeit kann beseitigt werden. Es gibt keine einzige Krankheit, die unheilbar ist.

In diesem Kapitel werden neunzehn Heilpflanzen beschrieben, die durch göttliche Vorsehung mit Heilkräften versehen wur-

---

* Erstveröffentlichung 1933. Neue und überarbeitete Auflage 1934

den, so daß bei denjenigen, die den aufrichtigen Wunsch haben, wieder gesund zu werden, keine Krankheit hoffnungslos ist. Zwölf dieser Heilpflanzen wirken bei Krankheiten, die im Anfangsstadium sind oder erst seit kurzem bestehen. Sie werden die zwölf Heiler genannt. Darüber hinaus gibt es sieben Heilpflanzen für diejenigen, die seit einigen Wochen oder Monaten oder sogar Jahren krank sind. Diese Heilpflanzen heißen die sieben Helfer.

Jeder weiß, daß wir unter anderen Stimmungen leiden als gewöhnlich, wenn wir krank sind. Diese Gemütszustände führen uns zu dem erforderlichen Heilmittel. Dies ist ein wertvoller Hinweis, weil viele Krankheiten verhindert werden können, wenn wir die Zeichen richtig interpretieren können, die einer drohenden Krankheit vorausgehen. Darüber hinaus können Menschen, die seit langer Zeit krank sind, wieder gesund werden, wenn sie die richtigen Heilpflanzen einnehmen. Auch hier können wir aus dem Gemütszustand, in dem sie sich während ihres Leidens befinden, erkennen, welche Heilpflanze notwendig ist. Jeder weiß, daß beispielsweise Schmerz bei jedem Menschen eine unterschiedliche Wirkung hat. Manche Menschen sind erschrocken, manche deprimiert und wieder andere schlecht gelaunt. Einige wollen in Ruhe gelassen werden, andere wollen umsorgt sein und wieder andere sind trotz ihres Leidens guter Stimmung. Dieser Gemütszustand zeigt uns, welches Heilmittel für eine wirkliche Heilung erforderlich ist, nicht nur die Tatsache allein, daß die Patienten leiden.

Wenn wir den Gemütszustand und nicht die Krankheit heilen, behandeln wir den wahren Menschen, und wir geben dem Patienten, was wirklich notwendig ist, um seine Gesundheit wieder herzustellen.

Im normalen Alltag erweisen sich diese Heilmittel ebenso bei geringfügigen Beschwerden wie Müdigkeit, Kopfschmerzen, Sorgen, Depression, Nervosität und vielen anderen als wirkungsvoll, da dies Hinweise sind und, wenn wir diese ersten Anzeichen beseitigen und die geringfügigen Beschwerden behandeln, sorgen wir dafür, daß wir wirklich bei guter Gesundheit bleiben und schützen uns vor Krankheit. Denn wir wissen, daß die Menschen sich manchmal bereits viele Monate, bevor eine schlimme Krankheit ausbricht, nicht richtig wohl fühlen. Wenn sie zu diesem Zeitpunkt bereits behandelt werden könnten, könnte ihnen all das Leiden erspart werden, das ihnen bevorsteht.

Um es noch einmal zu betonen: Wie jede Mutter weiß, kann es sein, daß ihr Kind aus der Schule kommt, und sie bemerkt, daß es nicht ganz auf der Höhe ist. Sie sagt: »Er fühlt sich nicht wohl. Er kränkelt ein wenig.« Wieviel besser ist es, diesen Zustand sofort zu behandeln, so daß das Kind am nächsten Morgen wieder gesund und kräftig ist, anstatt einen oder zwei Tage abzuwarten, was passieren wird.

Jeder, der über eine gute Beobachtungsgabe verfügt, wird sehr bald erkennen, daß eine Veränderung des Gemütszustandes bei allen festzustellen ist, die sich nicht wohl fühlen. Wenn das richtige Heilmittel in Übereinstimmung mit dieser Veränderung verordnet wird, wird die Krankheit schneller als normalerweise üblich geheilt und der Gesundheitszustand des Patienten kann wieder hergestellt werden.

Es spielt keine Rolle, um welche Krankheit es sich handelt, alleine der Gemütszustand muß behandelt werden.

Es gibt nur zwölf verschiedene Gemütszustände, und jedem entspricht eine Heilpflanze. Deshalb ist es nicht schwer zu entscheiden, welches Heilmittel erforderlich ist.

Die zwölf Heiler

Nun folgen die Namen der zwölf Heiler und der jeweilige Gemütszustand, der einen Hinweis gibt auf das erforderliche Heilmittel.

Rock Rose

Wenn der Patient große Angst hat, oder bei plötzlichen Krankheitsfällen, oder wenn sein Zustand so ernst ist, daß auch seine Mitmenschen große Angst verspüren. In allen Notfällen oder bei Gefahr gebe man dieses Heilmittel, selbst wenn noch andere Heilmittel erforderlich sind.

Mimulus

Wenn der Patient ruhig ist, aber innerlich große Angst verspürt.

Agrimony

Für diejenigen, die guter Laune sind und versuchen, keinen großen Aufwand um ihre Beschwerden zu machen, obwohl sie krank sind.

Scleranthus

Für diejenigen, denen es schwerfällt, sich zu entscheiden, was sie wollen, und sich nur schwer eine Meinung darüber bilden, was sie gerne möchten. Sie probieren erst das eine und dann wieder etwas anderes aus. Sie haben das Gefühl, daß sie zwei oder drei Dinge gleichzeitig wollen, aber sie können sich nicht für eine Sache entscheiden.

Clematis

Wenn der Patient schläfrig oder benommen oder abwesend ist. Wenn er teilnahmslos ist und weit weg zu sein scheint.

Gentian

Bei Depression. Wenn der Patient das Gefühl hat, daß alles schiefgeht, oder daran zweifelt, wieder gesund zu werden.

Chicory

Für diejenigen, die sich über Kleinigkeiten aufregen oder zuviel Aufmerksamkeit und Zuwendung brauchen.

Centaury

Für die Schwachen und Erschöpften, die keine Energie mehr haben. Sie sind ruhig und oftmals sehr schüchtern.

Cerato

Für diejenigen, die kein besonders großes Interesse für das Leben aufzubringen scheinen, die kein besonders großes Selbstvertrauen oder Selbstbewußtsein besitzen. Sie fragen immer andere um Rat, befolgen ihn aber nicht, und sie haben niemals das Gefühl, die richtige Antwort bekommen zu haben. Oftmals wollen sie Dinge tun, die dumm zu sein scheinen.

Vervain

Für die Widerspenstigen und Willensstarken. Sie lehnen Ratschläge von anderen ab, und es ist schwer, ihnen zu helfen. Wenn sie krank sind, kämpfen sie noch lange weiter, wenn andere längst aufgegeben hätten.

Impatiens

Für die Reizbaren, Mürrischen, Schlechtgelaunten und Ungeduldigen.

Water Violet

Für diejenigen, die gerne alleine sind, vielleicht, um mit sich alleine zu sein und ihre Ruhe zu haben.

Manchmal ist mehr als ein Heilmittel erforderlich, da mehr als ein Gemütszustand vorhanden sein kann. Ein Mensch kann nervös und deprimiert sein. In diesem Fall gebe man beide Heilmittel oder sogar noch mehr, wenn drei oder vier Heilmittel erforderlich scheinen. Man kann die Heilmittel mischen. Während einer Krankheit kann sich der Gemütszustand von Zeit zu Zeit verändern, aber man gebe immer das Heilmittel, das dem augenblicklichen geistigen Zustand entspricht. Die Stimmungsänderung ist oftmals ein Zeichen der Genesung. Jeder weiß, daß nach langer Krankheit, egal um welche Krankheit es sich handelte, wir froh sind, wenn der Patient ungeduldig wird. Wir sagen, jetzt muß es aber besser werden.
Es besteht keine Gefahr, daß diese Heilmittel in irgendeiner Weise für die Gesundheit schädlich sind. Alle Heilmittel wurden aus wunderbaren, reinen Heilpflanzen gewonnen, die niemandem schaden und die allen nur Gutes tun können.
Die Einnahme und Dosierung der Heilmittel sind am Ende des Kapitels beschrieben.

Die sieben Helfer

Als nächstes wollen wir uns mit chronischen Krankheiten beschäftigen.

Wenn sich keine Besserung einstellt, obwohl das richtige Heilmittel der zwölf Heiler eingenommen wurde, gibt es sieben weitere Heilmittel, die helfen können. Denn wenn eine Krankheit seit langem besteht, ist sie fester verankert und braucht vielleicht etwas Unterstützung, bevor sie mühelos auf ein Heilmittel anspricht.
Deshalb werden die sieben Heilmittel in diesen Fällen die sieben Helfer genannt.
Wenn bei einem Patienten keine Besserung eingetreten ist, obwohl er anscheinend mit dem richtigen Heilmittel der zwölf Heiler behandelt wurde, ist eine Behandlung mit einem der sieben Helfer angezeigt.
Zunächst muß man darauf achten, ob der Patient blaß ist oder eine gute Gesichtsfarbe hat.
Wenn er blaß ist, sind entweder Olive, Gorse oder Oak erforderlich.
Bei guter Gesichtsfarbe erhält der Patient Vine, Heather oder Rock Water.
Der siebte Helfer, Wild Oat, kann bei jedem erforderlich sein, und wenn das Heilmittel, das unter den zwölf Heilern oder den anderen sechs Helfern das Richtige zu sein scheint, dennoch keine Wirkung zeigt, kann man es in all diesen Fällen einmal mit dem Heilmittel Wild Oat versuchen.

Wenn der Patient blaß ist, sind die folgenden drei Helfer angezeigt:

Olive

Für diejenigen, die blaß und erschöpft sind, vielleicht nach großer Sorge, schwerer Krankheit, Kummer oder langem Kampf. Auf jeden Fall sind sie sehr erschöpft und haben das Gefühl, keine Kraft für erneute Anstrengungen zu haben. Bisweilen wissen sie kaum mehr, wie sie weitermachen sollen. Das tägliche

Leben bedeutet für sie harte, freudlose Arbeit. Es kann sein, daß sie sehr stark auf die Hilfe anderer angewiesen sind.
Bei manchen Patienten ist die Haut sehr trocken und faltig.

Gorse

Bei Menschen, die glauben, daß sie ein hoffnungsloser Fall sind. Sie haben alles versucht und glauben, daß nichts mehr für sie getan werden kann. Sie haben sich mit ihrer Krankheit abgefunden und machen keine Anstrengung mehr, gesund zu werden.
Im allgemeinen haben sie eine gelbliche Gesichtsfarbe und oftmals dunkle Ringe unter den Augen.

Oak

Für diejenigen, die hart kämpfen, um wieder gesund zu werden. Sie hadern mit ihrer Krankheit, weil sie sie daran hindert, ihre tägliche Arbeit zu tun, und obwohl sie glauben, daß keine große Hoffnung besteht, wieder gesund zu werden, versuchen sie alles, was in ihrer Macht steht, um ihre Gesundheit wieder zu erlangen und wieder nützlich zu sein.

Bei denjenigen, die eine gute Gesichtsfarbe haben, sind folgende Heilmittel angezeigt:

Vine

Für diejenigen, die etwas ganz Besonderes sind. Sie sind so sicher, daß sie wissen, was richtig ist, sowohl in bezug auf sich selbst als auch auf andere, und wie etwas gemacht werden sollte, daß sie kritisch und pedantisch werden. Sie wollen alles auf ihre Weise tun und geben denjenigen, die ihnen helfen, Anweisungen. Selbst wenn sie krank sind, machen sie ihren Mitmenschen Vorschriften. Sogar dann sind sie nur schwer zufriedenzustellen.

Heather

Für die großen, kräftigen, gut gebauten Leute, die gesellig und herzlich sind. Sie machen sich große Sorgen um die Details ihrer Beschwerden, und haben das Gefühl, daß jede Kleinigkeit von großer Bedeutung ist. Im allgemeinen haben sie noch keine schwere Krankheit gehabt, und sogar eine unbedeutende Beschwerde erscheint ihnen sehr ernst.

Rock Water

Für diejenigen, die sehr streng mit sich selbst sind und sich viele Freuden und Vergnügungen des Lebens versagen. Sie geben alles auf, egal wie sehr sie daran hängen, wenn sie glauben, daß es ihnen schadet. Und sie ertragen alles, wenn sie glauben, daß es gut für sie ist. Sie haben großen Mut und unterziehen sich jeder Behandlung, wenn sie überzeugt sind, daß sie ihnen helfen wird. Sie sind strenge Lehrmeister, nicht für andere, sondern für sich selbst, und verlieren deshalb einen Großteil ihrer Lebensfreude.

Wild Oat

Dies ist ein Heilmittel, das für jeden erforderlich sein kann, sowie in Fällen, bei denen die anderen Heilmittel keine Wirkung erzielen, oder wenn es schwierig scheint zu entscheiden, welches Heilmittel verordnet werden sollte. In diesem Fall sollte man es mindestens eine Woche lang mit diesem Heilmittel versuchen. Wenn es dem Patienten besser geht, gibt man das Mittel so lange weiter, bis eine Besserung seines Gesundheitszustands eintritt, bevor man zu einem anderen Heilmittel übergeht.

Wenn ich davon spreche, daß diese Heilmittel jede Krankheit heilen können, ist es in unserem Zeitalter notwendig hinzuzufügen, bei denjenigen, die wirklich gesund werden wollen, denn unter den gegenwärtigen Umständen bringt eine Krankheit dem Patienten oftmals Vorteile, die er manchmal in Wirklichkeit gar nicht verlieren möchte.
Vielleicht bringt das Kranksein ihm Mitleid oder Aufmerksamkeit, oder er braucht nicht zur Arbeit zu gehen, oder seine Krankheit ist ein Mittel, einer unangenehmen Verpflichtung aus dem Weg zu gehen, oder sie bringt ihm finanziellen Gewinn wie eine Rente, Abfindung usw.
In bestimmten Fällen ist es verständlich, daß es Menschen gibt, die lieber an einer Behinderung oder Krankheit festhalten, als den Vorteil zu verlieren, den sie daraus ziehen.

Anweisungen

Anleitungen zum Gebrauch der Heilmittel

Man nehme ungefähr eine Tasse Wasser und füge drei oder vier Tropfen aus den kleinen Vorratsflaschen der Heilmittel hinzu und vermische sie. Wenn die Flüssigkeit abgestanden ist, schütte man sie weg und mische sie erneut, oder, wenn man sie noch eine Weile aufbewahren möchte, füge man zwei Teelöffel Brandy hinzu. Es spielt keine Rolle, die Mengen genau zu dosieren, da keines dieser Heilmittel nur den geringsten gesundheitlichen Schaden anrichten kann, selbst wenn man es in großen Mengen einnimmt, aber da eine geringe Menge des Mittels bereits genügt, reicht es vollkommen, kleine Mengen zuzubereiten.
Kinder erhalten immer einen Eierlöffel und Erwachsene einen Teelöffel mit dem Heilmittel. In Notfällen gebe man die Dosis

viertelstündlich, in sehr schweren Fällen stündlich und bei normalen chronischen Krankheiten ungefähr alle zwei oder drei Stunden über den Tag verteilt, oder öfter, wenn der Patient das Gefühl hat, daß es ihm hilft, wenn er das Mittel häufiger einnimmt. Wenn eine Besserung eintritt, ist es nicht mehr erforderlich, die Dosis so oft zu verabreichen.

Wenn der Patient bewußtlos ist, genügt es, seine Lippen mit dem Heilmittel zu befeuchten, und wenn der Patient in diesem Fall sehr blaß ist, gebe man Rock Rose und Clematis, oder, wenn er eine gute Gesichtsfarbe hat, Rock Rose und Vine.

Bei den ersten Anzeichen von Krankheit oder bei Beginn einer Krankheit, selbst wenn keine Besserung eintritt, gebe man das Heilmittel, das man vor sechs oder sieben Stunden gewählt hat, bevor man ein anderes ausprobiert. Aber in Fällen von chronischer Krankheit versuche man es mindestens vier oder fünf Tage lang mit einem Heilmittel. Wenn sich eine konkrete Besserung einstellt, sollte der Patient das Mittel so lange einnehmen, bis sich sein Zustand wesentlich verbessert.

Für diejenigen, die ihr Heilmittel selbst herstellen wollen, wird nachfolgend die Herstellungsmethode beschrieben sowie die englischen und botanischen Bezeichnungen der Pflanzen und deren Standorte.

Herstellungsmethode

Die Heilmittel sollten in der Nähe des Ortes zubereitet werden, wo die Pflanze wächst, da die Blüten sofort nach dem Pflücken verwendet werden sollten.

Man verwendet eine dünne Glasschale, die mit klarem Wasser gefüllt ist, vorzugsweise aus einer reinen Quelle oder einem Fluß. Man bedeckt die Oberfläche des Wassers mit den Blüten der Pflanze, wobei man so viele Blütenköpfe nimmt, daß sie nicht übereinander liegen. Dann läßt man die Schale im hellen Sonnenschein stehen, bis die Blüten zu verwelken beginnen.

Dies dauert ungefähr zwei bis sieben Stunden, je nach Pflanze und der Kraft der Sonne. Die Blüten werden dann vorsichtig herausgenommen.
Nun füllt man das Wasser aus der Schale in Flaschen ab, wobei sie bis zur Hälfte gefüllt werden. Die andere Hälfte der Flaschen füllt man mit Brandy auf, um das Heilmittel zu konservieren. Dies sind die Vorratsflaschen, die unbegrenzt haltbar sind, und so verwendet werden können wie die Vorratsflaschen, die man in der Apotheke erhält.

Die englischen und botanischen Namen der einzelnen Heilmittel lauten wie folgt:

Rock Rose	*Helianthemum vulgar*
Mimulus	*Mimulus luteus*
Agrimony	*Agrimonia eupatoria*
Scleranthus	*Scleranthus annuus*
Clematis	*Clematis vitalba*
Gentian	*Gentiana amarella*
Chicory	*Cichorium intybus*
Centaury	*Erythraea centaurium*
Cerato	*Ceratostigma willmottiana*
Vervain	*Verbena officinalis*
Impatiens	*Impatiens royalei*
Water Violet	*Hottonia palustris*
Olive	*Olea europaea*
Gorse	*Ulex europaeus*
Oak	*Quercus pedunculata*
Vine	*Vitis vinifera*
Heather	*Calluna vulgaris*
Rock Water	
Wild Oat	*Bromus asper*

Diese Pflanzen blühen vorwiegend während der Monate Juli, August und September mit Ausnahme der folgenden:

April: Gorse
Mai: Olive, Vine und Oak
Juni: Water Violet und Wild Oat

Nachfolgend finden Sie einige Hinweise auf die Standorte, wo Sie die Pflanzen finden können. In manchen Ländern gibt es Literatur über die lokale Botanik, die Sie als Führer verwenden können, da diese Bücher oftmals genaue Standortangaben machen:
Rock Rose und Gentian wachsen auf den Wiesen in hügeligen Landschaften.
Mimulus ist vergleichbar selten, aber es wächst an den Rändern von Sümpfen und an Flußufern, wo das Wasser klar ist.
Agrimony wächst an Hecken und Wiesenrändern.
Clematis ziert die Hecken auf Kalkböden.
Chicory wächst in Getreidefeldern und auf kultiviertem Boden. Oftmals wird diese Pflanze von Bauern angepflanzt.
Centaury wächst in Feldern, Hecken und Wiesen.
Cerato ist im Augenblick sehr selten.
Vervain wächst an Wegrändern und in Hecken.
Impatiens ist ursprünglich nicht in England beheimatet, aber es wächst an den Ufern einiger walisischer Flüsse in Vollkommenheit. Die Pflanze hat verschiedenfarbige Blüten, und es sollten nur die zartmalvenfarbenen Blüten gesammelt werden.
Water Violet ist vergleichbar selten, aber man findet es an einigen langsamfließenden, kristallklaren Bächen und Flüssen.
Olive wächst in Italien und anderen Ländern.
Gorse ist jedem gut bekannt. Die Blüten von Gorse sollten gepflückt werden, kurz bevor sie voll aufgeblüht sind und ihren Duft verströmen.
Oak. Die kleinen, schlanken Blütenstiele dieser Pflanze sollten gepflückt werden, wenn sie in voller Blüte stehen.
Vine wächst in Italien, der Schweiz und anderen Ländern.
Heather. Man sollte nicht das rote Heidekraut sammeln, sondern die wunderschönen, schlanken, kleinen, rosa Blüten der Art, die in den walisischen oder schottischen Bergen vorkommt.

Rock Water. Seit langem ist bekannt, daß bestimmte Brunnen- und Quellwasser die Kraft haben, Menschen zu heilen, und diese Brunnen oder Quellen sind wegen dieser Eigenschaft berühmt geworden. Jede Quelle oder jeder Brunnen, der wegen seiner Heilkraft berühmt geworden ist, und der immer noch in natürlichem Zustand belassen wurde, kann hierbei verwendet werden. Dieses Heilmittel muß dem Sonnenschein nicht lange ausgesetzt werden, ungefähr eine Stunde ist ausreichend.

Wild Oat wächst an Hecken und in den Wäldern.

Dieses Heilsystem ermöglicht, daß jeder die Heilmittel selbst herstellen kann, ja sogar, wenn man möchte, die Pflanzen selbst zu finden und die Heilmittel daraus zu gewinnen.

Wenn Sie Menschen beobachten, werden Sie feststellen, daß jeder Kranke einem oder mehreren der hier beschriebenen Typen zugeordnet werden kann, so daß man ihm das entsprechende Heilmittel verordnen kann.

Es ist unmöglich, die Anzahl der Menschen genau zu benennen, die vor kurzer Krankheit bewahrt wurden, und die Anzahl derjenigen, die mit Hilfe dieser wunderbaren, natürlichen, mit göttlicher Heilkraft versehenen Heilpflanzen der Berge, Wiesen und Täler geheilt worden sind.

Mögen wir immer die Freude und Dankbarkeit in unserem Herzen tragen, daß der große Schöpfer aller Dinge in seiner Liebe zu uns die Pflanzen auf den Wiesen wachsen läßt, um uns zu heilen.

3. Die zwölf Heiler und vier Helfer

(Veröffentlicht von C. W. Daniel und Co., 1933)

Die zwölf Heiler*

All denjenigen, die krank sind, sei folgendes gesagt: Krankheit hätte niemals die Macht gewinnen können, die sie heute besitzt, wenn der Mensch nicht den natürlichen Schutz gegen Krankheit vergessen hätte, nämlich die Heilpflanzen in den Wiesen. Darüber hinaus gibt es keine Krankheit, die der Heilkraft der richtigen Pflanze widerstehen kann, wenn der Patient den aufrichtigen Wunsch hat, wieder gesund zu werden. Krankheit kann in Gegenwart der richtigen Heilpflanze nicht mehr bestehen als die Dunkelheit in einem Zimmer, wenn die Fenster weit geöffnet sind und das Sonnenlicht hereingelassen wird.

Wir haben einen hohen Preis dafür bezahlt, daß wir die Heilweisen der Natur vergessen haben, und zwar in Form der Unmengen von Krankheiten, die es heutzutage gibt. Doch die Natur wartet geduldig, und wir müssen uns ihr nur wieder zuwenden, um Linderung von unserem Leiden zu finden.

Seit undenklichen Zeiten hat die Menschheit gewußt, daß die Pflanzen der Natur ihre Beschwerden heilen können, und über die Jahrhunderte hinweg sind uns die Namen derjenigen, die über das wahre Wissen der Heilung mittels Pflanzen verfügten, immer noch im Gedächtnis.

---

* Das erste Kapitel aus diesem Text, ›Die zwölf Heiler‹ wurde zu einem früheren Zeitpunkt im selben Jahr zum ersten Mal veröffentlicht, als sich Bach in Marlow aufhielt. Er finanzierte den Druck selbst. Der Text stimmt mit dem hier zitierten überein, der von C. W. Daniel und Co. veröffentlicht wurde.

Nur weil wir die Heilweise der Natur gegen die des Menschen eingetauscht haben, mußten wir leiden, und wir müssen nur zu ihr zurückkehren, um von unseren schweren Prüfungen erlöst zu werden. In Gegenwart der Heilweise der Natur besitzt Krankheit keine Macht. Jede Angst, Depression und Hoffnungslosigkeit kann beseitigt werden. Es gibt keine Krankheit, die nicht heilbar ist.

In diesem Kapitel werden die zwölf Heilpflanzen beschrieben, die die Macht besitzen, alle Arten von Krankheit zu heilen.

Als Heilpflanzen der Natur behandeln sie unsere Natur. Es spielt keine Rolle, ob unsere Hand, unser Fuß, unser Kopf oder irgendein anderes Körperteil erkrankt ist, und an welcher Krankheit wir leiden. Krankheit kann uns nur deshalb befallen, weil in unserer Natur etwas nicht stimmt. Und diese Unstimmigkeit wird von den Heilpflanzen korrigiert, und deshalb heilen sie nicht nur unseren Körper, sondern machen uns in jeder Weise gesünder und glücklicher und bringen Freude in unser Leben.

Um die Heilpflanze zu finden, die wir brauchen, müssen wir keinen einzigen Augenblick über die Krankheit nachdenken, an der wir leiden, noch daran, ob sie schwer oder leicht ist oder wir seit ein paar Stunden oder vielen Jahren krank sind. Alles, was wir tun müssen, ist herauszufinden, was mit unserer Natur nicht stimmt, und die Heilpflanze einzunehmen, die diesem Gemütszustand entspricht.

Was auch immer mit uns nicht stimmt, zeigt sich in einem oder mehreren der zwölf Gemütszustände, und entsprechend dem gegenwärtigen Gemütszustand können wir das erforderliche Heilmittel finden.

Wir können nicht krank werden, außer wir geraten aus der Harmonie mit unserer wahren Natur. Aber welcher Zustand auch immer sich hinter unserem Problem verbirgt, welcher Fehler auch immer sich in unserem Wesen versteckt, spielt keine Rolle. Denn diese Heilmittel werden uns dazu verhelfen, den Fehler zu

korrigieren, und auf diese Weise werden sie nicht nur die Ursache unserer Krankheit heilen, sondern sie sind uns auch dabei behilflich, unsere körperliche und geistige Gesundheit wieder herzustellen.
Diese Heilmittel rufen einen harmonischen Gesamtzustand hervor, und oftmals bringen sie die Lebensfreude zurück, und sie befreien uns von unseren Sorgen und Ängsten – ein Zustand, den wir vorher noch nicht gekannt haben.
Wie bereits erwähnt, werden die Fehler in unserem Wesen durch zwölf verschiedene Gemütszustände ausgedrückt, wobei es für jeden einzelnen davon eine entsprechende Heilpflanze gibt, die unsere Gesundheit wieder herstellen kann.

Die zwölf Gemütszustände sind folgende:

Schwäche	Ruhelosigkeit
Verzweiflung	Selbstzweifel
Furcht	Mutlosigkeit
Qual	Enthusiasmus
Unentschlossenheit	Ungeduld
Gleichgültigkeit	Distanziertheit.

Nun folgt eine etwas ausführlichere Erklärung dieser Gemütszustände in Verbindung mit dem Namen der einzelnen Heilmittel.

Centaury

Schwäche
Gibt Kraft. Die Schwäche nach Krankheit: Blaß, matt, müde, energielos, schlapp, erschöpft. Die Vitalität ist erschöpft. Diejenigen, die sich um jeden Preis nach Frieden sehnen. Sogar wenn sie krank sind, zeigen sie eine allzugroße Bereitschaft, anderen zu helfen, und durch ihre Bemühungen sind sie erschöpft und verausgabt. Oftmals besitzen sie einen regen Geist, aber der Körper ist schwach, zu schwach, um große Anstrengungen zu vollbringen. Aufgrund ihrer Gutmütigkeit sind sie bescheiden, unterwürfig und leicht beeindruckbar.

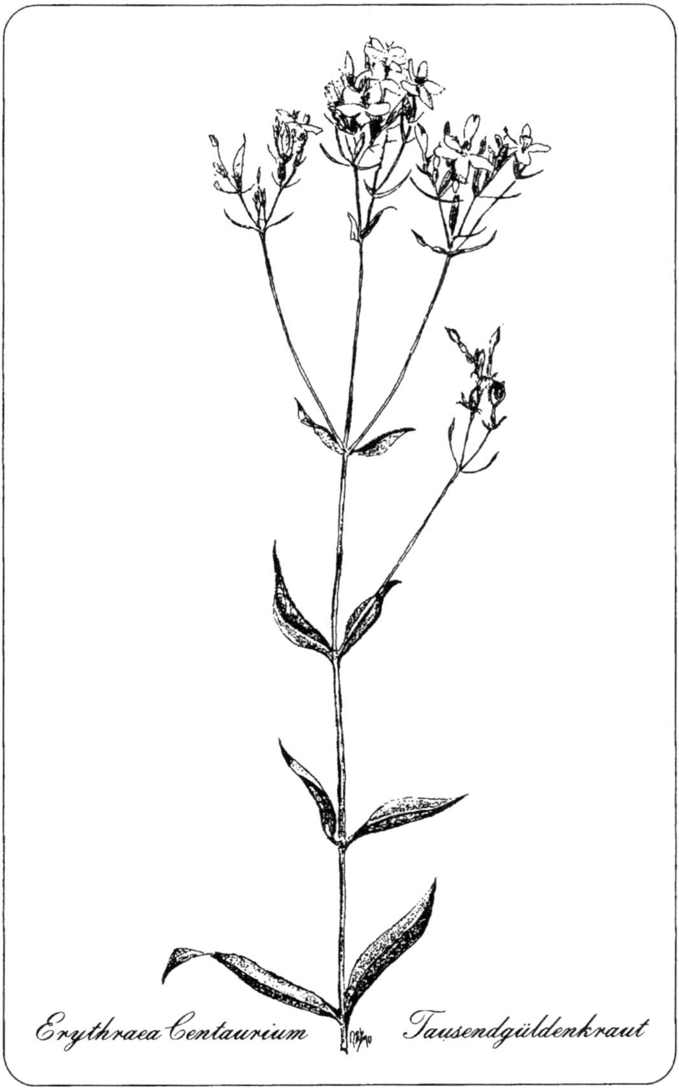

Erythraea Centaurium
Tausendgüldenkraut

Rock Rose

Verzweiflung
Dies ist das Notfallmittel. In Notfällen und Gefahr, sowie in allen hoffnungslosen Situationen. Immer wenn im Leben Gefahr droht. Wenn der Patient sich fürchtet oder in Panik gerät. In Fällen, wo es keine Hoffnung mehr zu geben scheint. Wenn dem Geist Gefahr droht, oder der Patient mit dem Gedanken an Selbstmord spielt oder droht, verrückt zu werden, oder bei einem Nervenzusammenbruch, Angst vor dem Tod oder schwerer Depression.

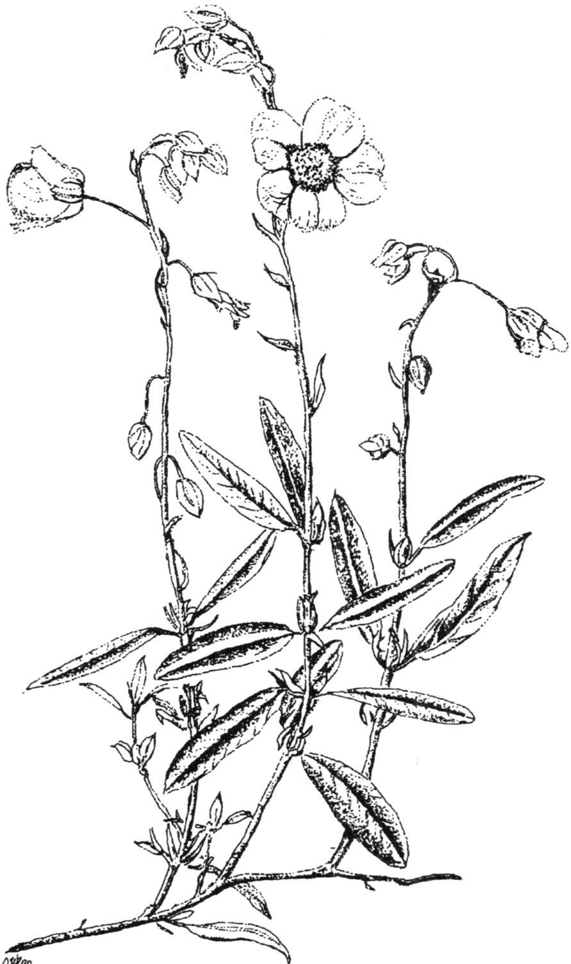

Helianthemum Vulgaris   Gemeines Sonnenröschen

Mimulus

Furcht
Das Mittel, um jede Furcht zu besiegen. Die Furcht vor Krankheit, vor Unfällen oder unbekannten Gefahren. Die Furcht vor Menschen, vor Verwandten, Fremden, Menschenmengen, Lärm, dem Gerede oder dem Mißtrauen anderer, oder dem Alleinsein. Angst vor Feuchtigkeit, Kälte, Hitze oder der Dunkelheit. Diese Menschen haben Angst, daß ihre Krankheit Komplikationen mit sich bringt, oder davor, unheilbar krank zu sein.

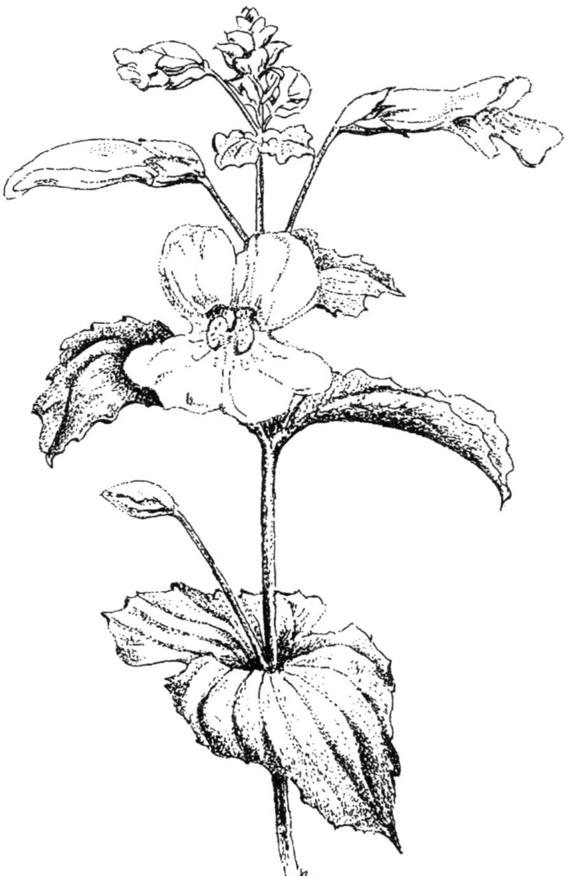

Mimulus Luteus Gefleckte Gauklerblume

Agrimony

Qual
Dieses Mittel bringt all denjenigen Linderung, die körperliche oder geistige Qualen leiden. Es bringt ihnen Frieden. Das Mittel für die Ruhelosen, von Sorgen Beladenen, Ängstlichen und von innerem Aufruhr Gequälten. Für diejenigen, die keine Ruhe und keinen geistigen Frieden finden können. Es gibt eine Unmenge dieser Leidenden, die ihre innere Qual oftmals hinter falschem Lächeln und gespielter Heiterkeit verbergen. Oft scheinen sie nach außen hin die fröhlichsten und humorvollsten Menschen zu sein. Viele von ihnen flüchten sich in Alkohol oder sogar Drogen als Stimulanzien, die ihnen dazu verhelfen, weiterzukämpfen. Sie tun alles, um zu vermeiden, andere mit ihren Problemen zu belasten. Selbst bei schwerer Krankheit verharmlosen sie ihre Probleme. Es sind tapfere Menschen, und Agrimony wird ihnen Hilfe bringen.

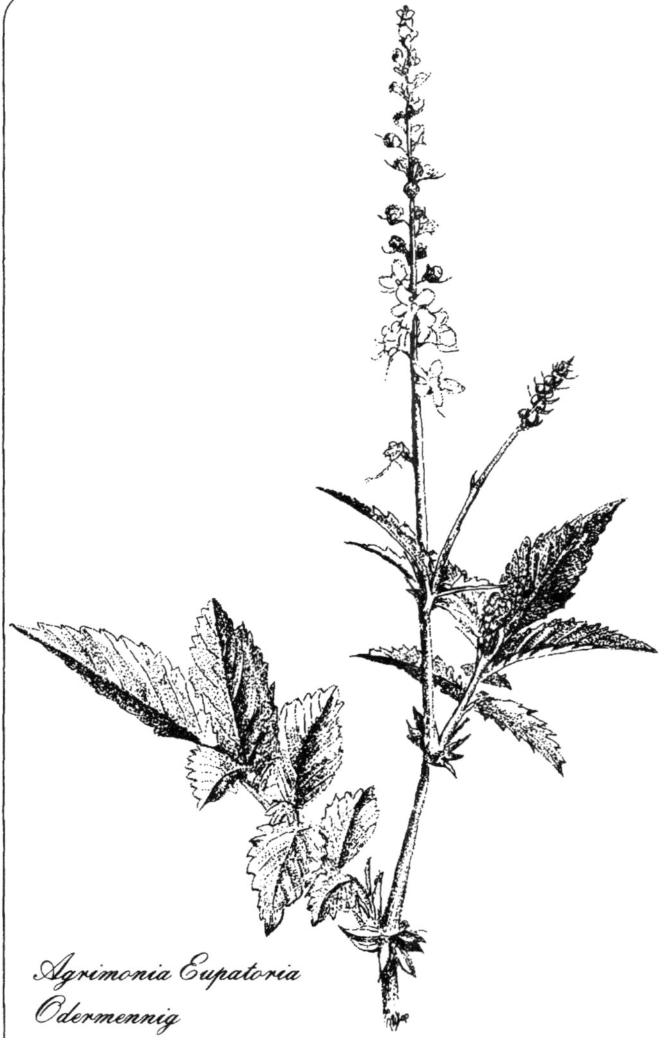

Agrimonia Eupatoria
Odermennig

Scleranthus

Unentschlossenheit
Für diejenigen, die sich nicht entscheiden können, was sie wollen. Erst erscheint ihnen das eine richtig und dann wieder das andere. Ihre Wünsche scheinen wie ihre körperlichen Symptome ebenso schnell wieder zu verschwinden, wie sie aufgetaucht sind. Wenn sie Fieber haben, schwankt ihre Temperatur sehr stark. Sie sind unentschlossen und können keine raschen oder konkreten Entscheidungen fällen, und ihre Entscheidungen wechseln rasch. Ihre Bewegungen sind unsicher und unkontrolliert, ebenso wie ihr Gang. Ihre Stimmungen schwanken zwischen himmelhochjauchzend und zu Tode betrübt. Bei Gesprächen springen sie schnell von einem Thema zum anderen.

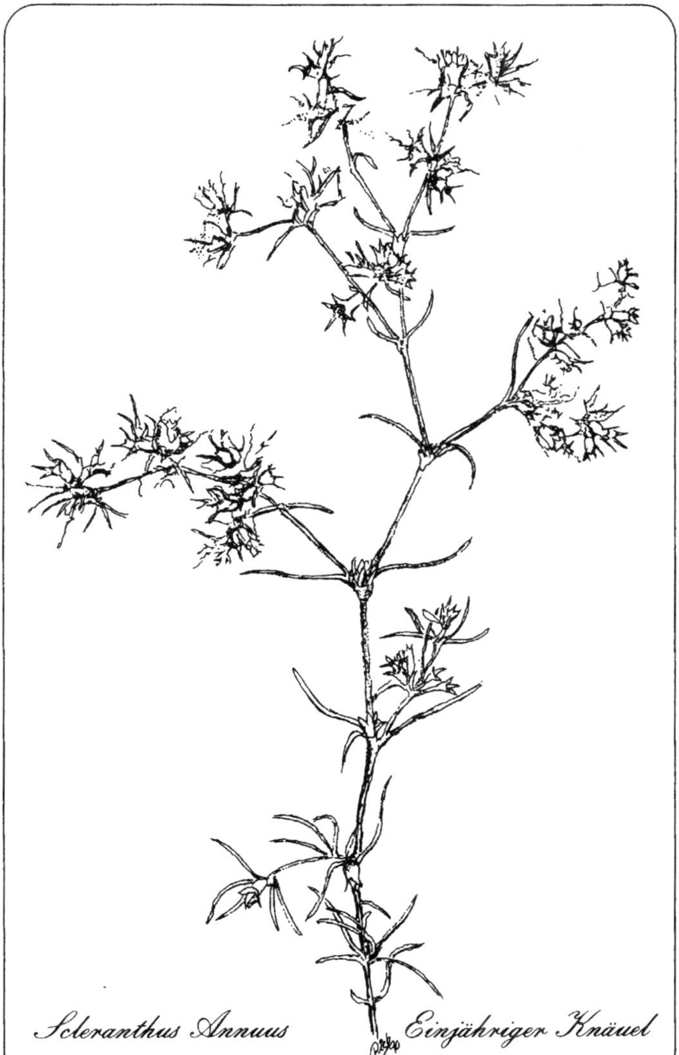
Scleranthus Annuus
Einjähriger Knäuel

Clematis

Gleichgültigkeit
Das Mittel gegen alle schläfrigen, benommenen, lustlosen Zustände. Wenn der Patient das Interesse verliert und keine Anstrengung macht, wieder gesund zu werden. Er scheint gleichgültig gegenüber allem, was passiert. Er kann sich für nichts mehr begeistern. Wenn man mit diesen Menschen spricht, hören sie nur halb zu. Diese Menschen sind oft verträumt, abwesend, apathisch und gedankenverloren. Vielleicht denken sie zuviel an einen Menschen, den sie verloren haben, oder träumen von Zielen, deren Verwirklichung sie jedoch nicht in Angriff nehmen. Sie scheinen zufrieden, jedoch nicht ganz wach, und leben glücklich in ihren Träumen von ihren Idealen. Im allgemeinen sind sie ruhig und sanft, aber sie können in ihrem Leben nicht genug Freude finden. Sie leben nicht in der Gegenwart. Sie fallen häufig in Ohnmacht, und wenn sie bewußtlos sind, genügt es, ihre Lippen mit dem Heilmittel zu befeuchten.

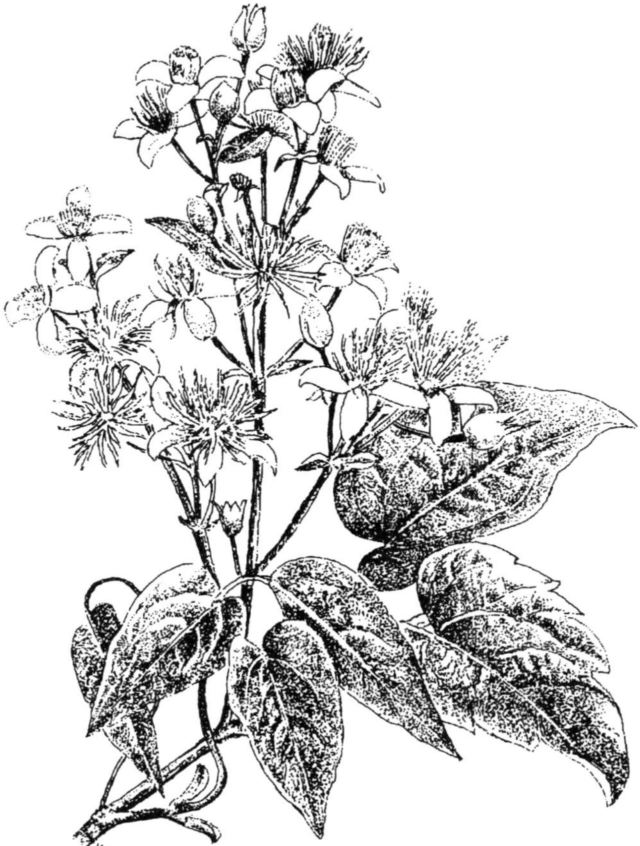

Clematis Vitalba Gemeine Waldrebe

Chicory

Ruhelosigkeit
Wenn diese Menschen krank sind, machen sie sich große Sorgen um andere, ihre Kinder, Freunde und Verwandte. Sie sorgen sich, ob es anderen zu warm, zu kalt ist, sie nicht glücklich sind und ihr Leben nicht genießen. Sie fragen ständig nach ihrem Befinden und ihren Wünschen. Sie sind übertrieben in ihren Bemühungen, andere zufriedenzustellen. Sie fragen sie nach ihren Wünschen und Bedürfnissen. Dieser Zustand verhindert den inneren Frieden des Patienten und versetzt ihn ständig in Spannung. Manchmal tun sich die Patienten selbst leid. Sie haben das Gefühl, ihre Krankheit nicht verdient zu haben. Sie fühlen sich mißbraucht und vernachlässigt. Oftmals haben sie eine gute Gesichtsfarbe, obwohl sie krank sind. Sie gehören zu den Menschen, deren gesundes Aussehen verhindert, daß man Mitleid mit ihnen hat.

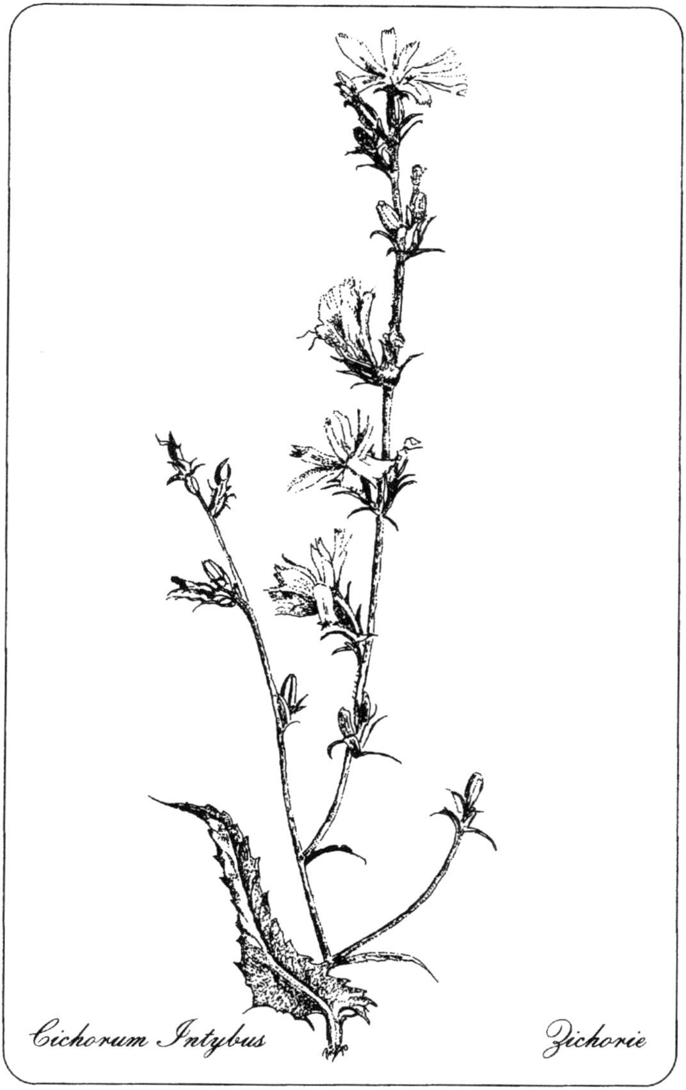

Cichorum Intybus *Zichorie*

Cerato

Selbstzweifel
Das Mittel für diejenigen, die zu leicht beeinflußbar sind. Für diejenigen, die kein Selbstvertrauen haben und sich zu sehr auf den Rat anderer verlassen. Sie hören erst auf den einen Rat und dann auf den anderen. Ihre mangelnde Selbstachtung führt dazu, daß sie andere, die eine feste Meinung vertreten, zu sehr bewundern und ihnen zu sehr vertrauen. Dies führt dazu, daß sie leicht in Schwierigkeiten geraten. Wenn sie krank sind, sind sie ziemlich sicher, daß ihnen eine Behandlung helfen wird, bis sie von einer anderen hören. Sie unterziehen sich einer Behandlung nach der anderen, je nachdem, welchen Ratschlag man ihnen zuletzt gegeben hat. Sie tun fast alles, was gut oder schlecht für sie ist, wenn das Argument nur überzeugend ist. Sie vertrauen nicht auf ihre eigene Urteilsfähigkeit. Anstatt ihren eigenen Wünschen und Bedürfnissen zu folgen, richten sie sich oftmals nach dem, was andere denken oder ihnen geraten haben. Die Vorstellungen und Meinungen anderer sind übertrieben wichtig für sie, was ihnen ihre eigene Persönlichkeit raubt. Sie finden immer irgendeine Entschuldigung für alles, was sie tun.

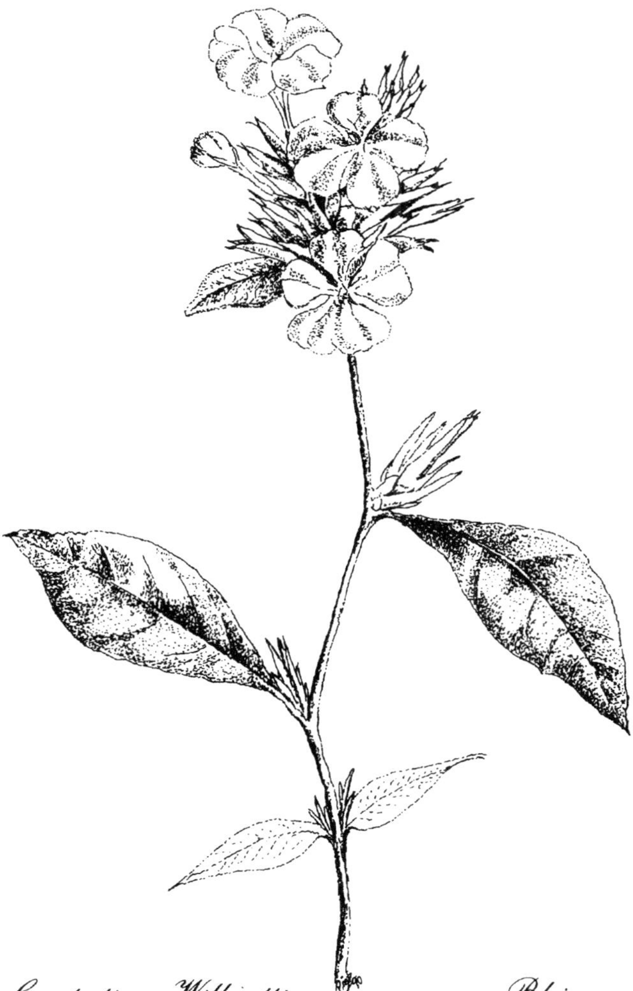

Ceratostigma Willmottiana *Bleiwurz*

Gentian

Mutlosigkeit
Das Mittel für diejenigen, die schwankend oder mutlos sind. Sie sehen immer nur die dunkle Seite des Lebens und sind pessimistisch. In der Rekonvaleszenz, wenn sie glauben, daß ihre Krankheit zum Stillstand gekommen ist. Sie sind erfolgreich, neigen jedoch zu Mutlosigkeit und zweifeln an ihren Fortschritten. Dieses Mittel hilft denjenigen, die das Gefühl haben, daß Schwierigkeiten, die vor ihnen liegen, unüberwindlich sind, und vorübergehend ihren Mut verlieren. In diesem Zustand brauchen sie nur ein wenig Ermutigung, die ihnen durch dieses Heilmittel zuteil wird, worauf es ihnen wieder besser gehen wird.

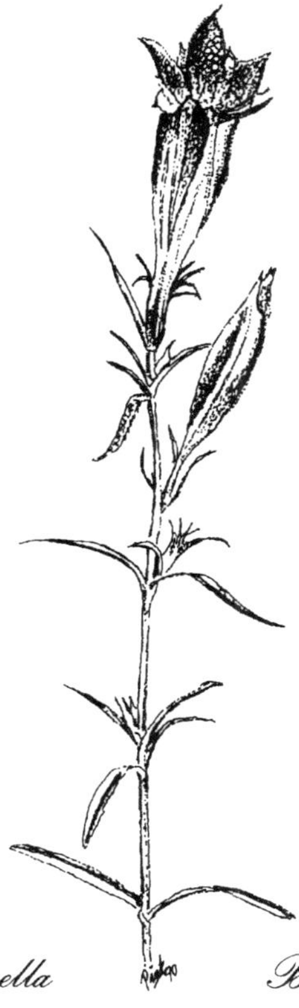

Gentiana Amarella — *Bitterer Enzian*

Vervain

Enthusiasmus

Das Mittel für die Willensstarken. Für diejenigen, die einen starken Geist haben, die dazu neigen, sich geistig und körperlich zu verausgaben. Sie weigern sich, eine Niederlage einzustecken, und kämpfen noch weiter, wenn andere längst aufgegeben hätten. Sie gehen ihren eigenen Weg. Sie haben feste Vorstellungen und sind sich sehr sicher, daß sie wissen, was richtig ist. Sie können fast besessen sein, eine Behandlung zu verweigern, bis ihr Zustand sie dazu zwingt. Sie lassen sich von ihrer Begeisterung hinreißen und verursachen sich selbst eine Menge Streß. In allem neigen sie zu übertriebener Ernsthaftigkeit und Anspannung. Das Leben ist für sie eine mühsame Angelegenheit. Sie haben ihre eigenen festen Ansichten, und manchmal möchten sie andere von ihrem Standpunkt überzeugen und sind für die Meinungen anderer nicht aufgeschlossen. Sie hören nur ungern auf den Rat eines anderen. Oftmals haben sie hohe Ideale und Ziele für das Wohl der Menschheit.

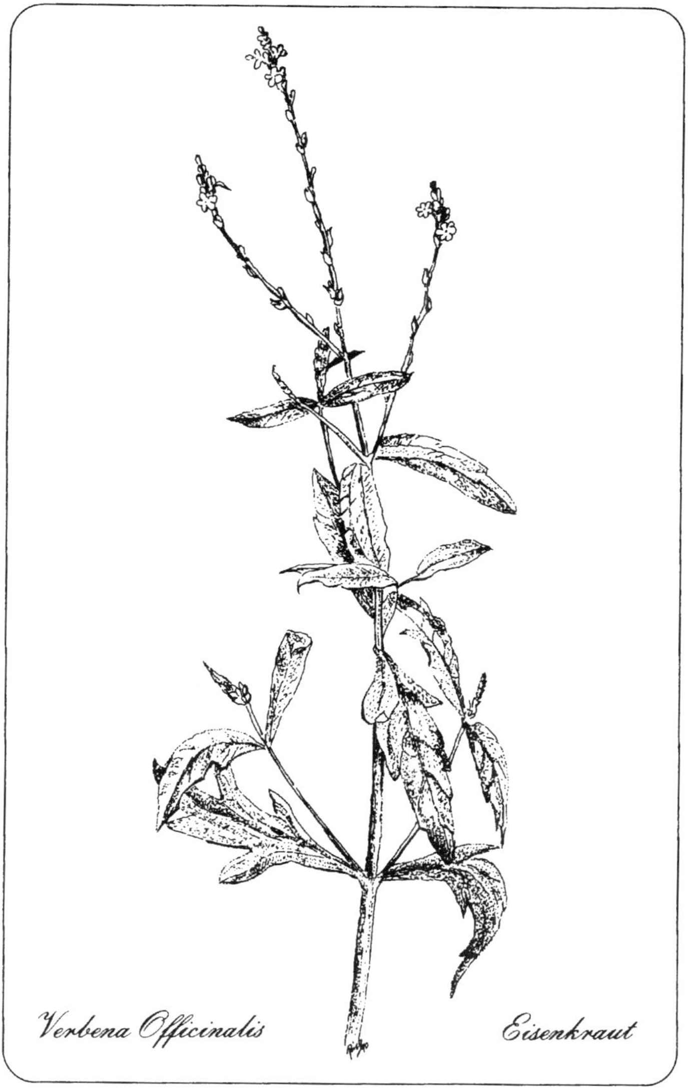
Verbena Officinalis
Eisenkraut

Impatiens

Ungeduld
Das Mittel für alle Fälle, in denen Ungeduld vorhanden ist. Die Ungeduld mit sich selbst, der Wunsch, die Dinge voranzutreiben, schnell zu erledigen, alles auf einmal zu machen und schnell wieder auf der Höhe zu sein. Die Ungeduld mit anderen, die Reizbarkeit bei Kleinigkeiten. Es fällt diesen Menschen schwer, ihr Temperament zu zügeln. Sie können nicht warten. Dieser Gemütszustand ist sehr verbreitet und während der Rekonvaleszenz oftmals ein gutes Zeichen. Die Ruhe, die dieses Heilmittel bringt, beschleunigt den Genesungsprozeß. Bei starken Schmerzen besteht oft große Ungeduld, weshalb Impatiens in diesen Fällen von großem Wert ist, wenn es darum geht, die Schmerzen zu lindern und den Patienten zu beruhigen.

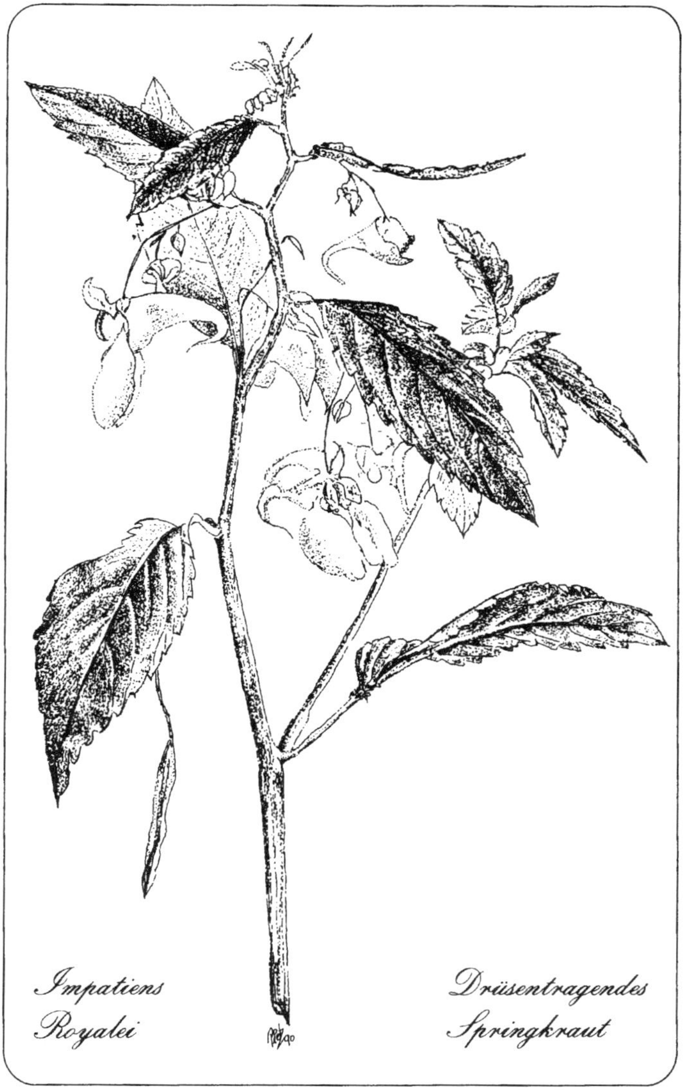
Impatiens
Royalei
Drüsentragendes
Springkraut

Water Violet

Distanziertheit
Oft besitzen diese Menschen große körperliche und geistige Schönheit. Sie sind sanftmütig, ruhig und sehr kultiviert, und doch meistern sie ihr Schicksal und leben mit einer ruhigen Entschlossenheit und Sicherheit. Sie sind gerne alleine. Wenn sie krank sind, sind sie ein wenig stolz und distanziert, was wiederum auf sie zurückwirkt. Selbst wenn dies der Fall ist, sind sie sehr tapfer und versuchen, sich alleine durchzukämpfen, und es ohne die Hilfe anderer zu schaffen, und ihre Mitmenschen nicht zu ängstigen oder zu belasten. In der Tat sind es tapfere Seelen, die um ihre Lebensaufgabe zu wissen scheinen und sie mit einem ruhigen, entschlossenen Willen erfüllen. Oft gehen sie nicht einmal mit den Menschen, die ihnen am nächsten stehen, starke Bindungen ein. Mißgeschicke und Krankheit ertragen sie ruhig und tapfer, und ohne sich zu beklagen.

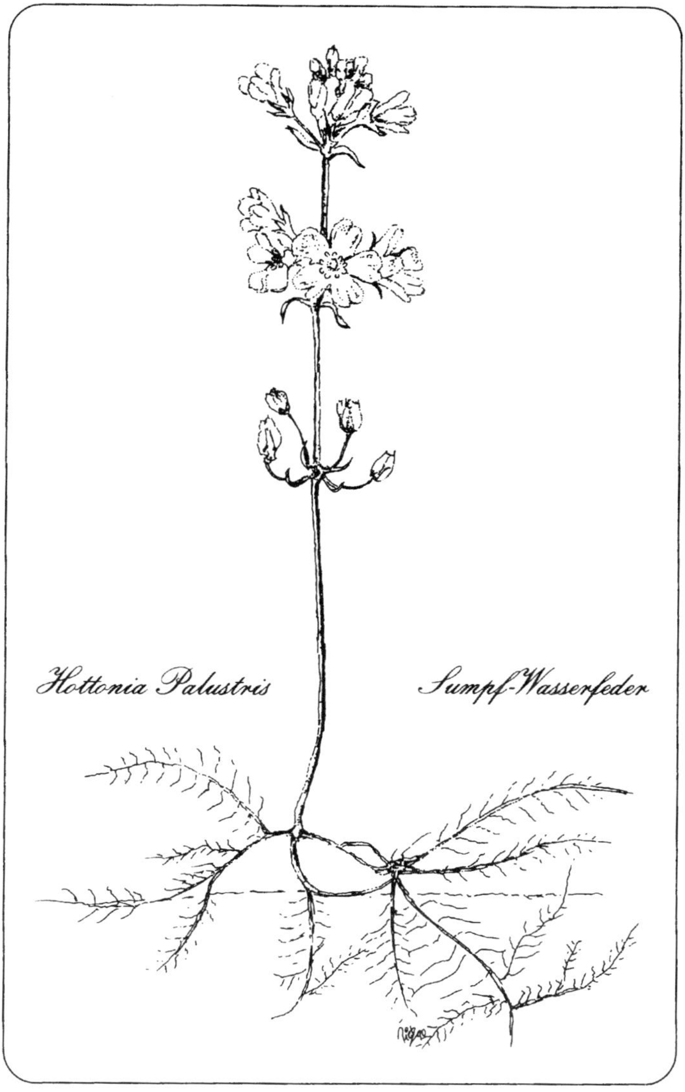
Hottonia Palustris
Sumpf-Wasserfeder

Die vier Helfer

Es kann sein, daß gewisse Fälle nicht genau einem der zwölf Heiler zu entsprechen scheinen. Diese Patienten haben sich scheinbar so sehr an ihre Krankheit gewöhnt, daß sie zu einem Teil von ihnen geworden ist. Es ist schwierig, ihr wahres Selbst zu erkennen, weil sie sich an die Krankheit angepaßt und ihr Leben danach ausgerichtet haben, anstatt sich einer Behandlung zu unterziehen. Sie haben resigniert und betrachten ihre Krankheit als etwas Unausweichliches, anstatt entschlossen zu sein, sie zu besiegen, und sie haben ihr Leben an ihre Krankheit angepaßt.

Diese Menschen haben sehr viel von ihrer Individualität und ihrer Persönlichkeit verloren. Sie brauchen Hilfe, um einen Ausweg aus ihrer Sackgasse zu finden, in die sie geraten sind, bevor man herausfinden kann, welchen der zwölf Heiler sie brauchen.

Diese Fälle sind jedoch in Wirklichkeit nicht hoffnungslos, und für sie sind die vier Helfer da. Diese vier Helfer werden diese Patienten aus dem Zustand der Stagnation befreien und schließlich den Zustand der Aktivität wieder herstellen. Wenn sie soweit fortgeschritten sind, wird ihre Individualität soweit wieder hergestellt sein, daß man herausfinden kann, welcher der zwölf Heiler erforderlich ist, um sie wieder vollkommen gesund zu machen.

Es sind Menschen, die folgendes sagen: »Ich leide seit meiner Kindheit an dieser Krankheit und kann nicht erwarten, von ihr befreit zu werden.« Oder sie sind schon so lange krank, daß sie zu der Meinung gelangt sind, daß nichts für sie getan werden kann. Oder vielleicht gehören sie zu den Leuten, die schlechte Laune oder chronische Erkältungen oder eine andere chronische Krankheit als Teil ihrer Natur betrachten. Besonders bei bestimmten Gemütszuständen, wie Reizbarkeit, Nervosität oder Hemmung und ähnlichen Zuständen, wird dieser in der Tat als Teil ihrer Persönlichkeit akzeptiert, und sie sind sich wirklich nicht bewußt, daß dies nicht ihr wirkliches Selbst ist. Und doch gibt es für all diese Patienten Hoffnung auf Besserung, wenn sie es nur wollen.

Die Resignation bei Charakterfehlern oder körperlichen Schwächen kann überwunden werden, wenn der Wunsch nach Heilung vorhanden ist, und die vier Helfer befreien uns aus diesem Zustand und bringen uns in eine Gemütsverfassung, die sich auf der Stufe der zwölf Heiler befindet. Für jede Heilung ist es jedoch eine Voraussetzung, daß der Patient den Wunsch hat, wieder gesund zu werden.

Es gibt vier Persönlichkeitstypen von Menschen, die ihre Hoffnung verloren haben, obwohl sie sich dessen nicht völlig bewußt sind, da sie – wie gesagt – den unnormalen Zustand ihres Geistes oder Körpers als einen Teil ihres Charakters betrachten. Vielleicht gilt dies mehr für die geistige Lebenseinstellung als für körperliche Beeinträchtigungen, wie aus den Erläuterungen zu den beiden Heilmitteln Heather und Rock Water hervorgeht.

Ulex europaeus

Gorse

Diese Patienten sagen: »Ich habe alles versucht, und es hat keinen Sinn weiterzumachen. Nichts kann mich heilen.«

Sie haben aufgehört, es zu versuchen, sie haben sich in ihre Krankheit gefügt und beklagen sich nicht einmal. Sie behaupten, man habe ihnen gesagt, man könne nichts für sie tun und es gäbe keine medizinische Hilfe für sie. Selbst wenn sie sich einer Behandlung unterziehen, meinen sie, so viele Monate oder Jahre krank gewesen zu sein, daß sie nicht erwarten können, daß eine Besserung von Dauer ist.

Der Grund für ihre Resignation liegt darin, daß sie aufgrund einer Angst oder Furcht oder inneren Qual die Hoffnung aufgegeben und aufgehört haben, nach Gesundheit zu streben. Aber mit dem Einfluß des Heilmittels Gorse kann in all diesen Fällen dennoch eine Besserung erzielt werden, die alle Erwartungen übertrifft. Danach kann es sein, daß Agrimony oder Mimulus erforderlich sind, um völlige Heilung zu bewirken.

Gorse ist für diejenigen, die viel gelitten und den Mut verloren haben, es weiter zu versuchen.

Menschen, die das Heilmittel Gorse brauchen, sind im allgemeinen ziemlich blaß und haben oftmals dunkle Ringe unter den Augen. Sie sehen aus, als ob sie in ihrem Leben mehr Sonnenschein bräuchten, um die Wolken zu vertreiben.

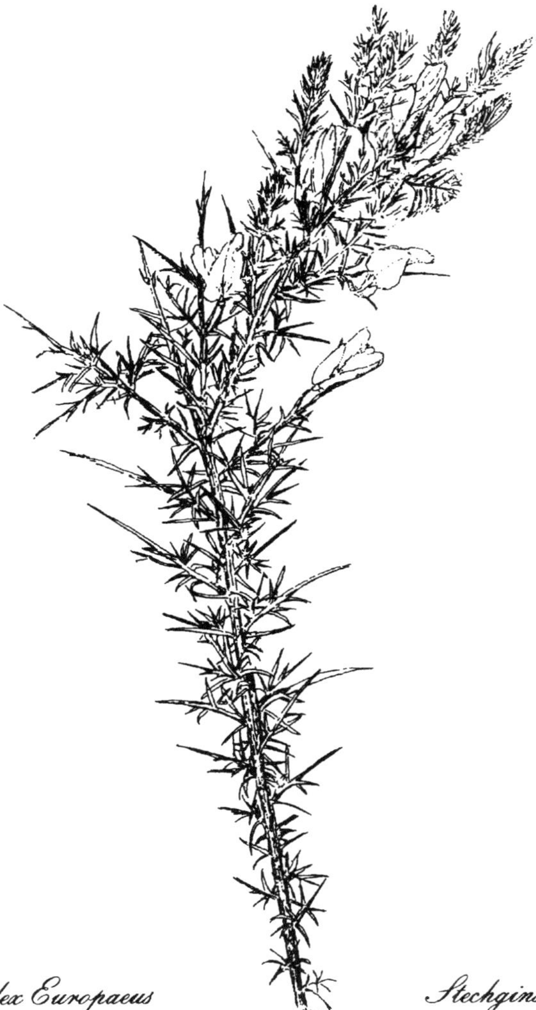

Ulex Europaeus *Stechginster*

:us pedunculata

Oak

Oak eignet sich für den Persönlichkeitstyp von Menschen, die, obwohl sie keine Hoffnung auf Heilung haben, trotzdem kämpfen, und sehr aufgebracht sind, daß sie krank sind.

Diese Menschen leiden seit vielen Jahren unter körperlichen Krankheiten und, obwohl sie in bezug auf ihren Gesundheitszustand kaum mehr Hoffnung haben, kämpfen sie dennoch weiter. Sie sind aufgebracht darüber, daß sie nicht gesund werden können, und ärgerlich, daß sie krank sind, weil sie anderen Schwierigkeiten machen und ihren Beitrag zu den Alltagspflichten nicht leisten können. Sie sind sehr erzürnt darüber, daß sie ihre Lebensaufgabe nicht erfüllen können, und halten sich für einen Versager.

Diese Patienten geben niemals anderen die Schuld, sondern laden sich selbst die ganze Verantwortung auf.

Die Krankheiten dieses Persönlichkeitstyps manifestieren sich dort, wo sie in geistiger und körperlicher Hinsicht aus dem Gleichgewicht geraten sind, in geistiger Hinsicht beispielsweise in Form von schweren Nervenzusammenbrüchen oder Formen von Geistesgestörtheit, die als vollkommen aus dem Gleichgewicht beschrieben werden können (das heißt bei starkem Kontrollverlust). Und dasselbe gilt für den körperlichen Zustand, wobei der Patient die Kontrolle über bestimmte Körperteile oder Körperfunktionen verliert.

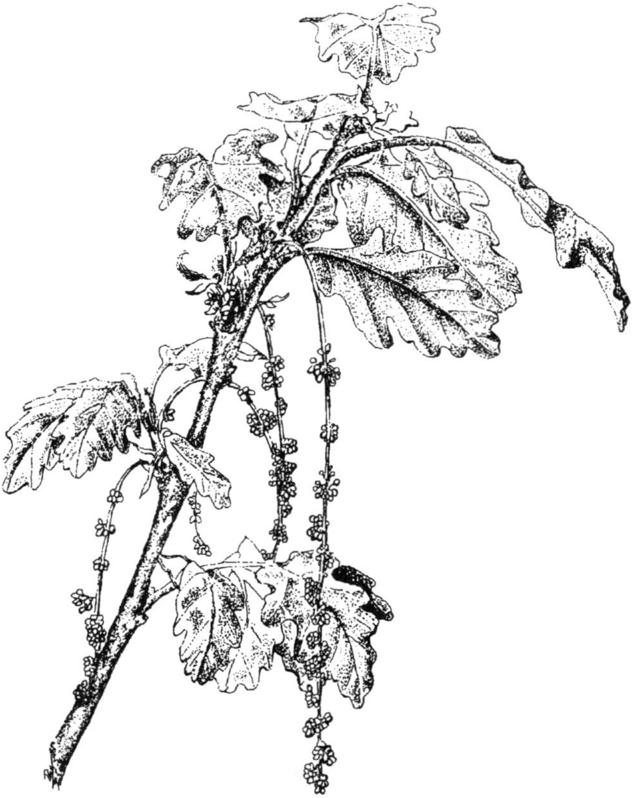

Quercus Pedunculata (robur) Stieleiche

Calluna vulgaris

Heather

Für die Menschen, die dem Persönlichkeitstyp von Heather entsprechen, ist es charakteristisch, daß sie sich über die Probleme ihrer Mitmenschen aufregen, nicht über die wirklich großen Probleme des Lebens, sondern die Schwierigkeiten des Alltags.

Sie sorgen gerne für Menschen, die in Schwierigkeiten sind, wobei sie ihnen ihre Hilfe beinahe aufzwingen. Sie sind sehr aufgebracht, wenn andere ihren Rat nicht annehmen, obwohl sie der Meinung sind, es wäre zu ihrem Besten.

Sie versuchen mit allen ihnen zur Verfügung stehenden Mitteln, andere von ihrer Meinung zu überzeugen, oder sie zwingen sie sogar, das zu tun, was sie für richtig halten.

Tatsächlich meinen sie es sehr gut, und ihre Urteile sind gewöhnlich fundiert, aber sie setzen sich selbst unter Druck in dem Wunsch, die Menschen, die ihnen nahestehen, anzutreiben.

Dies ist ein Zustand der übertriebenen Sorge um das Wohlergehen von Freunden und Verwandten, verbunden mit dem Wunsch, sie korrigieren zu müssen.

Dieser Gemütszustand ist so sehr zu einem Teil ihres Wesens geworden, daß er als Charaktermerkmal ihrer Persönlichkeit betrachtet wird.

Diese Menschen leiden gewöhnlich unter Herzbeschwerden, Herzklopfen, klopfenden Kopfschmerzen, Verdauungsstörungen und anderen Beschwerden, die zum Beispiel durch starke Aufregung und übertriebene Bemühungen, anderen Menschen bei ihren normalen Alltagspflichten behilflich zu sein, verursacht werden.

Oftmals sind ihre Krankheiten bis ins hohe Alter nicht besonders ernst, aber sie leiden unter einem beträchtlichen Maß an Unwohlsein und Beeinträchtigung ihres Alltagslebens, die durch ständige leichte Beschwerden verursacht werden. Sie neigen auch dazu, schon bei den geringsten Schwierigkeiten Angst um sich selbst zu haben.

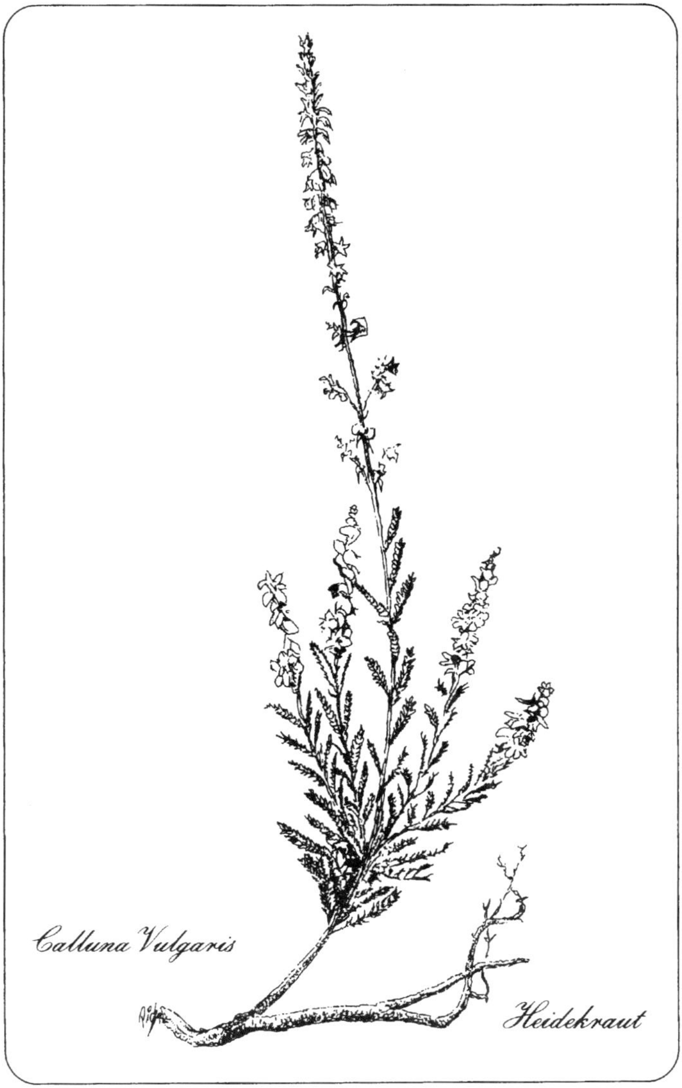
Calluna Vulgaris
Heidekraut

Sie sehen es gerne, wenn andere von ihnen abhängig sind, und sie finden Gefallen an dem Gefühl, nützlich zu sein und anderen bei ihren Schwierigkeiten helfen zu können.
Sie haben ein starkes Selbstvertrauen und sind sicherlich auch sehr begabt, so daß sie niemals an ihrer Fähigkeit zweifeln, anderen Ratschläge und Unterstützung geben zu können.
Diese Menschen sind oftmals gut gebaut und haben eine kräftige Gesichtsfarbe und einen kräftigen Körper, sie sind voller Energie und Aktivität und verausgaben sich selbst in den Bemühungen um andere.
Das Heilmittel Heather kann ihren Gesundheitszustand verbessern, ihre Ängste lindern und ihnen die übertriebene Sorge um die ihnen Nahestehenden nehmen.

Rock Water

Diese Menschen haben hohe Ideale und vertreten eine feste Meinung über Religion, Politik oder Reformen.
Sie meinen es gut und wollen die Welt zum Besseren verändern, wobei sie ihre Bemühungen jedoch auf Kritik beschränken, anstatt anderen als Vorbild zu dienen.
Sie lassen zu, daß ihr Denken und ein Großteil ihres Lebens von ihren Theorien beherrscht wird.
Sie sind jedesmal sehr unglücklich, wenn es ihnen nicht gelingt, andere zu ihren Ideen zu bekehren.
Sie wollen die Welt nach ihren eigenen Vorstellungen gestalten, anstatt ruhig und gelassen ihren bescheidenen Beitrag in dem großen Plan der Schöpfung zu leisten.
Dieses Heilmittel bringt ihnen Frieden und Verständnis, erweitert ihren Horizont und verhilft ihnen zu der Erkenntnis, daß jeder auf seine eigene Weise Vollkommenheit erlangen muß, und es mehr darum geht ›zu sein‹ anstatt ›zu tun‹ – so daß unser Selbst eine Reflexion des großen Plans ist, und wir nicht versuchen, unsere eigenen Vorstellungen in den Vordergrund zu schieben.
Dieses Heilmittel lehrt, daß anderen Menschen am besten dadurch geholfen wird, daß wir ihnen als gutes Beispiel vorangehen, und ihnen dazu verhelfen, die Wahrheit zu erkennen, nicht aber durch die harten Methoden eines Inquisitors.
Das Heilmittel Rock Water verhilft uns dazu, daß wir andere nicht mehr verurteilen, und es bringt uns die Erkenntnis, daß wir jedem erlauben müssen, seine eigenen Erfahrungen zu machen und sein eigenes Seelenheil zu finden.
Die Blüten des Stechginsters (Gorse) sollten gepflückt werden, kurz bevor sie voll aufgeblüht sind und ihren Duft verströmen. Dies hängt natürlich von der Jahreszeit ab, aber wahrscheinlich können die Blüten Mitte April gesammelt werden.

Die kleinen, schlanken Blütenstiele der Eiche (Oak) sollten gesammelt werden, wenn sie in voller Blüte stehen. Auch in die-

sem Fall ist es abhängig vom Wetter, aber wahrscheinlich können sie Anfang oder Mitte Mai gepflückt werden.
Beim Heidekraut (Heather) sollten nicht die Blüten der roten Art gepflückt werden, sondern die wunderschönen, zarten, kleinen rosa Blüten der Heidekrautart, die im August und September in den walisischen und schottischen Bergen blüht. Die Essenz des Heidekrauts sollte nach Mittag hergestellt werden, hingegen sollten alle anderen Essenzen, die in diesem Buch erwähnt werden, am Morgen angesetzt werden.
Rock Water. Seit langem ist bekannt, daß bestimmte Brunnen- und Quellwasser die Kraft haben, eine bestimmte Anzahl von Menschen zu heilen, und diese Brunnen oder Quellen sind wegen dieser Heileigenschaft berühmt geworden. Jeder Brunnen oder jede Quelle, die als heilbringend bekannt geworden ist und in natürlichem Zustand belassen wurde, kann hierbei verwendet werden. Dieses Heilmittel braucht nicht lange dem Sonnenschein ausgesetzt zu werden. Es genügt, wenn man es ungefähr eine Stunde in die Sonne stellt.

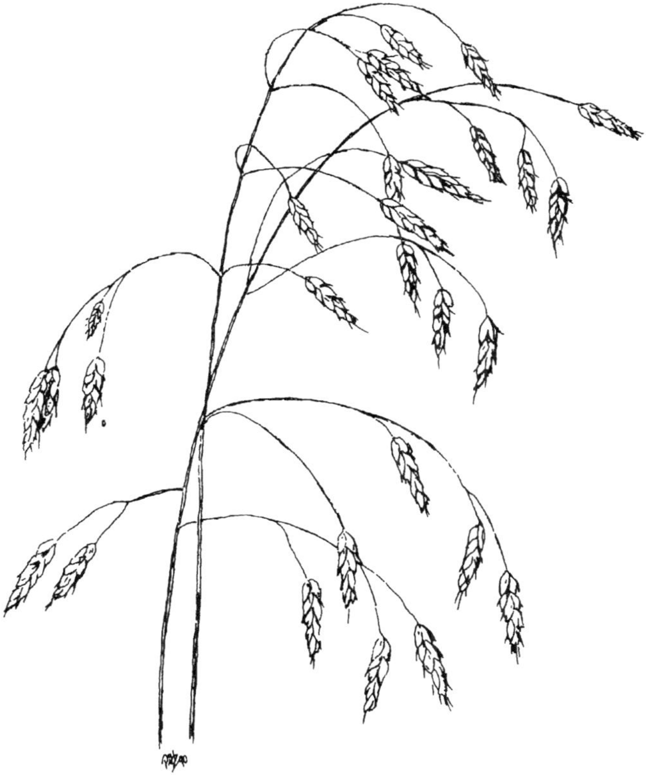

Bromus Asper (ramosus) Waldtrespe

4. Die Wiederentdeckung der Psora

(British Homoeopathic Journal, Januar 1929)

Das Ziel dieses Vortrags* besteht darin, die Diskussion der Probleme fortzuführen, die Ihnen von Dr. Dishington bei Ihrer letzten Konferenz über bestimmte Nosoden, die für abnorme Organismen im Darmtrakt hergestellt wurden, unterbreitet wurden. Während der vergangenen acht Jahre wurde Ihre Aufmerksamkeit bei verschiedenen Gelegenheiten auf diese Nosoden gelenkt. Ich möchte Ihnen heute erklären, wie diese Nosoden entwickelt und weiterentwickelt wurden, sowie die damit verbundenen Denkprozesse, die Argumentation und Praxis, die sie in die Position gebracht haben, die sie heute einnehmen.

Drei Hauptprinzipien mußten erkannt werden, bevor die gegenwärtige Wirksamkeit dieser Nosoden erzielt werden konnte:

1. Die Entdeckung der Gruppe von Bazillen, die ihnen zugrunde liegen;
2. die Bedeutung der Gesetze von Hahnemann in Hinsicht auf die wiederholte Verabreichung der Dosen; und
3. die Tatsache, daß die Nosoden in potenziertem Zustand wirkungsvoll sein würden.

Um das Jahr 1912 erkannte man, daß im Darmtrakt sowohl scheinbar gesunder als auch kranker Menschen eine Bakteriengruppe vorkommt, die bis dahin als unwichtig betrachtet wurde. Es stellte sich aber heraus, daß sie mit chronischen Krankheiten in Verbindung stehen. Bei diesen Organismen handelte es sich

* Vortrag vor der britischen homöopathischen Gesellschaft am 1. November 1928

um verschiedene Arten von nicht Laktose fermentierenden Bakterien, die zu der großen Koli-Typhus-Gruppe gehören, eng verwandt mit Organismen wie den Typhus-, Ruhr- und Paratyphuserregern, die jedoch keine akute Erkrankung auslösen, und in der Tat in keiner Verbindung mit einem spezifischen Krankheitsbild stehen. Da dieser Zusammenhang nicht bestand, waren sie in der Vergangenheit als unbedeutend betrachtet worden und wurden von Bakteriologen und Medizinern vernachlässigt. Aufgrund der Häufigkeit, in der diese Bakterien in einem so hohen Prozentsatz von Fällen gefunden wurden, bei denen keine anderen abnormen oder pathogenen Organismen isoliert werden konnten, beschloß man damals, diese Bakterien als Impfstoffe zu erproben, um festzustellen, ob sie in Fällen von chronischen Erkrankungen von Nutzen sein könnten. Man stellte fest, daß sie, trotzdem sie im normalen Sinne des Wortes nicht pathogen waren, sehr nutzbringend sein konnten, wenn man sie in dieser Weise als therapeutisches Mittel verwendete. Es stellte sich heraus, daß bei einer chronischen Krankheit mit diesen Impfstoffen eine leichte Verschlimmerung aller Symptome hervorgerufen werden konnte, der unter günstigen Umständen eine konkrete Besserung folgte. Bei den Patienten, die mit dieser Methode behandelt wurden, konnte eine gute Erfolgsquote verzeichnet werden, aber damals war der Prozentsatz dieser Fälle vergleichbar gering, was darauf zurückzuführen ist, daß die Injektionen viel zu häufig und in festen Abständen verabreicht wurden, wie zum Beispiel einmal pro Woche oder alle zehn Tage, was eine schwere Überdosierung zur Folge hatte und das Einsetzen einer positiven Reaktion unterbrach. Gegenwärtig können einige Bakteriologen und eine beträchtliche Anzahl von Ärzten bezeugen, daß zwischen diesen Organismen und chronischen Krankheiten, sowie zwischen ihnen und Darmvergiftungen mit ihren darauffolgenden krankhaften Auswirkungen ein Zusammenhang besteht. Hunderte von Ärzten haben diese Tatsache durch klinische Resultate nachgewiesen, die durch die Verwendung von Präparaten, die aus diesen Organismen hergestellt wurden, erzielt wur-

den. Der Beweis für ihre Wirksamkeit ist inzwischen so überwältigend, daß kein Zweifel daran mehr bestehen bleibt. Auch in Laborversuchen wurden Beweise gesammelt, die die Vermutung erhärten sollen, daß zwischen diesen Gruppen von Organismen und Krankheit eine Beziehung besteht. Wenn bei einem Patienten über längere Zeit täglich Stuhlproben entnommen werden, stellt sich heraus, daß diese abnormalen Organismen, die das Thema dieses Vortrags sind, nicht ständig vorhanden sind, sondern daß es negative Phasen gibt, in denen sie völlig fehlen, sowie positive, in denen sie in unterschiedlichen Mengen vorhanden sind. Darüber hinaus kommen sie auch während der positiven Phasen in unterschiedlichen Mengen vor. Wenn die Proben während einer negativen Phase untersucht werden, tauchen die Organismen in geringer Anzahl nach einiger Zeit auf, worauf ihre Zahl täglich zunimmt, bis ein Maximum erreicht ist, bei dem ihr Prozentsatz wieder fällt, bis sie wieder ganz verschwunden sind. Sowohl die maximale Anzahl und die Dauer der positiven und negativen Phasen können bei verschiedenen Versuchspersonen beträchtlich variieren, aber das Interessante daran ist, daß die Gesundheit des Betreffenden, egal, ob er krank ist oder sein Gesundheitszustand normal ist, direkt mit diesen Phasen korreliert. Am häufigsten zeigt sich bei chronischen Erkrankungen, daß die Symptome gegen Ende der negativen Periode am schlimmsten sind und sich bessern, wenn die abnormalen Organismen produziert werden. Allgemein kann man sagen, je größer die Produktion, um so positiver ist die Wirkung auf den Patienten. Wenn es Zeiten gibt, in denen der offensichtlich Gesunde nicht ganz auf der Höhe ist, zeigt sich dies im allgemeinen in derselben Phase dieser Zyklus. Boyd und Paterson in Glasgow erbringen Beweise für weitere Zusammenhänge zwischen diesen Phasen und dem Gesundheitszustand des Patienten.
Gewöhnlich bewirkt ein Impfstoff eine höhere und längere Produktion zum Wohle des Patienten. Wenn tägliche Aufzeichnungen über die Resultate gemacht werden, kann man daraus im allgemeinen den Gesundheitszustand des Patienten erkennen und

den Verlauf des Genesungsprozesses. Oft erweisen sich diese Aufzeichnungen als nützlicher Hinweis, um den richtigen Zeitpunkt für die wiederholte Verabreichung des Impfstoffs zu bestimmen. Vom medizinischen und experimentellen Standpunkt aus betrachtet besteht kein Zweifel mehr daran, daß diese Gruppen von Organismen in einem konkreten Zusammenhang mit chronischer Krankheit stehen.

Der nächste Schritt – die Entdeckung, daß die Dosen nicht in festgelegten Intervallen verabreicht werden sollten, sondern entsprechend der Reaktion des Patienten – gestaltete sich folgendermaßen: In Laborversuchen, bei denen Lungenentzündung mit dem Serum behandelt wurde, stellte man fest, daß man bessere Resultate erzielte, wenn man die Dosen entsprechend der Reaktion des Patienten auf die Injektion verabreichte, und wenn der Pulsschlag und die Temperatur nach einer Dosis fielen, die Resultate viel zufriedenstellender waren, wenn keine weitere Injektion verabreicht wurde, solange die Besserung anhielt, und man die Injektion nur dann wiederholte, wenn der Puls und die Temperatur wieder stiegen. Die Genesung stellte sich schneller und erfolgreicher ein und beträchtlich geringere Dosen des Impfstoffs waren erforderlich. Nachdem dies klar erkannt und erwiesen war, folgte logischerweise, daß man dieselbe Methode bei allen Arten von akuten Fieberanfällen ausprobierte, worauf sich dieselben positiven Resultate einstellten. Als dies konkret nachgewiesen war, gelangte man zu der Schlußfolgerung, daß dieses Gesetz, das sich anscheinend auf alle akuten Krankheiten anwenden ließ, möglicherweise auch für chronische Erkrankungen gültig ist. Man probierte die Methode bei chronischen Erkrankungen aus, und die Resultate übertrafen die Erwartungen bei weitem.

Bei chronischen Erkrankungen wurde die Dosis in einem Abstand von höchstens drei Wochen verabreicht, da man herausfand, daß sich bei manchen Patienten eine Besserung nicht vor diesem Zeitpunkt einstellte. Wenn nach drei Wochen Besserung eintrat, wurde keine weitere Dosis verabreicht, bis keine weitere

Besserung des Zustands mehr zu verzeichnen war und der Zustand entweder stagnierte oder eine Tendenz zu einem Rückfall bestand. Anhand dieser Richtlinien stellte man fest, daß die Besserungsphase in verschiedenen Fällen von zwei oder drei Wochen bis zu längeren Intervallen wie in seltenen Fällen bis zu zwölf Monaten variierten, und daß man eindeutig bessere Resultate erzielte, wenn man während dieser Phasen keine erneute Dosis verabreichte, obwohl man natürlich eine viel geringere Dosis nehmen mußte. Der Erfolg dieser Methode dauert bis zum heutigen Tag an.

In diesem Stadium waren wir deshalb zu zwei Schlußfolgerungen gelangt: Erstens, daß diese bestimmte Gruppe von nichtpathogenen, nicht Laktose fermentierenden Bakterien des Darms zweifellos mit chronischer Krankheit verbunden waren, und zweitens, daß Impfstoffe, die man daraus gewonnen hatte, wertvolle Heilmittel waren, wenn man sie entsprechend den Gesetzen von Hahnemann verabreichte und die Reaktion des Patienten beobachtete, und nicht in regelmäßigen Abständen, wie dies bis dahin getan worden war.

Wenn man in diesem Stadium als Bakteriologe in eine Klinik kam, wurde man in die Wissenschaft der Homöopathie eingeführt. Wenn man Hahnemanns Organon zum ersten Mal gelesen hatte, erkannte man plötzlich die Tatsache, daß die Arbeit der modernen Impflehre nichts anderes war als die Wiederentdeckung einer anderen Methode mit denselben Tatsachen, die Hahnemann bereits ein Jahrhundert zuvor erkannt hatte. In Verbindung mit einigen der homöopathischen Prinzipien ließen sie sich sofort auf diese verschiedenen Bakteriengruppen und Präparate anwenden, die daraus gewonnen werden, indem sie in derselben Weise potenziert werden, wie dies bei den homöopathischen Mitteln geschieht. Es dauerte nur kurze Zeit, um zu beweisen, daß die auf diese Weise hergestellten Nosoden von großem therapeutischem Wert waren, und die weitere Forschung in den vergangenen acht Jahren, in denen viele Hunderte von Patienten behandelt wurden, hat die früheren Hoffnungen mehr als bestätigt.

Heute werden diese Nosoden nicht nur in England, sondern in noch stärkerem Maße in Deutschland und in den Vereinigten Staaten von Amerika und in geringerem Maße auch in Frankreich, Holland und der Schweiz verwendet.
Vom homöopathischen Standpunkt aus betrachtet, ist die erste wichtige Frage, mit der man sich beschäftigen muß, ob diese Präparate mit den Gesetzen von Hahnemann übereinstimmen und ob die Impfmethode eine Erweiterung seines Werkes ist. Viele von uns sind der Meinung, daß dies der Fall ist, da der Begründer der Homöopathie mehr als einmal das pathogene Produkt von Krankheit als Grundlage für ein Heilmittel verwendete, und man hat kaum Zweifel daran, daß er diese Präparate verwendet hätte, wenn er in der Lage gewesen wäre, diese Organismen zu isolieren. Darüber hinaus ist immer noch ungewiß, ob diese Organismen die Ursache, die Folge oder den Versuch darstellen, die Krankheit zu heilen. Im Augenblick können wir nicht mehr sagen, als daß eine Verbindung besteht, aber bis jetzt lassen sich diese Organismen nicht genau bestimmen. Es ist absolut nicht unwahrscheinlich, daß diese Bakterien eine Abart des Bacillus coli sind, und letzterer muß aufgrund seiner universellen Präsenz in unserer modernen Zivilisation nicht nur beim Menschen, sondern auch bei Tieren, Vögeln usw. mehr oder weniger als ein normaler Darmbewohner betrachtet werden. Die Experimente weisen darauf hin, daß während großen und fundamentalen Veränderungen im Körper sich die Darmflora verändern kann, so als ob sie versuchte, die Harmonie aufrechtzuerhalten, denn es ist nicht unmöglich, daß diese Bakteriengruppen der normale Bacillus coli sind, und zwar in veränderter Form, um bestimmten Bedürfnissen gerecht zu werden, wozu er durch den veränderten Zustand seines Wirts gezwungen wurde. Wenn die Bakterien sich in diesem Zustand befinden, sind sie zweifellos wertvolle therapeutische Mittel, wenn man sie potenziert. Die Wissenschaft gelangt zu der Erkenntnis, daß das Leben sich in einem Zustand der Harmonie befindet und daß Krankheit eine Disharmonie darstellt oder einen Zustand, in

dem ein Teil des Ganzen nicht im Einklang mit allem anderen schwingt.
Bei einer Differenzierung dieser Organismen ist es interessant zu erwähnen, daß Milchzucker verwendet wird. Laktose unterscheidet sich von den übrigen Zuckerarten darin, daß sie ein tierisches Produkt ist. Die anderen Zucker sind pflanzlich. Die neueste Forschung zeigt, daß ein Ferment, wenn es auf eine Substanz einwirken soll, in der Lage sein muß, in Übereinstimmung mit dem Atomgewicht der Substanz zu schwingen, das fermentiert werden soll. Dies bedeutet folglich, daß Organismen, die Laktose fermentieren können, in Einklang mit tierischen Substanzen schwingen können, während diejenigen, die dazu nicht in der Lage sind, in gleicher Weise nicht in Harmonie mit anderen Substanzen als pflanzlichen sein können. Wenn diese Theorie sich auf Dauer als stichhaltig erweist, wird sie uns in dem Verständnis fundamentaler Dinge ein beträchtliches Stück weiterbringen. Dies bedeutet, daß wir eine Methode zur Verfügung haben, mit der wir Organismen, die positiv auf den Menschen wirken, von denen differenzieren können, die ihm Schaden zufügen. Zu dem Zeitpunkt, wo sie schädlich sind, können wir diese Produkte potenzieren und sie als therapeutische Mittel bei der Heilung von Krankheit verwenden. In allen anderen Punkten sind die Nosoden natürlich identisch mit homöopathischen Mitteln, und ihre Herstellung stimmt genau mit den Gesetzen der Homöopathie überein.
Keiner, der die Darmvergiftung erforscht hat, kann übersehen, daß zwischen dieser und der fundamentalen Krankheit, die von Hahnemann als Psora beschrieben wurde, eine Ähnlichkeit besteht. Ich möchte heute nicht ins Detail gehen, weil ich weiß, daß Dr. Gordon aus Edinburgh Ihnen diese Ähnlichkeit zu einem späteren Zeitpunkt ausführlich erläutern wird, wenn er Ihnen die eindeutigen Beweise für die Natur der Darmvergiftung unterbreiten wird, die Hahnemann unter dem Namen Psora einordnete.
In diesem Zusammenhang gibt es einen interessanten Punkt, den

ich an dieser Stelle erwähnen möchte, nämlich, daß Hahnemann ausdrücklich betont, daß es unmöglich ist, daß man mehr als eine Krankheit gleichzeitig haben kann. Darauf stoßen wir in Hinsicht auf die Beschäftigung mit der Darmflora. Es ist überraschend, daß man nur in den seltensten Fällen mehr als einen abnormalen Organismus in einem Menschen findet, eine weitere Bestätigung für die Theorie, daß die beiden Zustände identisch sind.
Trotz der Tatsache, daß nur ein Organismus zu einem bestimmten Zeitpunkt vorhanden ist, kann dieser sicherlich mit Hilfe eines Impfstoffs oder einer Nosode oder der Verordnung eines anderen Heilmittels verändert werden, was darauf hindeutet, daß der Organismus vom Gesundheitszustand des Patienten abhängig ist. Darüber hinaus variiert der Zustand des Organismus in Übereinstimmung mit dem Milieu, in dem er leben muß. Allgemein ausgedrückt, bei Menschen, die nicht mit homöopathischen Methoden behandelt wurden, bleibt der Organismus über längere Zeit hinweg konstanter.
Der nächste Punkt, der betont werden muß, ist das Maß, in dem die Allopathie augenblicklich homöopathische Methoden übernimmt. Doch dies hat nicht besonders viel mit der Methode zu tun, über die ich heute abend in bezug auf diese Nosoden gesprochen habe, die in verschiedenen Teilen der Welt von einer ziemlich großen Anzahl von Allopathen verwendet werden, von denen die meisten mehr oder weniger gut über die richtigen Prinzipien der Wiederholung Bescheid wissen, so daß sie wahrscheinlich keinen Schaden anrichten können. Es gibt eine weitere Schule, die sich unabhängig davon mit der oralen Verabreichung von Impfstoffen beschäftigt hat, und heute in großem Umfang niedrige Potenzen dieser Impfstoffe verwendet und sie oral verabreicht. Soweit es die Vertreter dieser Schulen betrifft, die heute in jedem Land der Welt zu finden sind, haben sie keine höheren Verdünnungen über die vierte Potenz hinaus verwendet. Während der vergangenen Jahre haben Besredka und andere einen enormen Beitrag geleistet, um die Wirksamkeit von oral verabreichten Impfstoffen zu beweisen, sowohl in der Pro-

phylaxe als auch bei der Heilung von Krankheit. Eine große Anzahl von Experimenten hat gezeigt, daß Tiere gegen lebende Organismen immunisiert werden können, für die sie sehr anfällig sind, indem man ihnen oral einige Dosen des toten Impfstoffs derselben Bakterien verabreicht. Darüber hinaus haben Tests, die in den Truppen durchgeführt wurden, sehr positive Resultate erzielt, was die Macht derselben Präparate in Hinsicht auf den Schutz vor Typhus-, Ruhr- und anderen Infektionen im Alltag anbelangt, so daß der orale Impfstoff im Augenblick sowohl für die Prophylaxe als auch die Behandlung zu einem etablierten Faktor wird und sich die pharmazeutische Industrie nicht nur in diesem Land, sondern in größerem Umfang auf dem Kontinent für die Herstellung dieser Präparate in großen Mengen einsetzt. Die Mittel sind nicht potenziert im eigentlichen Sinne des Wortes, aber dank der Winzigkeit der Bakterien ist die darin enthaltene Gesamtmenge tatsächlich sehr gering und entspricht wahrscheinlich ungefähr der zweiten oder dritten Potenz eines homöopathischen Mittels. Daher kommen sie den in der Homöopathie verwendeten Potenzen sehr nahe. Diese Methode, die sich rasch verbreitet und immer mehr Anhänger gewinnt, stammt natürlich vollständig aus der allopathischen Schule und steht in keiner Verbindung zur Homöopathie. Sie hat sich ziemlich unabhängig aus den wissenschaftlichen Labors der alten Schule entwickelt. Auch hier wurde unbewußt Hahnemanns Werk wiederentdeckt, und eine Unmenge von Heilmitteln hergestellt, wenn auch nur in niedrigen Potenzen. Die alte Schule unternimmt den Versuch, eine vollständige ›materia medica‹ zu formulieren, basierend auf den unterschiedlichen Arten von Organismen, von denen es natürlich eine Vielzahl von verschiedenen Arten gibt.

Um Ihnen dies anhand eines Beispiels zu verdeutlichen, möchte ich aus dem vierteljährlich erscheinenden Bulletin einer unserer führenden pharmazeutischen Firmen zitieren:

»Der Impftherapeut behauptet, daß sich die Verabreichung von Impfstoffen durch eine subkutane Injektion bei einer Vielzahl von Fällen als ausgesprochen wirkungsvoll erweist. Man muß jedoch einräumen, daß es viele Fälle gibt, bei denen eine Kontraindikation zur Impftherapie besteht. Hierzu zählen Fälle von akutem Fieber und nervöse Patienten, die überempfindlich reagieren.«

»Es ist nicht allgemein bekannt, daß bei Staphylokokken- und Streptokokken-Infektionen oral verabreichte Impfstoffe, die in gleicher Weise wie normale Medikamente geschluckt werden, ebenso wirkungsvoll sind wie injizierte Impfstoffe, wenn sie nicht sogar noch wirkungsvoller sind. Häufige Arztbesuche, um sich den Impfstoff injizieren zu lassen, sind unnötig, da der Patient den Impfstoff oral problemlos zu Hause einnehmen kann, so wie es der Arzt verordnet hat. Bei der Behandlung von Geschwüren und Karbunkeln sind verblüffende Erfolge erzielt worden.«

Ein weiterer Aspekt, den jeder Homöopath erkennen muß, ist die Tatsache, der sich Hahnemann sehr bewußt war – nämlich die Unvollkommenheit der materia medica und die Tatsache, daß sie nicht alle vorhandenen Krankheiten abdecken kann. Darüber hinaus erkannte er, daß aufgrund der sich verändernden Umstände der Zivilisation neue Krankheiten auftauchen könnten, was erfordern würde, daß neue Heilmittel gesucht werden. Auch hier erkannte dieser geniale Mann die Tatsache, daß man in der Natur unendlich viele Heilmittel finden kann, um allen möglicherweise auftauchenden Krankheiten entgegenwirken zu können. Die folgenden Zitate aus Hahnemanns Organon zeigen, daß er die Notwendigkeit erkannte, mehr als die bereits bekannten Heilmittel zu finden, und wieviel Arbeit von seinen Nachfolgern geleistet werden muß, um seine ursprünglichen Entdeckungen weiterzuentwickeln, um mit der Krankheit in ihren sich ständig verändernden Erscheinungsformen Schritt zu halten:

»Da die Zahl der Mittel, die in Hinsicht auf ihre positive Wirkung genau erprobt wurden, immer noch ziemlich gering ist, kann es bisweilen geschehen, daß man nur einen kleineren Teil der Symptome einer Krankheit im Symptomverzeichnis des geeignetsten Mittels finden kann. Infolgedessen muß diese unvollkommene Gegenkraft mangels einer vollkommenen verwendet werden.« (Absatz 133)

»Wenn das zuerst gewählte Mittel tatsächlich vollkommen der Krankheit entspricht, muß es die Krankheit heilen. Aber wenn das gewählte Mittel aufgrund der ungenügenden Menge völlig erprobter Mittel und der daraus resultierenden Einschränkung unserer Auswahl nicht exakt homöopathisch ist, werden neue Symptome auftauchen, die wiederum den Weg zum nächsten Mittel weisen werden, was sich wahrscheinlich als wirkungsvoll erweist.« (Absatz 184)

»Nur wenn uns eine beträchtliche Menge von Mitteln zur Verfügung stehen, deren positive Wirkung genau bekannt ist, können wir für jede der zahllosen natürlichen Krankheiten ein Heilmittel finden.«

»Wenn Tausende von genauen und unermüdlichen Beobachtern, anstatt wie bisher nur ein einziger, an der Entdeckung dieser ersten Elemente einer rationalen materia medica gearbeitet haben, wie sollte dies keine Auswirkung auf das schier grenzenlose Reich der Krankheit haben! Dann wird die Kunst der Medizin nicht länger als eine Kunst der Mutmaßungen, der jegliches Fundament fehlt, verspottet werden!« (Absatz 122)

Hahnemanns Erkenntnis der vielfältigen Erscheinungsformen von Krankheit wird in folgendem Ausspruch deutlich:

»Jede Epidemie oder sporadisch auftretende kollektive Krankheit muß als namenlose, individuelle Störung betrachtet und behandelt werden, die in dieser Form, bei diesen Menschen und unter diesen Umständen noch nie zuvor aufgetaucht ist, und sie kann auf der ganzen Welt niemals wieder in genau derselben Erscheinungsform auftauchen.« (Absatz 60)

»Jede epidemische Erkrankung auf der Welt unterscheidet sich von jeder anderen, mit Ausnahme der wenigen Epidemien, die durch einen konkreten, unveränderlichen Ansteckungsstoff verursacht werden. Darüber hinaus unterscheidet sich sogar jeder einzelne Fall von epidemischer oder sporadischer Erkrankung von der anderen, mit Ausnahme derjenigen, die zu der kollektiven Krankheit gehören, die ich an anderer Stelle erwähnt habe. Deshalb wird der vernünftige Arzt jeden Krankheitsfall, der in seine Behandlung kommt, entsprechend seinen individuellen Charaktermerkmalen beurteilen. Wenn er die individuellen Charakterzüge seines Patienten ergründet und alle Hinweise und Symptome festgestellt hat (denn sie existieren, um erkannt zu werden), wird er ihn entsprechend seiner Individualität behandeln (d. h. entsprechend der bestimmten Symptomgruppe, die die Krankheit zeigt), und zwar mit einem entsprechenden individuellen Mittel.« (Absatz 48)

Der letzte Punkt, den ich betonen möchte, ist die Tatsache, daß Hahnemann auch eine unerschöpfliche Menge von Heilmitteln voraussah, wenn nur genügend Anstrengungen unternommen würden, diese Mittel zu finden. Um ihn noch einmal zu zitieren: »Andererseits können die Kräfte, die Krankheit hervorrufen und gewöhnlich als ›Medikamente‹ oder ›Heilmittel‹ bezeichnet werden, viel nutzbringender zu Heilzwecken verwendet werden und mit einer größeren Sicherheit und fast unbegrenzten Auswahlmöglichkeiten. Wir können die Heftigkeit und Dauer der Gegenkrankheit, die wir mit dem Mittel hervorrufen, beeinflussen (wobei die Gegenkrankheit die natürliche Krankheit besiegen soll, die zu behandeln wir aufgefordert sind), weil wir die Dosierung des Mittels bestimmen können. Da jedes Mittel sich von jedem anderen unterscheidet und ein breites Wirkungsspektrum besitzt, stehen uns in der Vielfalt der Mittel unendlich viele künstliche Krankheiten zur Verfügung, die wir mit der gezielten Auswahl des Mittels dem natürlichen Verlauf der Krankheiten und Beschwerden der Menschen entgegensetzen können, wodurch wir die natürlichen Störungen mit Hilfe von sehr ähnlichen Krankheiten, die wir künstlich hervorrufen, schnell und sicher beseitigen können.« (Absatz 37)

Es besteht kein Zweifel daran, daß diese Nosoden in der zukünftigen Behandlung von Krankheit eine große Rolle spielen werden, und wenn sie im wesentlichen homöopathisch sind, sollten sie aus zwei Gründen über homöopathische Kanäle in die Welt gelangen: Erstens, jede Erweiterung von Hahnemanns Werk sollte in die Homöopathie aufgenommen werden, so wie sie von ihm begründet wurde, aus einem natürlichen Respekt für sein Genie; zweitens, noch wichtiger ist, daß diese Nosoden nur dann wirklich erfolgreich sein können, wenn man sie mit einer anderen homöopathischen Behandlung kombiniert. Man darf nicht vergessen, daß diese Nosoden wahrscheinlich nur einen Teil der Krankheit repräsentieren, die Hahnemann unter dem Namen Psora zusammenfaßte, und daß ihre Wirkung deshalb nur begrenzt und auf eine bestimmte Phase in der Behandlung beschränkt ist, und deshalb darf man unter keinen Umständen erwarten, daß sie das gesamte Krankheitsbild abdecken. Der erfolgreiche Arzt muß deshalb alle anderen Heilmittel zur Verfügung haben, die im Augenblick in der Pharmakopöe verzeichnet sind oder in Zukunft darin aufgenommen werden, so daß er das gesamte Krankheitsbild behandeln kann und, obwohl die Allopathie absolut bereit ist, die Nosoden oder oralen Impfstoffe verschiedener Formen von Bakterien – wie sie in der Allopathie genannt werden – zu akzeptieren, begrenzt sie die neue Pharmakopöe auf diese Heilmittel und kann deshalb keinen Nutzen aus der jahrhundertelangen Erfahrung ziehen, welche die Homöopathie mit den verschiedenen Heilpflanzen und natürlichen Heilmitteln hat.

Diese Nosoden können als wichtige Reinigungskräfte betrachtet werden, die den Zustand eines Patienten verbessern und in bestimmten Fällen eine völlige Heilung bewirken, bei anderen den Gesamtzustand des Patienten, der vorher keine Reaktion zeigte, so verbessern, daß er nun viel besser auf andere Heilmittel anspricht. Auch hier ist es von entscheidender Wichtigkeit für diese Behandlung, die Wiederholung der Gabe gründlich abzuwägen entsprechend der Reaktion des Patienten, ein Gesetz, mit dem

alle Homöopathen vertraut sind, an das sich Allopathen jedoch nur sehr schwer gewöhnen können.
Wenn diese Nosoden durch die Allopathen eingeführt werden, sind ihre Erfolgsaussichten im Vergleich zu denen, die sie mit Hilfe der Homöopathen hätten, allerdings sehr gering, und zwar wegen dieser beiden Punkte – nämlich dem Mangel einer vollständigen materia medica und dem gegenwärtig vergleichsweise unbekannten Gesetz der richtigen Wiederholung der Verabreichung des Mittels.
Die praktischen Resultate dieser Mittel waren so erfolgreich, daß sie in England bereits von mehr Allopathen als Homöopathen verwendet wurden. Einige von ihnen sind von den normalen Spritzen und der alten subkutanen Injektionsmethode der Nosode völlig abgekommen. Man kann eine konkrete Gefahr erkennen, wenn sich diese Praxis zu weit verbreitet, ohne von einer Kontrollinstanz überwacht zu werden, da sie nur von Personen angewendet werden sollte, die eine medizinische Ausbildung haben. Die Existenz der Homöopathie in diesem Land hängt in gewissem Maße von ihrer Fähigkeit ab, Fälle zu heilen, bei denen die Allopathie versagt hat. Der Allopath, der im Besitz dieser Mittel ist und sie richtig anwendet, kann beträchtlich höhere Heilerfolge erzielen als früher, und Sie können sicher sein, daß die Allopathie behaupten wird, daß die Nosoden ganz allein ihre Entdeckung sind, wenn sie diese Methode übernimmt und die richtigen Intervalle zwischen den Verabreichungen anerkennt. Mit Dr. Paterson aus Glasgow haben wir heute unseren eigenen Pathologen, der mit diesen Nosoden arbeitet, sie herstellt und sich der weiteren Erforschung dieser Methode widmet, so daß die Weiterentwicklung der Nosoden in Ihren eigenen Reihen geschieht.
Zum Schluß möchte ich Sie an einige Absätze aus einem Vortrag erinnern, den ich im April 1920 gehalten habe, die folgendermaßen lauten:
»Inzwischen sollten wir erkannt haben, daß die Wissenschaft in völlig anderer Weise die Prinzipien der Homöopathie bestätigt.

Hahnemann gebührt alle Ehre, der Wissenschaft mehr als ein Jahrhundert vorausgewesen zu sein.«

»Die heutige Einstellung der Mediziner berücksichtigt im allgemeinen die Homöopathie. Aber wenn erst einmal allgemein erkannt und anerkannt wird, wie es in Kürze sicherlich geschehen wird, nämlich daß die moderne Forschung von seiten der Allopathen die Gesetze Hahnemanns sehr schnell beweisen wird und in seine Richtung führt, wird die Homöopathie als die wundervolle Wissenschaft anerkannt werden, die sie ist.«

»Mögen alle Mitglieder Ihrer Gesellschaft stolz darauf sein, zu den Pionieren zu gehören. Mögen Sie keinen Millimeter von den fundamentalen Gesetzen Ihres großen Vorgängers abweichen. Denn die Wissenschaft beweist seine Lehre bis ins Detail – das ähnliche Mittel, die einzige Gabe und die Gefahr der vorschnellen wiederholten Verabreichung des Mittels.«

»Zwischen der alten und der neuen Homöopathie wird ein Kampf entstehen. Wir sollten dafür sorgen, daß die alte Homöopathie den gebührenden Respekt erhält, daß sie auf einem hohen Niveau gehalten wird und, ihren Lehren treu bleibend, nicht zulassen, daß sie von der Flut der Wissenschaft hinweggeschwemmt wird, die Hahnemann auf dem Fuße folgt.«

Ich wünschte, wir könnten Ihnen sieben Heilpflanzen statt sieben Gruppen von Bakterien vorstellen, weil bei vielen immer eine gewisse Zurückhaltung zu bestehen scheint, in der Behandlung von Krankheiten ein Mittel zu verwenden, das mit Krankheit verbunden ist. Möglicherweise ist dies eine engstirnige Einstellung und in diesem Jahrhundert neigen wir zu stark dazu, die Medizin absolut rein halten zu wollen und sind deshalb ein wenig ins andere Extrem gefallen, vielleicht als Reaktion auf die Praktiken des Mittelalters und die moderne Vivisektion. Darüber hinaus könnte es sein, daß die Organismen, die wir verwenden, für die Menschheit nützlich und nicht schädlich sind.

Wir unternehmen jede erdenkliche Anstrengung, die bakterielle Nosode durch Pflanzen zu ersetzen und haben tatsächlich einige

Pflanzen gefunden, die ihnen fast genau entsprechen. Ornitogalum beispielsweise ist in seinen Schwingungen fast identisch mit der Morgan-Gruppe, und wir haben ein Seegras entdeckt, das fast alle Eigenschaften des Ruhr-Bazillus besitzt, aber eine Sache fehlt immer noch, die uns daran hindert, von den bakteriellen Nosoden abzugehen. Dieser entscheidende Punkt ist die Polarität. Die Heilmittel aus der Natur besitzen eine positive Polarität, wenn man sie potenziert, wogegen diejenigen, die mit Krankheit verbunden sind, umgekehrt gepolt sind, und gleichzeitig scheint es, daß es diese entgegengesetzte Polarität ist, die für die Erfolge, die man mit bakteriellen Nosoden erzielt, von wesentlicher Bedeutung sind. Vielleicht wird irgendwann in der Zukunft eine neue Form der Potenzierung entdeckt, die ermöglicht, die Polarität der einfachen natürlichen Elemente und Pflanzen umzukehren, aber bis dahin haben wir keine Alternative.
Die positive Wirkung dieser Nosoden wird heute international anerkannt, und die täglichen Erfolge, die im Kampf gegen Krankheit erzielt werden, sind überwältigend, so daß es nicht den Anschein hat, daß der Nutzen dieser Nosoden der Menschheit vorenthalten werden sollte, bis wir eine andere Methode gefunden haben, die Psora von Hahnemann mit einem Mittel zu besiegen, das der ästhetischen Mentalität selbst des Anspruchsvollsten gerecht wird. Unendlich viel wichtiger ist, daß diese Methode als eine Fortführung des Werkes von Hahnemann anerkannt werden sollte, und, obwohl sie nicht vollkommen ist, sollten wir bedenken, daß sie uns den Weg zu weiteren Entdeckungen ebnet. Die Weiterentwicklung dieser Methode sollte beobachtet und von der homöopathischen Schule unterstützt werden, und sie darf nicht in die falschen Hände von Menschen gelangen, welche die fundamentalen Prinzipien nicht verstehen, auf denen sie basiert.

5. Die Problematik chronischer Krankheit

(Vortrag auf dem internationalen homöopathischen Kongreß 1927)

Bereits in den frühesten Überlieferungen der Geschichte der Medizin finden wir den Beweis, daß das, was wir heute als Darmvergiftung kennen, bewußt oder unbewußt erkannt wurde, wovon die Heilmittel und Medikamente Zeugnis ablegen, die von den frühesten Ärzten verwendet wurden, von denen viele eine abführende und leberstimulierende Wirkung hatten und daher eine Darmreinigung bewirkten. In den Jahrhunderten, in denen die medizinische Wissenschaft betrieben wurde, wurden die verschiedensten Methoden aus ähnlichen Gründen erprobt, und sogar heute basiert ein Großteil der modernen Behandlung mit speziellen Diäten und Medikamenten und sogar der Chirurgie auf ähnlichen Vorstellungen.

Der Verdauungskanal muß zwangsläufig von größter Wichtigkeit sein. Seine Oberfläche ist größer als die Hautoberfläche unseres Körpers. Darüber hinaus ist er in der Lage, Flüssigkeiten zu absorbieren – eine Fähigkeit, die unsere Hautoberfläche nicht in demselben Maß besitzt. Sie können in Zyankali baden, ohne davon krank zu werden. Die geringste Menge Zyankali im Magen könnte jedoch tödlich sein. Sie können sich mit Wasser waschen, das mit Typhus-, Diphtherie- oder anderen Bakterien verseucht ist, ohne Schaden zu nehmen, aber wenn eine mikroskopisch kleine Menge von diesen Erregern in den Mund gelangt, kann dies sehr ernste oder sogar tödliche Folgen haben.

Der Inhalt des Verdauungstrakts ist das Milieu, in dem wir leben und aus dem wir unsere Flüssigkeit und unsere Nahrung beziehen. Dies ist dem Wasser ähnlich, in dem die einzellige Amöbe lebt. Es ist von wesentlicher Bedeutung, daß es rein ist und die

lebensnotwendigen Stoffe enthält, und darüber hinaus darf es keine Substanzen enthalten, die dem Körper Schaden zufügen können, wenn sie absorbiert werden, und gegen die es keinen Schutzmechanismus gibt.
Sicherlich ist es eines der Wunder der Natur, daß sie in der Lage ist, mit den vielfältigsten Darminhalten fertig zu werden, was daraus ersichtlich wird, daß sich die Anpassungsfähigkeit der verschiedenen Rassen bewiesen hat. Denken Sie einmal an die unterschiedlichen Ernährungsweisen in verschiedenen Ländern. Denken Sie an die völlig unterschiedliche Zusammensetzung des Darminhalts, die daraus folgt. Und doch überleben die einzelnen Rassen. Bis jetzt ist die Strafe für falsche Ernährung nicht der Tod, sondern nur Krankheit; nicht das Aussterben der Menschheit, sondern nur ihre Degeneration.
Höchstwahrscheinlich sollte die menschliche Rasse ursprünglich von Rohkost leben, den Früchten und Nahrungsmitteln der Tropen, und der menschliche Verdauungskanal entwickelte sich so, daß er eine solche Nahrung verarbeiten kann. Doch die Abkömmlinge dieser Rasse sind in kältere Klimazonen ausgewandert, und viele Nationen leben fast ausschließlich von gekochter Nahrung, was den Darminhalt völlig verändert – und doch überlebt die Rasse. Aber die Menschheit entkommt ihrer Strafe nicht ganz. Zwar lebt sie, aber sie leidet. Sie leidet an Hunderten von Krankheiten, einem geschwächten Gesundheitszustand und dem Verlust der körperlichen Vitalität.
Es ist sehr unwahrscheinlich, daß der Mensch irgendwann einmal, wenn überhaupt, in einen Urzustand zurückkehren wird, und selbst wenn dies letztendlich passiert, betrifft es uns nicht. Wir interessieren uns für die Abermillionen Menschen unseres Jahrhunderts und der nahen Zukunft, die so leben wollen, wie wir es heute tun, und doch laut nach Gesundheit schreien und von ihrem Leiden erlöst werden wollen. Wir müssen den gegenwärtigen Bedürfnissen gerecht werden, anstatt die Hände in den Schoß zu legen und auf eine ideale Zukunft zu warten.
Wenn eine Rasse von unnatürlicher Nahrung lebt, verändert sich

der Darminhalt chemisch, physikalisch und bakteriologisch. All diese Faktoren spielen eine Rolle, aber bei den Menschen, mit denen wir zu tun haben, ist die bakteriologische Veränderung am ausschlaggebendsten.
Indem wir Früchte, Salat und andere rohe Nahrungsmittel in unseren Speiseplan aufnehmen, können die chemischen und physikalischen Faktoren durch eine Ernährung, die nicht allzustark von der Nahrung der Zivilisation abweicht, ziemlich normal gehalten werden. Auf diese Weise kann die extreme Abweichung von dem normalen chemischen und physikalischen Zustand sogar innerhalb der Grenzen von Ernährungsweisen verhindert werden, die nicht unvereinbar mit den modernen Möglichkeiten von Privathaushalten und öffentlichen Restaurants sind. Ich bin der Meinung, daß es möglich ist, täglich in Restaurants zu essen und sich die Speisen auszusuchen, die den Darm in vernünftiger Weise reinhalten, ohne daß wir diese Speisen von unserer Einstellung her ablehnen oder sie als besonders außergewöhnlich betrachten. Aber obwohl dies möglich ist, folgt daraus nicht zwangsläufig, daß eine solche Ernährungsweise vollkommen ausreichen würde, um Krankheit zu heilen.
In wenigen Fällen kann dies zwar der Fall sein, aber bei chronischen oder akuten Infektionen widersetzt sich das bakterielle Element der Verbesserung des Darminhalts auf jeden Fall lange Zeit, weshalb andere Methoden angewandt werden müssen, um den Genesungsprozeß zu beschleunigen. Daher ist die bakterielle Infektion im Gegensatz zu einem unnormalen chemischen und physischen Zustand des Darms von größerer Bedeutung, weil sie viel schwieriger zu behandeln ist.
Ist Ihnen schon jemals klar geworden, welcher Unterschied zwischen dem Inhalt des Dickdarms eines Menschen, der sich von Rohkost ernährt, und einem anderen, der sich von gekochter Nahrung ernährt, besteht?
In letzterem Fall, dem wir bei zivilisierten Menschen begegnen, hat der Darminhalt einen fauligen Geruch, eine dunkle Farbe, und ist alkalisch. Er enthält viele Produkte der Fäulnis und der

bakterielle Darminhalt setzt sich aus Bacilli coli, Streptokokken und Sporen-Organismen zusammen. Vergleichen Sie dies mit einem gesunden Menschen, der sich von Rohkost ernährt.
Der Inhalt des Dickdarms ist geruchlos und sauer. Er ist frei von Fäulnisprodukten und der bakterielle Inhalt des Darms setzt sich aus Milchsäurebakterien und einigen Bacilli coli zusammen.
Für jeden, der mit dieser Tatsache vertraut ist, ist dies allein schon ein Grund, um ernsthaft darüber nachzudenken.
In vielen Fällen kann eine Heilung bewirkt werden, ohne eine sogar unnatürliche Ernährung umzustellen, wo keine noch so gute Ernährung einen deutlichen Erfolg zeigt, obwohl ich nicht leugne, daß die Kombination bessere und dauerhaftere Resultate erzielen würde.
In Hinsicht auf eine gesunde Ernährung ist es von wesentlicher Bedeutung, daß man, während man den Bedürfnissen des Körpers gerecht wird, dafür sorgt, daß die Reaktion des Dickdarms leicht sauer bleibt – anstatt alkalisch, was in der westlichen Zivilisation viel üblicher ist. Die Säure hängt mit dem Wachstum des Milchsäurebazillus zusammen, und dieser Organismus braucht wiederum Kohlenhydrate, um sich vermehren zu können. Normale Stärke wird in Zucker umgewandelt, lange bevor sie in den Dickdarm gelangt, aber ungekochter Hafer oder noch besser gemahlene Nüsse eignen sich hervorragend, um den Körper mit einer Stärke zu versorgen, die im oberen Teil des Darms zum großen Teil nicht in Zucker umgewandelt wird.
Ich glaube nicht, daß bereits bewiesen ist, die Bakteriengruppe, von der dieser Vortrag handelt, sei die Ursache von Krankheit. Aber ich behaupte, daß diese Bakterien, von denen ich hier spreche, bei allen Patienten vorkommen, mit chronischer Krankheit verbunden sind, und wir durch die Verwendung von Heilmitteln, die aus diesen Bakterien gewonnen werden, eine höchst wirkungsvolle Waffe im Kampf gegen chronische Krankheit aller Art besitzen.
Ich möchte mich nun der Betrachtung dieser Organismen zuwenden, die ein Anzeichen für eine potentielle, wenn noch nicht vor-

handende Krankheit sind, wann immer man sie findet, und sie kommen bei der großen Mehrheit unserer Mitmenschen vor. Nun können wir fragen, warum die Krankheit nicht immer nachweisbar ist, wenn diese Bakterien so schädlich sind? Die Antwort lautet, weil ihre Virulenz nicht sofort eintritt, und Menschen, die zunächst bei guter Gesundheit sind, jahrelang diesen Giftstoffen ausgesetzt sein können, ohne offensichtliches Unwohlsein zu verspüren. Aber mit zunehmendem Alter und unter dem ständigen körperlichen Streß, diese Organismen abzuwehren, oder anderen Umständen, die zum Krankheitsausbruch führen, machen sich die schädlichen Auswirkungen bemerkbar, und augenblicklich wird die körperliche Abwehr gegen diese Erreger schwächer und die Krankheit wird offensichtlich. Der Grund dafür ist, daß ein Zusammenbruch der Abwehr normalerweise nicht vor dem mittleren Alter eintritt, wenn die nächste Generation heranwächst, und der Widerstand gegen diese Organismen ist keine sehr aktive Kraft, denn oftmals stellt sich heraus, daß die Natur, wenn sie ansonsten auch sehr sorgfältig ist, oft sorglos mit einem einzelnen Leben umgeht. In ähnlicher Weise führte die lange Inkubationszeit der Tuberkulose zu dem Glauben, an dem man viele Jahre lang festhielt, sie sei nicht ansteckend.

Die Erreger, von denen ich spreche, sind Bakterien von der gramnegativen Gruppe der Coli-Typhus-Bakterien. Das Wichtige daran ist, daß sie nicht in der Lage sind, Milchsäure zu fermentieren – was sie vom Bacillus coli unterscheidet.

Sie sind im gewöhnlichen Sinne nicht pathogen, wie die Typhus-, Ruhr- oder Paratyphus-Erreger, und in der Vergangenheit wurden sie meistens als unwichtig betrachtet. Sie sind nicht identisch, aber eng verwandt mit diesen Organismen und gehören dieser Gruppe an.

Ihre Zahl ist wahrscheinlich ungeheuer groß, möglicherweise unendlich. Es ist möglich, Hunderte dieser Erreger zu untersuchen, ohne zwei identische Arten zu finden.

Wir können sie jedoch in Gruppen einordnen, selbst wenn dies eine relativ grobe Klassifizierung ist, denn jede Gruppe enthält

eine unendliche Vielzahl von Abarten, die sich in einem winzigen Detail voneinander unterscheiden.
Zu diesem Zweck wurden diese nicht Milchsäure fermentierenden Bakterien in eine der folgenden sechs Gruppen eingeordnet:

Dysenterie
Gaertner
Faecalis alkaligenes
Morgan
Proteus
Coli mutabile

Sie sind entsprechend ihrer Fähigkeit gruppiert, bestimmte Zuckersorten zu fermentieren, wobei man nur wenige Zuckersorten verwendete, um die Anzahl der Gruppen so gering wie möglich zu halten. Wenn ein autogener Impfstoff verwendet wird, ist die genaue Definition des Organismus für die Behandlung unbedeutend, und das Polivalent erstreckt sich über ein breites Spektrum und enthält viele Vertreter aus jeder Untergruppe. Dies also sind die Bakterien, die zum größten Teil als harmlos betrachtet werden, die aber in Wirklichkeit Anzeichen für und, wenn man sie richtig anwendet, ein Heilmittel bei chronischer Krankheit sind.
Der klinische Beweis für die Heilkraft ist zu überzeugend, um Zweifel zuzulassen, worauf ich sofort zurückkommen werde, aber in den Labors häufen sich die Beweise nichtklinischer Art, die eine Verbindung zwischen diesen Organismen und Krankheit bestätigen.
Durch tägliche Stuhluntersuchungen eines Patienten ist es möglich, indem man den Prozentsatz der vorhandenen Organismen in Form einer Tabelle aufzeichnet, den Zusammenhang zwischen dem Gesundheitszustand des Patienten und der Menge der gefundenen Bakterien festzustellen.
Mit dem Prozentsatz meine ich das Verhältnis zwischen den abnormalen nicht Laktose fermentierenden Organismen und der

Zahl der vorhandenen Bacilli coli. Allgemein gesprochen wird es als normal betrachtet, daß nur Coli-Bakterien vorhanden sind, aber diese abnormalen Bakterien können in jeder Menge von 1 bis 100 Prozent in den Gesamtkolonien gefunden werden.

Aus der Veränderung der Menge dieser Erreger während der Behandlung kann man bis zu einem gewissen Maß feststellen, wie gut der Patient wahrscheinlich darauf reagiert.

Dabei ist eine Faustregel, daß die gefundenen Organismen bei jedem Patienten ihre Art nicht verändern. Das heißt, Gaertner scheint sich nicht in den Morgan-Erreger oder einen Proteus-Erreger zu verändern.

Wenn der Stuhl eines Patienten täglich untersucht wird und der Prozentsatz der abnormalen Bakterien aufgezeichnet wird, wird man feststellen, daß diese nicht gleichmäßig vorhanden sind, sondern zyklisch auftauchen. Vielleicht kommen sie zu einem Zeitpunkt nicht vor und tauchen dann plötzlich auf und vermehren sich rasch, wonach sie wieder abnehmen, bis sie wieder ganz verschwunden sind. Die Intervalle, in denen keine Erreger vorkommen, die Dauer der positiven Phase ihres Vorhandenseins, der höchste Prozentsatz, den sie erreichen, variieren bei den verschiedenen Patienten, aber der klinische Zustand des Patienten steht in einem gewissen Zusammenhang mit der Kurve der vorhandenen Organismen.

Diese Beziehung ist jedoch noch nicht genügend erforscht worden, um konkrete Aussagen machen zu können, da mehr als eine Art von Kurve existiert. Aber ich kann Ihnen versichern, daß ein konkreter Zusammenhang zwischen dem Gesundheitszustand und dem Prozentsatz der Bakterien besteht, und als ein Beispiel hierfür taucht das verblüffendste Ergebnis nach einer Impftherapie dann auf, wenn auf eine kurze negative Phase eine höhere und längere positive Phase folgt, als bei dem Patienten normalerweise der Fall ist. Allgemein gesagt, in den Fällen, bei denen nur eine geringfügige oder keine Veränderung vom Normalzustand stattfindet, tritt keine so positive Reaktion auf.

Auf diesem Gebiet ist immer noch viel zu tun, und die weitere Forschung wird zu einem ergiebigen Resultat führen.
Es ist außergewöhnlich, wie schnell sich der bakterielle Inhalt des Darms verändern kann. Nachdem die Ergebnisse der Stuhluntersuchung vielleicht wochenlang negativ waren, können diese abnormalen Bazillen innerhalb von 36 Stunden auf 100 Prozent ansteigen.
Wie dies geschieht, wissen wir immer noch nicht. Ob diese Organismen die normalen Coli-Bakterien abtöten, ob die Coli-Bakterien mutieren, oder ob es der veränderte Darminhalt des Patienten ist, der diese Veränderung hervorruft, muß noch gründlich erforscht werden, und wenn das Problem gelöst ist, werden wir einen großen Fortschritt in Hinsicht auf unser Verständnis der Ursache von Krankheit gemacht haben.
Aber wie auch immer die Erklärung lautet, ist bereits erwiesen, daß die Menge dieser Bakterien im Darm des Patienten in einem direkten Zusammenhang mit seinem Gesundheitszustand in unterschiedlichen Phasen vom medizinischen Standpunkt aus steht.
Ein weiteres seltsames Merkmal ist die Stabilität eines bestimmten Bazillus im Darm eines bestimmten Patienten, was ich bereits erwähnt habe. Über einige Jahre hinweg, egal wie oft der Patient untersucht wurde und wie sein Gesundheitszustand ist, findet man durchweg diesen Bakterientyp. Darüber hinaus kommt es nur selten vor, daß man bei demselben Patienten mehr als eine Bakterienart findet, obwohl dies bei einem geringeren Prozentsatz geschehen kann.
Es gibt bestimmte Symptome, die bei einem Bakterientyp häufiger auftauchen als bei einem anderen, und es ist nicht unwahrscheinlich, daß man, wenn man weitere Forschungen anstellt, herausfinden wird, daß eine enge Beziehung zwischen bestimmten Krankheitssymptomen und konkreten Arten dieser Organismen besteht.
Ob diese Organismen nun die Ursache oder die Folge sind, sie sind mit chronischer Krankheit verbunden, und wir können aus dem Impfstoff, der aus ihnen gewonnen wird, großen Nutzen zie-

hen. Dies ist in den letzten zwölf Jahren sicherlich stichhaltig bewiesen worden.
An früherer Stelle habe ich auf die Tatsache hingewiesen, daß der medizinische Beweis für die Bedeutung dieser Behandlungsmethode ausreicht, um keinen Zweifel mehr offenzulassen. Diese Aussage muß näher erläutert werden.
Abertausende von Patienten sind von einer beträchtlichen Anzahl von Ärzten mit dieser Methode behandelt worden, und zwar sowohl mit subkutanen Injektionen als auch mit potenzierten Mitteln. Bei 80 Prozent der Patienten trat eine Besserung ein (wobei diese Zahl noch niedrig angesetzt ist), bei einigen trat eine geringfügige Besserung ein, bei der großen Mehrheit stellte man eine konkrete Linderung fest, eine Fülle ausgezeichneter Ergebnisse und ungefähr 10 Prozent grenzen praktisch an ein Wunder.
Ich stelle diese Behauptung nicht auf, ohne jahrelange Erfahrung und Forschung und die Beobachtung von Tausenden von Patienten. Nicht ohne die Kooperation, die Beobachtung und Erfahrung von Ärzten überall in Großbritannien, die diesen Beweis bestätigen werden.
Die Patienten können mit Impfstoffen dieser Organismen behandelt werden, die subkutan gespritzt werden, wie dies seit vielen Jahren praktiziert wird. Dies beschäftigt uns heute nicht, aber ich möchte auf das Buch ›Chronic Disease‹ verweisen, dem Sie weitere Details entnehmen können.
An dieser Stelle möchte ich betonen, daß mit den potenzierten Mitteln toter Organismen gute – und ich und auch andere glauben, bessere Resultate erzielt werden können.
Diese Mittel sind seit ungefähr sieben Jahren in Gebrauch und werden seit drei Jahren von Homöopathen ebenso wie von Allopathen häufig verwendet. Es gibt Allopathen, die völlig von der Spritze abgekommen sind.
Diese Potenzen gibt es in zweierlei Arten, autogen und polivalent. Ich möchte diesen Punkt genauer erläutern. Ein autogenes Mittel bedeutet, daß der Bazillus eines bestimmten Pa-

tienten potenziert und der Patient mit diesem Mittel behandelt wird.
Ein polivalentes Mittel bedeutet, daß man Organismen aus Hunderten von Patienten entnimmt, sie mischt und das Ganze potenziert. Diese Herstellungsmethode habe ich Ihnen bereits bei früheren Gelegenheiten unterbreitet, als eine Nosode, die es wert ist, daß man sich näher mit ihr beschäftigt.
Das autogene Mittel wird nur bei dem Patienten verwendet, aus dessen Bakterien es gewonnen wurde, oder möglicherweise bei einem Patienten, der an einer identischen Infektion leidet. Das Polivalent andererseits wird mit dem Ziel hergestellt, möglichst viele Patienten zu behandeln.
Um den relativen Nutzen dieser beiden Mittel abzuschätzen, brauchen wir noch mehr Erfahrung, bevor wir konkrete Schlüsse ziehen können, aber dies ist an dieser Stelle nicht besonders wichtig, denn sogar wenn das autogene Mittel einen höheren Prozentsatz guter Resultate zeigt, ist das polivalente Mittel so erfolgreich, daß es als zusätzliche Nosode in der Homöopathie in Betracht gezogen werden muß, und die Resultate werden bei jedem, der sich damit beschäftigt, zufriedenstellend sein (dies kann ich zuversichtlich sagen), und falls das Mittel jemals nicht erfolgreich sein sollte, wäre dies wahrscheinlich zumindest ein Anreiz, es mit dem autogenen Mittel zu versuchen. Daher werden wir aus diesem Vergleich genügend Erfahrung sammeln, um Schlußfolgerungen ziehen zu können.
Gegenwärtig wird dies erforscht, aber es wird noch einige Zeit dauern, bevor man eine konkrete Aussage machen kann. Es besteht die Hoffnung, daß es mit Hilfe der unterschiedlichen Tests möglich sein wird sicherzustellen, ob das polivalente oder autogene Mittel oder sogar eine Mischung aus zwei oder drei Bakteriengruppen die beste Form der Verabreichung beim jeweiligen Patienten sein wird.
Es ist notwendig, daß ich Ihre Aufmerksamkeit, damit dieser Vortrag vollständig ist, auf die genauen Details der Herstellung

der Mittel lenke, so daß jeder kompetente Bakteriologe diese Potenzen herstellen kann.
Nach 16 Stunden Inkubationszeit entnimmt man Stuhlproben. Nach dieser Inkubationszeit vermehren sich die Organismen als rote oder weiße Kolonien. Wenn sie Milchsäure durch Säureproduktion fermentieren, reagiert die Säure auf das neutrale Rot in dem Medium, woraus eine rote Kolonie entsteht. Wenn Milchsäure nicht fermentiert wird, wird keine Säure produziert, es findet keine Reaktion in dem neutralen Rot statt, und die Kolonien werden weiß. Daher sind nach der Inkubationszeit nur die weißen Kolonien von Interesse.
Aus den weißen Kolonien züchtet man Kulturen, wobei man die farbigen entfernt, und nach 15 Stunden Inkubationszeit sind die Zuckerreaktionen eingetreten, anhand derer man die Organismen einordnen kann. Eine Kultur wird mit zwei Kubikzentimeter destilliertem Wasser aufgefüllt, versiegelt und 30 Minuten lang auf 60 °C erhitzt, so daß die Bakterien abgetötet werden. Die Flüssigkeit wird mit Milchzucker vermischt und zwar in einem Verhältnis von 1:9 Gramm oder 1:99 Gramm Milchzucker. Dies ergibt die erste Dezimal- oder Zentesimalpotenz, je nachdem, wieviel Milchzucker man verwendet.
Weitere Potenzen werden durch die Vermischung im Verhältnis von 1:6 oder 1:12 hergestellt, indem man einen Teil der Ursubstanz mit 6 oder 12 Teilen des Verdünnungsstoffes vermischt.
Besondere Sorgfalt ist bei der Sterilisation der Geräte erforderlich, die man 15 Minuten lang einer trockenen Hitze von mindestens 140 °C aussetzen sollte, was wahrscheinlich wirkungsvoller ist als Dampf oder feuchte Hitze.
Die polivalente Nosode stellt man her, indem man Kulturen aus Hunderten von Patienten vermischt, sie in eine sterile Flasche füllt, und daraufhin den gesamten Arbeitsgang der Potenzierung wiederholt, wie eben beschrieben.
Meines Wissens widerspricht diese Nosode in keiner Weise den Gesetzen Hahnemanns. Als Heilmittel halte ich sie für umfassender als jedes andere bekannte Arzneimittel.

Diese Nosode ist ein Bindeglied zwischen der Allopathie und der Homöopathie. Es wurde von einem Vertreter der Allopathie entdeckt, und es stellte sich heraus, daß es sich mit den homöopathischen Prinzipien vereinbaren läßt.
Ich stelle Ihnen diese Nosode als ein Heilmittel vor, das sich lohnt, in Ihre Pharmakopöe aufgenommen zu werden. Es ist besonders als grundlegendes Heilmittel in Fällen nützlich, die auf normale Arzneimittel nicht ansprechen, oder bei denen kein Heilmittel besonders angezeigt ist, obwohl es nicht auf diese Fälle beschränkt werden muß.
Hinsichtlich dieser Mittel ist allerdings noch viel zu tun. Im Augenblick werden Experimente durchgeführt, um herauszufinden, ob diese Organismen die Ursache oder die Wirkung des Gesundheitszustands des Patienten sind.
Die Nosode, die ich Ihnen heute vorstelle, wird sowohl in Amerika als auch in Deutschland erprobt, und in Deutschland wird sie von einer beträchtlich größeren Anzahl von Allopathen als Homöopathen verwendet. Einige Allopathen, die jahrelang gute Erfolge mit der subkutanen Injektion des Impfstoffes hatten, sind von der Spritze zur Verdünnung übergegangen.
Ich glaube, daß die richtige Anwendung dieser Nosode darin besteht, sie als ein grundsätzliches Heilmittel zu betrachten. Ich bezweifle nicht, daß die besten Resultate erzielt werden, wenn der Verabreichung der Nosode eine homöopathische Behandlung folgt, bei der man die Symptome mit dem entsprechenden Mittel behandelt.
Die Nosode kann die tatsächlichen und tieferen Krankheitsursachen in mehr oder weniger starkem Maße beseitigen. Sie reinigt die Patienten sozusagen, bis sich ein konkretes Symptom zeigt, anhand dessen man das passende Similimum finden kann, und sie viel besser auf dieses passende Arzneimittel ansprechen. Wie ausgezeichnet die Resultate auch sein mögen, die von den Allopathen erzielt worden sind, sollte diese Nosode noch erfolgreicher sein, wenn sie von einem Homöopathen verwendet wird.
Ich möchte Ihnen nahelegen, einen Versuch mit der Nosode zu

machen, sie in Fällen anzuwenden, bei denen eine andere Behandlung versagt hat, und in solchen Fällen, bei denen kein klarer Hinweis auf ein Heilmittel vorhanden ist. Ich bin davon überzeugt, daß Sie die Nosode nur einmal ausprobieren müssen, um festzustellen, wie wertvoll sie ist.

Ich habe mich nicht eingehender mit dem autogenen Mittel beschäftigt, weil ich weiß, daß Sie dem polivalenten Mittel als Nosode aufgeschlossener gegenüberstehen werden. Wenn man Impfstoffe subkutan verabreicht, ist es beinahe von wesentlicher Wichtigkeit, ein autogenes Mittel zu verwenden, um die besten Resultate zu erzielen. In diesem Fall reagieren 95 Prozent der Patienten viel besser auf ihren eigenen Impfstoff, und nur ungefähr 5 Prozent reagieren eindeutiger auf das Polivalent. Aber im Fall dieser Verdünnung ist es noch zu früh, um eine solche Behauptung aufzustellen, und deshalb neige ich dazu, den Erfolg des Polivalents in manchen Fällen als höher einzuschätzen als den des autogenen Mittels, wobei der Erfolg bei einer großen Mehrheit der Fälle gleich gut ist, obwohl es wahrscheinlich immer bestimmte Patienten geben wird, die nur auf eine Nosode ansprechen werden, die aus ihren eigenen Organismen gewonnen wurde.

Die Nosode, das Heilmittel, das aus der Ursubstanz der Krankheit gewonnen wurde, ging der Bakteriologie und dem Impfstoff voraus. Aber der Zusammenhang zwischen beiden ist offensichtlich. Ich biete Ihnen als den Pionieren in der medizinischen Verwendung von Krankheit, um Krankheit zu heilen, ein Heilmittel an, das sich meiner Meinung nach bei der ursächlichsten aller Krankheiten als wirkungsvoll erweist, nämlich der chronischen Darmvergiftung, die der geniale Hahnemann prophezeite und ihr einen Namen gab. Wenn ich glaube, daß ich die Natur dieser Krankheit deutlicher machen kann, als es ihm möglich war, nehme ich ihm kein bißchen von seinem Ruhm – vielmehr glaube ich, sein Werk zu bestätigen und fortzuführen, und so zolle ich ihm nur den Tribut, den er sich wünschen würde.

6. Darmvergiftung im Zusammenhang mit Krebs

(British Homoeopathic Journal, Oktober 1924)

Dieser Vortrag handelt von der Darmvergiftung und ihrem Zusammenhang mit Krankheiten, die bösartigen nicht ausgenommen. Ich hoffe, daß die Behauptungen, die ich nachfolgend aufstellen werde, für Sie nicht nur von Interesse sind, sondern Sie es für wert erachten, sich gründlicher damit zu beschäftigen.

Darmvergiftung ist kein neues Thema. In den vergangenen hundert Jahren wurde eine Unmenge Arbeit darauf verwendet, sowohl in medizinischer als auch chirurgischer Hinsicht, den schädlichen Auswirkungen der Darmvergiftung entgegenzuwirken. Und sogar seit den frühesten Zeiten unseres Berufsstands finden wir Behandlungsmethoden und Arzneimittel, deren wichtigstes und einziges Ziel es war, den Darm zu reinigen. Aber in dem Maße, wie die Bedeutung der Darmvergiftung erkannt und weitererforscht wird, können wir die Details der Darmvergiftung und die genaueren Umstände, die zu ihren schädlichen Resultaten führen, besser verstehen. Die mächtigen und weitreichenden Auswirkungen der Darmvergiftung werden gerade erst verstanden. Ihre verheerenden Auswirkungen auf die gesamte Zivilisation, die schwerer zu verstehen sind, weil die Darmvergiftung so hinterhältig ist, müssen erst noch erkannt werden. Die sichere, ständig nachlassende Widerstandskraft und die Krankheitsdisposition sowie die Erfolge bei der großen Mehrheit von Erkrankungen, die man durch die Beseitigung der Darmvergiftung erzielt, müssen von den Medizinern erst noch anerkannt werden.

Die Ursache dieser Abnormalität liegt im wesentlichen in der Ernährung und erst danach in der Infektion, die sich nur durch falsche Ernährung ausbreiten kann. In diesem Vortrag möchte ich versuchen, Ihnen einige wissenschaftliche und praktische Gründe hierfür aufzuzeigen und Ihnen zu verdeutlichen, welch wichtige Rolle diese bei den meisten Krankheiten spielt und daß die prädisponierten Ursachen von Krebs hierbei keine Ausnahme bilden. Nahrung ist das Benzin des menschlichen Motors, das jede winzige Zelle dieser wunderbarsten aller Maschinen versorgt – den menschlichen Körper. Aber wie ich noch erläutern werde, wenn es dem Kraftstoff an seinen notwendigen Bestandteilen fehlt, wird er nicht nur zu einer Quelle verminderter Energie, sondern eröffnet eine Unmenge von Möglichkeiten, Gifte und schädliche Substanzen zu produzieren, welche die vollkommene und gesunde Funktion des Menschen zunichte machen. Seit undenklichen Zeiten wurden Theorien über den unterschiedlichen Wert verschiedener Nahrungsmittel aufgestellt, und jeder, der von den Ernährungsgewohnheiten seiner Gesellschaft abweicht, wird als Exzentriker betrachtet.

Ich hoffe, Ihnen heute die Anfänge der Forschung nahebringen zu können, die in Zukunft genauer zeigen wird, was die richtige und normale Ernährung für den Menschen ist.

Es kann nicht der geringste Zweifel daran bestehen, daß die Zivilisationsnahrung vollkommen falsch ist, und es entbehrt jeglicher Vernunft anzunehmen, daß unsere modernen Methoden, unsere Nahrung zu kochen und zuzubereiten, in irgendeiner Weise verträglich mit den Gesetzen der Natur sind.

Der Ursprung der Darmvergiftung liegt hauptsächlich in einer falschen Ernährung und erst danach in einer Infektion, die nur dann auftauchen kann, wenn die Bedingungen im Magen-Darm-Trakt nicht normal sind. Dieser Zustand ist bei fast allen, wenn nicht jedem Menschen, der sich von den Nahrungsmitteln ernährt, die wir essen, vorhanden. Möglicherweise hat dieser Zustand monate- oder jahrelang oder sogar bis ins hohe Alter keinerlei Symptome zur Folge, da Krankheit in beträchtlichem Maße von der Widerstandskraft des Betreffenden gegen Giftstoffe abhängt, aber auch bis zu einem bestimmten Maß von den unterschiedlichen Organismen, die im Zusammenhang mit der Vergiftung stehen.

Eine falsche Ernährung kann mit der Geburt beginnen, wie im Fall der künstlichen Ernährung, aber häufiger gegen Ende der ersten Lebensmonate.
Vom Standpunkt der natürlichen Menschheitsgeschichte aus betrachtet, ist die Menschheit zweifellos dazu bestimmt, von Früchten und pflanzlichen Nahrungsmitteln der Tropen zu leben, und möglicherweise vom Fleisch kleiner Tiere; aber ob der Mensch nun als Vegetarier oder Fleischesser gedacht war, es ist sicher, daß unsere modernen Koch-, Lagerungs- und Zubereitungsmethoden innerhalb der kosmischen Ordnung der Dinge nicht zulässig sind. Daher werden wir später erkennen, daß wir seit unserer frühesten Kindheit mit einem unnormalen Darminhalt leben und diesen unser ganzes Leben lang beibehalten.
Es ist möglich, daß die unnormalen Organismen im Darm wahrscheinlich nicht zu dauerhaften Darmparasiten werden würden, obwohl sie so allgegenwärtig sind, vorausgesetzt man würde sich von Geburt an normal ernähren.

Ich halte diesen Vortrag aus drei Gründen:
1. Eine große Anzahl von chronischen Krankheiten kann entsprechend diesen Richtlinien erfolgreich behandelt werden.
2. Der Nutzen, der aus der Anwendung dieser Richtlinien erzielt wird, ist auf eine allgemeine Verbesserung des Gesundheitszustands zurückzuführen, und nicht auf eine lokale Behandlung.
3. 25 Prozent aller Fälle von fortgeschrittenem, inoperablem Krebs, die mit diesen Methoden behandelt werden, zeigen eine vorübergehende Verbesserung und Linderung der Symptome und erleben allgemein eine angenehmere Zeit.

Wenn bei 25 Prozent der Fälle von Krebs in fortgeschrittenem Stadium selbst der geringste Erfolg zu verzeichnen ist, und man kann behaupten, daß der Prozentsatz höher liegt, scheint es sich zu lohnen, diesen Gedankengang und die Forschung auf diesem Gebiet weiterzuverfolgen.

Wir wollen uns mit diesen Punkten nun detailliert beschäftigen und ich möchte die Resultate näher ausführen.

Der Mangel an natürlichen Nahrungsmitteln:
1. Das Fehlen von lebensnotwendigen Produkten, die für die Gesundheit notwendig sind, wie z. B. Vitamine usw.
2. Der Mangel an Substanzen, die notwendig für den bakteriellen Inhalt des Darmtrakts sind, um seine Reinigung zu gewährleisten.
3. Das Vorhandensein von Substanzen, aus denen mühelos Giftstoffe gewonnen werden können.

Zu den oben erwähnten drei Punkten ist folgendes näher zu erläutern:
1. Der Mangel an Vitaminen und Substanzen, die für die Gesundheit notwendig sind, wird allgemein akzeptiert und ist stichhaltig bewiesen worden, so daß es unnötig ist, diesen Punkt im Detail zu erörtern, vor allem wenn man an die hervorstechenden Krankheiten wie Rachitis und Skorbut denkt. Doch wenn diese Mangelerscheinungen noch gründlicher erforscht werden, wird sich wahrscheinlich zeigen, daß selbst geringfügige Mangelerscheinungen über längere Zeit hinweg schwerwiegende Auswirkungen auf den allgemeinen Stoffwechsel haben.
2. Damit der Darmtrakt sauber bleibt, sind gewisse Organismen notwendig, und diese können nur existieren, wenn man sich entsprechend ernährt. Die reinigenden Bakterien des Darms sind die Milchsäurebakterien, denn durch die Säure, die sie produzieren, verhindern sie Fäulnisprozesse und sorgen dafür, daß die Exkremente gesund und verhältnismäßig steril sind. Für diesen Prozeß ist Stärke von wesentlicher Bedeutung, da Zucker oder Zucker und Stärke im Blinddarm notwendig sind, um diesen Prozeß in Gang zu bringen.
   Die durchschnittliche Ernährung enthält zu wenig Stärke. Das Kochen verringert die geringe Menge, die vorhanden ist, noch mehr, weil die Zellhülle durch das Kochen aufspringt, und be-

wirkt eine partielle Hydrolyse der Kohlenhydrate, so daß im Blinddarm ein hoffnungsloser Zuckermangel herrscht, wodurch die Säurereaktion unterbunden wird.
3. Gegenwärtig nehmen wir ein Übermaß an fleischlichen Proteinen zu uns, aus denen sehr leicht Giftstoffe entstehen können.

Der Vergleich zwischen den Exkrementen von Personen, die sich durchschnittlich ernähren, und denjenigen, die große Mengen von Rohkost zu sich nehmen, brachte sehr interessante und verblüffende Resultate hervor. Die normale Farbe des Stuhls ist dunkelbraun, obwohl er hellbraun sein sollte. Der normale Geruch wird als ›kotig‹ beschrieben, obwohl er eigentlich geruchlos sein sollte, oder höchstens leicht nach saurer Milch riechen sollte. In den Lehrbüchern wird die normale Reaktion als alkalisch angegeben, obwohl sie sauer sein sollte.
In chemischer Hinsicht fehlen die meisten der Fäulnisbakterien wie Skatol und Indol, und schließlich unterscheidet sich der bakterielle Inhalt des Darms bei beiden Gruppen sehr stark voneinander. Die normalen Bakterien setzen sich zum größten Teil aus Coli-Bakterien, Streptokokken, sporentragenden Bazillen und abnormalen Bakterien zusammen, die ich später beschreiben werde, während die einzigen Organismen, die in einem gesunden Stuhl vorkommen, Milchsäurebakterien und Coli-Bakterien sind. Dieser große Unterschied allein sollte schon genügen, um jeden von den Vorteilen einer richtigen Ernährung zu überzeugen, sowie von dem Nutzen, den der Mensch daraus ziehen kann, wenn all die gewöhnlich vorhandenen Fäulnisprodukte fehlen. Aber das ist noch nicht alles, denn in einem gesunden Darm, so wie ich ihn beschrieben habe, können abnormale Bakterien nur schwer existieren und nicht so leicht Giftstoffe produzieren, während der alkalische Darm eine hervorragende Brutstätte für die meisten pathogenen Bakterien ist, wie seit vielen Jahren in allen Labors erkannt wurde. Nur in einem gesunden Milieu können die Bakterien keine Giftstoffe produzieren.

Darüber hinaus sterben die natürlichen reinigenden Organismen des Darms, die Milchsäurebakterien, praktisch aus, wenn der Darminhalt alkalisch ist.
Nun kommen wir zu den abnormalen Bakterien, die in der Hauptsache für die Darmvergiftung verantwortlich sind. Diese Organismen findet man fast in jeder Zivilisation. Es handelt sich um gramnegative Bakterien, die nicht in der Lage sind, Milchsäure zu fermentieren. Eine große Anzahl von Arten wurde detailliert beschrieben, aber die Zahl der unterschiedlichen Formen ist so unvorstellbar groß, daß es unmöglich ist, sie alle zu klassifizieren, und im Augenblick genügt es vollkommen, sie in Gruppen einzuordnen. Diese Organismen sind im üblichen Sinne des Wortes nicht pathogen, und zwar dahingehend, daß sie keine Krankheit produzieren, obwohl sie gelegentlich für lokale Beschwerden im Darmtrakt verantwortlich sein können. Ihre Gefahr liegt vielmehr in ihrer dauerhaften und fortwährenden Auswirkung und die Giftstoffe, die sie während des ganzen Lebens allmählich produzieren, schwächen die Vitalität des Menschen langsam und auf hinterhältige Weise, und erhöhen seine Anfälligkeit sowohl für akute als auch für chronische Erkrankungen. Wie lange es dauert, bevor Symptome auftauchen, hängt von der Virulenz der Vergiftung und, was ebenso wichtig ist, der Widerstandskraft des Betreffenden ab. In den meisten Fällen taucht die Infektion bereits sehr früh auf, und man findet diese Organismen häufig nicht nur bei Erwachsenen, sondern auch bei Kindern, wobei sie mehr oder weniger als normale Darmbewohner betrachtet werden, eine Meinung, die sogar in einigen Labors vorherrscht, wenn da nicht die verblüffenden Resultate wären, die in der Behandlung von chronischen Krankheiten erzielt werden, wenn man diese Organismen beseitigt.
Wenn sich diese Organismen im Körper erst einmal entwickelt haben, leben sie scheinbar im Bereich der Gallenblase und Gallengänge, und die Amerikaner haben dies eingehend demonstriert, indem sie eine große Menge dieser Organismen entnah-

men, indem sie ein Instrument durch den Mund und den Magen in den Zwölffingerdarm einführten.
Die Behandlung setzt sich aus zwei unterschiedlichen Methoden zusammen und zielt darauf ab, die Darmvergiftung zu beheben. Einerseits sollte die Ernährung so zusammengesetzt sein, daß sie möglichst wenig Stoffe enthält, aus denen Toxine produziert werden können, und die am geeignetsten für das Wachstum von reinigenden Bakterien ist, und das Entstehen von abnormalen Organismen verhindert. Zweitens sollten die Giftstoffe produzierenden Bakterien aus dem Darm des Patienten entfernt werden. Die Ernährung enthält keinerlei Form von gekochtem Fleisch, da diese Giftstoffe gerade aus Fleisch sehr leicht entstehen, und der Patient wird fast ausschließlich auf eine pflanzliche Ernährung umgestellt, die sich aus Früchten, Nüssen und Getreide zusammensetzt.
Dies allein reduziert die Menge der Toxine, die im Darm produziert werden, beträchtlich. Wenn man sich längere Zeit so ernährt, führt dies schließlich dazu, daß alle pathogenen Bakterien beseitigt werden, aber leider braucht dies bei der Mehrheit aller Patienten Jahre, da die Toxine scheinbar sehr hartnäckig sind, wahrscheinlich in der Gallenblase und den Gallengängen, und zwar genau in derselben Weise, wie man es so häufig bei Typhusüberträgern beobachtet.
Die Beseitigung dieser Organismen ist deshalb nicht leicht. Antiseptische Darmmittel sind eine Weile erfolgreich, haben aber keine dauerhafte Wirkung.
Wie ich bereits sagte, ist die richtige Ernährung ein sehr langwieriger Prozeß. Die Impftherapie scheint die besten Resultate zu erzielen. Zu diesem Zweck müssen die Impfstoffe mit größter Vorsicht verabreicht werden, da sie eine tiefgreifende Wirkung auf den gesamten Organismus haben und Schaden anrichten können, wenn man sie nicht wissenschaftlich anwendet.
Nachdem die Gabe verabreicht wurde, wobei man die geringste Dosierung verwenden sollte, die noch wirksam ist, sollte eine Verschlimmerung aller Symptome eintreten, die unter idealen

Bedingungen einen oder zwei Tage anhalten sollte, aber bei schwereren Fällen sogar einen Monat andauern kann.
Nach dieser Erstverschlimmerung sollte eine Besserung eintreten und solange diese anhält, selbst wenn dies ein Jahr dauert, sollte keine weitere Gabe verabreicht werden. In dieser Hinsicht ist es außergewöhnlich, daß nur einige wenige Gaben eine Heilung bewirken können, sogar bei schweren chronischen Erkrankungen.
Ich habe Ihnen die Umstände einer Darmvergiftung erläutert.
Der Unterschied zwischen den normalen Exkrementen und den sauberen, gesunden Ausscheidungen einer natürlichen Ernährung, die mit keinem Geruch oder Fäulnis verbunden sind, müssen offensichtlich einen großen Einfluß auf den Menschen haben, ebenso wie die völlig unterschiedliche Darmflora, die man bei einer gesunden Ernährung findet, überzeugen muß. Aber um die Bedeutung der Beseitigung eines toxischen Zustands wirklich abschätzen zu können, ist es notwendig, viele Fälle mit eigenen Augen zu beobachten, die mit dieser Methode behandelt worden sind, und Zeuge der bemerkenswerten Erfolge zu sein, die sie erzielt. In den letzten Jahren konnten bereits viele Zeuge dieser positiven Wirkungen sein.
Der Zustand des Darms an sich ist nicht der tatsächliche Krankheitsauslöser, sondern eine Infektion wird durch seine heimtückische Auswirkung über Monate oder Jahre hinweg, welche die Vitalität und Widerstandskraft schwächt, möglich, was auf das Vorhandensein der wahren Krankheitsursache zurückzuführen ist. Die Beseitigung dieses Zustands ermöglicht dem Körper, in höchst wirkungsvoller und überraschender Weise sogar gegen Krankheiten in fortgeschrittenem Stadium anzukämpfen.
Der Tuberkulose-Bazillus wird hauptsächlich als die Ursache der Schwindsucht betrachtet, doch wie wenig hat die Entdeckung dieses Krankheitserregers dazu beigetragen, die Krankheit zu bekämpfen, außer indem man sich vor einer Infektion schützt.
Der Tuberkulose-Bazillus an sich kann nicht gefährlich werden, außer im Falle einer geschwächten Vitalität, und in den meisten Fällen von Schwindsucht kann man ausgesprochen positive Wir-

kungen erzielen, wenn man die zugrunde liegende Darmvergiftung beseitigt, selbst wenn die Krankheit schon sehr fortgeschritten ist. Dasselbe gilt für viele chronische Erkrankungen, wobei die allgemeine Behandlung darauf abzielt, den Gesundheitszustand des Patienten zu verbessern, wonach die lokale Erkrankung durch einen Selbstheilungsprozeß geheilt wird. Eine der sichersten Methoden, die Widerstandskraft zu erhöhen und eine allgemeine Verbesserung des Gesundheitszustands zu bewirken, besteht darin, den Darm zu reinigen und den Körper von den Giften zu befreien, die so häufig im Darm produziert werden.

Es wird Sie vielleicht interessieren zu erfahren, daß Experimente bestätigt haben, welch weitreichende Wirkung viele Heilmittel, die eine tiefgreifendere Wirkung haben, auf diese abnormalen Bakterien ausüben, und es zeigte sich, daß ihre Wirkung in jeder Hinsicht mit der Wirkung einer Injektion des Impfstoffs vergleichbar ist.

Der Nutzen, der in dieser Hinsicht erzielt wird und den ich bei chronischen Krankheiten beschrieben habe, wird in weiten Kreisen anerkannt und wurde über viele Jahre hinweg von so vielen Medizinern beobachtet, daß kein Zweifel mehr darüber besteht. Und jetzt können wir dasselbe über bösartige Krankheiten sagen.

Es besteht eine zunehmende Tendenz in den Labors auf der ganzen Welt, die Ernährung als prädisponierende Krankheitsursache zu betrachten. Es wurden viele Ernährungsumstellungen erprobt, und in einigen Fällen wurden ausgesprochen günstige Resultate erzielt. Meine eigene Erfahrung während der letzten acht Jahre in Fällen, die ich behandeln konnte, zeigt, daß bei 25 Prozent der Fälle von fortgeschrittener und vorwiegend sehr fortgeschrittener Krankheit eine vorübergehende, konkrete Besserung eintrat, wobei ich jedoch nicht den Anspruch erhebe, eine einzige Heilung bewirkt zu haben.

Unser Ziel besteht nicht darin, Krebs zu heilen, sondern darin, ihn zu verhindern. Wenn die Beseitigung der Darmvergiftung selbst bei den fortgeschrittensten Fällen eine so starke Besserung

bewirkt, um wieviel mehr sollte ein gesunder Zustand des Darms während des ganzen Lebens das Auftauchen dieser gefürchteten Krankheit vollkommen verhindern? Die meisten Fälle, die ich behandelt habe, befanden sich im letzten Krankheitsstadium, und in vielen war eine Ernährungsumstellung aus wirtschaftlichen Gründen unmöglich, wenn die Patienten im Krankenhaus lagen, so daß der Prozentsatz der Fälle, bei denen eine Besserung eintritt, sehr viel höher liegen würde, wenn man nur die Patienten heranzieht, die zu Hause behandelt werden und die eine Ernährungsumstellung vorgenommen haben.
Nachfolgend möchte ich Ihnen einige Beispiele von Patienten geben, bei denen die besten Resultate erzielt wurden. Dabei handelt es sich nicht um Wunder, aber Sie müssen bedenken, es handelte sich bei allen um unheilbare Fälle, und die Erfolge waren so regelmäßig, daß man jeden Zufall ausschließen muß.

Fallgeschichte 1:

Frau F. C., 37 Jahre alt. März 1923. Zwei Jahre zuvor Brustamputation. Im augenblicklichen Zustand Metastasenbildung in beiden Lungen und der Leber. Erguß im Rippenfell. Brustbein auffallend gewölbt. Ständiges Erbrechen. Puls 130. Atmung 32. Erste Gabe am 16. März. Nach 24 Stunden auffallende Besserung. Allgemeine Besserung hielt drei Wochen lang an. Zweite Gabe am 5. April. Noch auffälligere Besserung. Patientin konnte aufstehen. Besserung hielt an, und nach einigen Wochen führte die Patientin ein fast normales Leben. Atmung und Puls wurden normal, und die Flüssigkeit nahm ab. Kein Wachstum der Metastasen. Dritte Dosis am 15. Juni. Stetige Besserung während der Monate Juni, Juli, August und September. Der Patientin ging es bis Mitte Dezember einigermaßen gut. Sie erkrankte plötzlich am 27. Dezember und starb am 28. Dezember.

Fallgeschichte 2:

Herr J. B., 63 Jahre alt, Rechtsanwalt. Karzinome in der Gallenblase und Leber. Im Dezember 1919 leidet der Patient unter großen Schmerzen und Qualen. Starke Leberschwellung. Er braucht Morphium gegen die Schmerzen. Erste Gabe im Dezember innerhalb von 48 Stunden. Allgemeine Besserung trat in den nächsten drei Wochen ein. Nach einem Monat konnte der Patient aufstehen und ging bis Juli wieder seinen gewohnten Pflichten nach. Während dieser Zeit verminderte sich das Wachstum der Karzinome geringfügig. Aber der Schmerz verschwand völlig. Er erhielt zwei weitere Gaben. Im August erlitt der Patient plötzlich einen Herzanfall und starb innerhalb von drei Wochen.

Fallgeschichte 3:

Herr W. S., 72 Jahre alt. Zungenkarzinom. Die Zunge war entfernt worden. Starke Metastasenbildung im Mund und den Nackendrüsen. Beträchtliche Schmerzen und häufige, leichte Blutungen aus dem Mund. Erste Gabe am 7. November: Der Schmerz und die Blutung hörte innerhalb von 24 Stunden nach Verabreichung der Dosis auf. Das Wachstum reduzierte sich. Weitere Gaben wurden am 14. Dezember, 29. Januar und 18. Februar verabreicht. Der Patient hatte keine Schmerzen und Blutungen mehr. Das Wachstum kam bis Februar zum Stillstand, als es wieder leicht einsetzte. Der Patient starb plötzlich am 1. März.

Fallgeschichte 4:

Frau M. R., 66 Jahre alt, fortgeschrittene Karzinome im Gebärmutterhals. Starke Blutungen und Schmerzen. Erste Gabe am 25. Oktober: Blutungen und Schmerzen hörten bis Dezember auf. Zweite Gabe am 9. Dezember: Allgemeine Besserung. Leichte Blutung am 15. Januar. Dritte Gabe: Allgemeine Besserung bis Mai. Danach fühlte sie sich nicht besonders gut. Vierte Gabe am 5. Juni: Patientin lebt immer noch und fühlt sich wieder etwas besser.

Fallgeschichte 5:

Frau E. M., 62 Jahre alt. Fortgeschrittene Karzinome im Gebärmutterhals. Muß das Bett hüten. Starke Schmerzen. Bekommt Sedative. Erste Gabe am 15. Februar: Beträchtliche Besserung. Nach einer Woche konnte die Patientin aufstehen. Zweite Dosis im März und die dritte im Juni. Der Zustand der Patientin ist immer noch ziemlich gut, und sie kann aufstehen und auf der Station des Krankenhauses behilflich sein.

Man könnte die Liste dieser Fallbeispiele endlos fortsetzen. Die Resultate, die normalerweise bei Patienten erzielt werden, die gut auf die Behandlung ansprechen, sind folgende: Schmerzlinderung, häufig verschwinden die Schmerzen vollkommen, sowie eine Besserung aller Symptome, mehr oder weniger starker Wachstumsrückgang, der Patient fühlt sich wohler, und das Ende kommt im allgemeinen sehr plötzlich oder nach einem kurzen Rückfall.

Die wesentlichen Punkte, die ich Ihnen nahebringen möchte, sind folgende:

1. Die zivilisierte Ernährung ist unnatürlich, sie weist nicht die für die Gesundheit notwendigen Eigenschaften auf und gewährleistet nicht, daß der Darmtrakt in einem gesunden und reinen Zustand bleibt.
2. Die Bedingungen, die infolgedessen im Darmtrakt herrschen, führen zu einer abnormalen Darmflora, dem Fehlen von reinigenden Organismen sowie dem Vorhandensein von giftstoffproduzierenden Bakterien, infolgedessen die Ausscheidungen nicht einwandfrei und gefährlich sind.
3. Die Beseitigung dieses Zustands und die Reinigung des Darms verursacht eine auffallende Verbesserung des gesamten Gesundheitszustands, und gewöhnlich tritt auch bei den meisten chronischen Krankheiten eine Besserung ein, ohne daß irgendeine lokale Behandlung erfolgt.

4. Schließlich geben diese Erfolge Grund zur Hoffnung, daß dieses höchst einfache Heilmittel bösartige Krankheiten verhindert und sich sogar bei der Behandlung von Krebs als nützlich erweist, wenn diese Methode noch besser ausgearbeitet wird.

Darmvergiftung ist heute kein so verschwommenes Krankheitsbild mehr wie in der Vergangenheit, als man die Stase als die Hauptursache für diese Erkrankung hielt. Heute kennen wir die notwendige Ernährungsweise, bei der auf die Nahrungsmittel verzichtet wird, aus denen sich am leichtesten Toxine bilden, sowie die Bakterien, die im Zusammenhang mit der Produktion dieser Giftstoffe stehen.
Darmvergiftung hängt nicht so sehr von der Stase ab wie vom Darminhalt. Wenn keine Giftstoffe vorhanden sind, können sie selbstverständlich nicht absorbiert werden, selbst wenn eine Stase vorhanden ist. Aber wenn die Ausscheidungen faulig sind, wird eine gewisse Menge von Giftstoffen absorbiert und gelangt in den Blutkreislauf, egal wie schnell die Exkremente aus dem Darm ausgeschieden werden.
Wenn der Zustand des Darminhalts rein wird, tritt gewöhnlich eine so starke Verbesserung des Muskeltonus und des Allgemeinzustands ein, daß die Verstopfung behoben wird.

7. Einige neue Heilmittel und ihre Verwendung

(Homoeopathic World, Februar 1930)

Für diejenigen von uns, die sich mit der Wissenschaft der Homöopathie eingehend beschäftigt haben, besteht kein Zweifel mehr an ihren wunderbaren Heilkräften oder den hervorragenden Resultaten, die der fähige Homöopath ausnahmslos erwarten kann. Darüber hinaus müssen wir alle die Reinheit der homöopathischen Lehre bewundern und ihr beständiges Ziel, nur die Heilmittel zu verwenden, die in der Apotheke der Natur vorkommen. Und es scheint, daß der Besitz dieses kostbaren Schatzes uns zu weiteren Anstrengungen ermutigen sollte, denn zweifellos kann für jede Krankheit mit Geduld und Ausdauer ein Heilmittel gefunden werden, und zwar für die Patienten, die geheilt werden wollen, und es könnte sogar möglich sein, Heilmittel zu finden, die dem Bedürfnis mancher Menschen entgegenwirken, sich in eine Krankheit zu flüchten, wogegen wir im Augenblick noch ziemlich hilflos sind.

Wir müssen noch viele Entdeckungen machen, brauchen aber keine Angst vor dieser Aufgabe zu haben. Vielleicht müssen wir viel Zeit darauf verwenden, aber wir müssen alle versuchen, unseren Beitrag zur Weiterentwicklung dieses wunderbaren Heilsystems zu leisten, das letztendlich dazu dienen wird, die Menschheit von Krankheit zu befreien.

Hinsichtlich des Sammelns der Heilpflanzen und der Herstellung der Heilmittel müssen wir noch viel lernen. Wir müssen uns mit vielen Fragen beschäftigen, wenn wir das beste anstatt nur ein mittelmäßiges Resultat erzielen wollen. Wir müssen uns noch gründlicher mit dem natürlichen Standort, dem Alter, dem Zustand und dem zu verwendenden Teil der Pflanze befassen, sowie den Planeteneinflüssen, der Tageszeit und – was auch sehr wichtig ist – der Einstellung des Arztes, die von einer aufrichtigen Hingabe an seine Arbeit für das Wohl der Menschheit gekennzeichnet sein sollte. Im Augenblick sind unsere Kenntnisse in Hinsicht auf einige dieser Fragen leider nur sehr unvollständig, aber wir müssen unser Bestes tun, und mit zunehmender Erfahrung wird unsere Aufgabe leichter werden.

Nachfolgend möchte ich Ihnen die Bedeutung einiger Heilmittel unterbreiten, da ich glaube, daß sie Bereiche abdecken, die normalerweise nur sehr schwer zu behandeln sind, und ich hoffe, daß sich herausstellt, daß sie für die Medizin im allgemeinen von ebenso großem Wert sind wie für diejenigen, die den Wert dieser Heilmittel bereits in der Praxis erprobt haben. Diese Heilmittel wurden mit allen Vorsichtsmaßnahmen, unter Verwendung von Instrumenten und Gefäßen hergestellt, die vier Stunden lang auf 1600 °C erhitzt wurden. Die Korken wurden ebenfalls 20 Minuten lang auf 1600 °C erhitzt. Bei der Herstellung der Heilmittel wurde stets ein sauberer Arbeitskittel getragen. Die erste Potenz wurde sofort an Ort und Stelle hergestellt, wo die Pflanze gepflückt wurde. Jede Potenz wurde in einem Glasmörser mit einem Glasstößel von Hand mit Milchzucker verrieben. Auf diese Weise wurde bis zur siebten Zentesimalpotenz verfahren.

Impatiens roylei

Diese Heilpflanze ist in Kaschmir beheimatet, und in Großbritannien findet man die wildwachsende Pflanze nur selten. Man verwendet nur die malvenfarbenen Blüten.

Es wurden drei verschiedene Verdünnungen hergestellt: Zwei an verschiedenen Tagen im September 1928 und eine im September 1929. Obwohl alle Heilmittel wirkungsvoll waren, war die wirkungsvollste die Verdünnung vom September 1929, die nun bei der Firma Nelson & Co. vorrätig ist.

Dieses Heilmittel ist bei akuten Nervenschmerzen angezeigt

und verhilft häufig nicht nur zu einer raschen Schmerzlinderung, sondern bewirkt in vielen Fällen eine offensichtliche Heilung des Nervenleidens. Es besitzt auch einen sehr positiven Einfluß auf die Patienten, die häufig berichten, daß sich zusätzlich zur Linderung ihrer Symptome ihre Gemütsverfassung verbesserte, wobei Depressionen und Ängste verschwanden und sie allgemein eine optimistischere Lebenseinstellung erlangten.
Zu den Beschwerden, die mit diesem Mittel erfolgreich behandelt wurden, zählen starke Kopfschmerzen, Ischias, akute Neuralgien, Muskelzucken und akute Schmerzen bei Krebs.
Die Indikation für dieses Mittel ist quälender und sehr starker Schmerz, egal welcher Ursache. Bei einigen Fällen hat dieses Mittel eine Schmerzlinderung bewirkt, nachdem Morphium versagt hatte.

Mimulus luteus

Diese Heilpflanze ist in Nordamerika beheimatet, und man findet sie gelegentlich in Großbritannien. Man verwendet nur die Blüten.
Bei diesem Heilmittel ist die geistige Wirkung am bedeutendsten. Die körperlichen Symptome sind gewöhnlich die Folge von geistigem Streß. Die Beschwerden umfassen Depression, vage, unbekannte Ängste, ein starkes Ruhebedürfnis, die Aversion zu sprechen und gefragt zu werden, der Verlust der Fähigkeit, sich für seine persönliche Individualität einzusetzen (der Patient tut alles, um Konflikte zu vermeiden). Schwerere Fälle sind oftmals auch mit großer Schwäche, Müdigkeit, Herzjagen, Appetitlosigkeit und häufig auch einer abendlichen Verschlechterung des Zustands verbunden. Zu den Beschwerden, die mit diesem Heilmittel behandelt wurden und bei denen die besten Resultate erzielt wurden, zählen Schwäche nach grippalen Infekten sowie die Beschwerden von Patienten, die unter dem Streß von priva-

ten Problemen zusammengebrochen sind, die aufgrund von belastenden Beziehungen oder sogar Freundschaften entstanden sind.
Dieses Heilmittel hilft besonders Patienten, deren Energie durch andere, allzu mächtige Persönlichkeiten geschwächt wird, und es gibt ihnen ihr Vertrauen und ihre Fähigkeit wieder, sich mit den Schwierigkeiten des Alltags zu konfrontieren, wobei es gleichzeitig eine auffallende Besserung ihres allgemeinen Gesundheitszustands bewirkt.

Clematis vitalba

Diese Pflanze ist in Großbritannien beheimatet.
Von diesem Mittel wurden drei Verdünnungen hergestellt – die erste, zweite und dritte, die je nach Schwere der Erkrankung verwendet werden, wobei die erste Potenz bei der schwächsten Form gegeben wird.
Dies ist ein weiteres Heilmittel, bei dem die geistige Wirkung das bedeutende Charaktermerkmal ist. Die Patienten haben nur wenig Lebensfreude, angefangen bei dem Zustand, in dem sie keine Freude mehr am Leben finden, bis zur Todessehnsucht. Anders als die Patienten, die dem Mimulus-Typ entsprechen, leiden sie nicht unter Ängsten, sondern sind ruhig und neigen eher zur Tagträumerei, wollen in Ruhe gelassen werden und verspüren kein Bedürfnis, mehr zu tun, als absolut notwendig ist. Es handelt sich um Menschen, die mehr in der Zukunft als in der Gegenwart leben. Oft brauchen sie nachts viel Schlaf und sind nur schwer zu wecken. Die Gesamtkonstitution ist träge, und die Gesichtsfarbe ist meist blaß und fahl. Sie ziehen sich sehr leicht eine Krankheit zu, worüber sie aber nicht im geringsten beunruhigt sind. Sie sind nicht annähernd so lärmempfindlich wie die Patienten, die zum Mimulus-Typ gehören.
Ihr Gemütszustand entspricht dem eines Menschen, der alles verloren hat, was ihm teuer ist, und nicht mehr weiterleben will,

dessen Leben ihm zu einer Last geworden ist, die er geduldig trägt, bis er endlich davon erlöst wird. Daher kommt es, daß er keine Angst verspürt oder sich gegen Krankheit wehrt. Tatsächlich wünschen viele dieser Patienten, an ihrer Krankheit zu sterben, in der Hoffnung auf ein besseres Leben nach dem Tod oder um vielleicht einen verstorbenen Menschen, den sie geliebt haben, wiederzusehen, weshalb sie keine Anstrengung machen, wieder gesund zu werden.
Der Arzt mit einer scharfen Beobachtungsgabe wird diesen Zustand in allen Schweregraden in seiner Praxis erkennen, angefangen von dem Tagträumer bis hin zur hoffnungslosesten, doch geduldig und gelassen getragenen Depression. Die schwersten Fälle sind Patienten, die unter Schlafsucht leiden, bei der sich dieses Heilmittel als sehr wirkungsvoll erwiesen hat, und es besteht Grund zur Hoffnung, daß es sich auch bei einigen Koma-Arten als nützlich erweisen wird.

Cupressus

Bei dieser Heilpflanze werden nur die roten Staubgefäße von den Blattspitzen verwendet.
Dieses Mittel erweist sich als höchst wirkungsvoll bei chronischen Katarrhen und deren Folgeerscheinungen, besonders wenn es sich um eine Staphylokokken- oder Streptokokkeninfektion handelt. Besonders angezeigt ist es bei folgenden Beschwerden: Katarrhe der Nasennebenhöhlen, der Eustachischen Röhre und des Mittelohrs und der Stirnhöhlen. Die Katarrhe sind mit Kopfschmerzen verbunden. Chronische Erkältungen, bei denen sich das Mittel als Prophylaxe eignet, in manchen Fällen verhindert es einen erneuten Ausbruch der Krankheit.
Unter den verblüffenderen Resultaten dieses Mittels sind Heilungen von chronischer Schwerhörigkeit infolge von Mittelohrentzündungen, wobei die Patienten seit über 20 Jahren unter Schwerhörigkeit gelitten hatten, sowie Kopfschmerzen im Stirn-

bereich, wobei ein Patient seit über drei Jahren ständig unter Kopfschmerzen gelitten hatte.
Erwachsene Patienten, die zum Cupressus-Typ gehören, haben oftmals eine rosige, lebhafte Gesichtsfarbe.

Cotyledon umbilicus (Prima)

Diese Pflanze ist in Großbritannien beheimatet, wo man sie hauptsächlich im Süden und Südwesten findet.
Dieses Heilmittel hat sich bei epileptischen Anfällen vom Typ Petit mal als erfolgreich erwiesen, bei denen andere Behandlungsmethoden versagt haben. Es scheint auch hilfreich in der Beseitigung der Nachwirkungen bei langfristiger Einnahme von bromhaltigen Beruhigungsmitteln zu sein, wobei es den Gemütszustand aufhellt und dazu beiträgt, daß der Patient wieder einen klaren Verstand bekommt.
Diese Heilmittel sind alle von der dritten bis zur 28. Zentesimalpotenz erhältlich. Eine beträchtliche Anzahl von Patienten wurde mit diesen Heilmitteln behandelt, doch bislang war es nicht notwendig, die Mittel in einer höheren Potenz als der siebten Zentesimalpotenz zu verwenden. Cupressus darf sicherlich nicht höher als in der dritten Potenz verabreicht werden, sonst führt dieses Mittel zu einer zu starken Erstverschlimmerung. Sollte dies dennoch passieren, kann man starke Dosen der Pfefferminze als Gegenmittel verabreichen, die sehr schnell wirkt.
Wenn Ärzte, die diese Heilmittel verwenden, feststellen, daß wichtige Symptome, die hier nicht erwähnt wurden, mit diesen Mitteln gelindert werden, wäre es von großem Nutzen für die Vervollständigung der Erfahrungen mit diesen Heilmitteln, wenn sie freundlicherweise darüber berichten würden.

EDWARD BACH

DIE HEILENDE NATUR

Gedanken zum Wesen von Krankheit und Gesundheit

Inhalt

1. Wallingford Lecture

(Ein öffentlicher Vortrag an Bachs 50. Geburtstag am 24. September 1936)

Von Anbeginn der Menschheitsgeschichte an wissen wir, daß Kräuter als Heilmittel verwendet wurden, und soweit wie die Überlieferungen zurückreichen, hat der Mensch das Vertrauen gehabt, daß in den Heilkräutern der Wiesen, Täler und Hügel die Macht verborgen liegt, seine Krankheiten zu heilen. Jahrhunderte vor Christus waren die alten Inder und Araber und andere Rassen Experten in der Verwendung der Geschenke der Natur – ebenso die frühen Ägypter und später die Griechen und Römer und in geringerem Maße bis in unsere Zeit.
Es ist daher nicht wahrscheinlich, daß große Nationen verschiedener Glaubensrichtungen und Hautfarbe seit Tausenden von Jahren beständig daran geglaubt und die Heilkräuter der Natur fortwährend studiert und als Heilmittel verwendet haben, wenn sich dahinter nicht eine große Wahrheit verbergen würde.
In alten Zeiten verwendeten und lehrten die Ärzte der verschiedenen Länder nicht nur den Gebrauch der Heilpflanzen, sondern die Menschen an sich besaßen ein umfassendes Wissen über ihre Heilkraft und waren in der Lage, in vielen Fällen von körperlichen Beschwerden für sich selbst zu sorgen.
Dieses Land (England) ist keine Ausnahme, obwohl die Verwendung von Naturheilmitteln im Augenblick nicht so verbreitet ist, doch noch bis vor einer oder zwei Generationen und sogar heute noch in den abgelegeneren Teilen des Landes besitzen die Leute ihren eigenen Vorrat an Heilkräutern und wissen, wie man Krankheiten behandelt.
Während der letzten vier- oder fünfhundert Jahre wurden in England verschiedene Bücher über Kräuterheilkunde geschrie-

ben, wovon das Werk von Culpepper, das vor fast 300 Jahren geschrieben wurde, eines der jüngsten und berühmtesten ist.
Dieses Buch findet man immer noch in vielen ländlichen Haushalten der Britischen Inseln, wo es studiert und benutzt und hoch geschätzt wird, und obwohl es über 300 Heilkräuter enthält, was bedeutet, daß ein gründliches Studium erforderlich ist, nehmen die Menschen doch die Mühe auf sich, sich dieses Wissen anzueignen und damit die meisten ihrer Beschwerden zu behandeln.
Im Laufe der Geschichte gab es Zeiten, wo Krankheit praktisch nur mit Hilfe von Heilkräutern allein erfolgreich behandelt wurde, zu anderen Zeiten war die große Kunst der Naturheilkunde zum größten Teil vergessen: Heute leben wir in einer solchen Zeit. Aber die Natur besitzt eine solche Macht, daß wir sicher sein können, daß sie zu uns zurückkehrt.
In alten Zeiten ging ein Großteil des Wissens mit ihr verloren, wenn eine große Nation verschwand, aber da Entdeckungen heute sofort universell verbreitet werden, besteht die Hoffnung, daß der Segen, der uns durch die Wiederentdeckung der Heilpflanzen zuteil wird, weltweite Verbreitung findet und dieses Wissen auf diese Weise immer in irgendeinem Land bewahrt wird. Die Heilkräuter, von denen ich in diesem Vortrag spreche, werden in vielen Teilen der Welt bereits häufig verwendet, obwohl sie erst kürzlich entdeckt wurden.
Wir können mit Sicherheit davon ausgehen, daß in den Zeiten, in denen man die richtigen Heilkräuter kannte und verwendete, wunderbare Heilerfolge an der Tagesordnung gewesen sind und die Menschen dieser Zeit ein sehr großes Vertrauen in sie gehabt haben müssen. Wenn dies nicht der Fall gewesen wäre, hätten der Ruhm, das Vertrauen und der Glaube an die Heilkraft der Pflanzen den Aufstieg und Fall von Kulturen nicht überlebt und wären den Menschen nicht seit Hunderten und Tausenden von Jahren beständig im Gedächtnis geblieben.
Die Heilung mit den reinen, wunderbaren Naturheilmitteln ist sicherlich die Heilmethode, die die meisten von uns anspricht, und tief in unserem inneren Selbst spüren wir ganz genau, daß in

der Tat etwas Wahres daran ist – etwas, das uns sagt, daß dies die Art und Weise ist, wie die Natur heilt, und daß es der richtige Weg ist.
Vertrauensvoll suchen wir in der Natur alles, was wir brauchen, um am Leben zu bleiben – Luft, Licht, Speise und Trank usw.: Es ist unwahrscheinlich, daß in diesem großen System, das uns mit allem versorgt, die Heilung unserer Krankheiten und unseres Leids vergessen worden sind.
Wir sehen also, daß die Kräuterheilkunde zurück in die frühesten Zeiten reicht, von denen der Mensch weiß, daß ihre Verwendung und ihr Ruhm all die Jahrhunderte überdauert hat und sie in vielen geschichtlichen Epochen die hauptsächliche und fast einzige Heilmethode gewesen ist.
Die Heilmethode, über die ich heute abend spreche, hat gegenüber anderen große Vorteile.

1. Alle Heilmittel werden aus wunderschönen Blumen, Pflanzen und Bäumen der Natur hergestellt, keines von ihnen ist giftig oder kann irgendeinen Schaden anrichten, egal welche Menge man davon eingenommen hat.
2. Es gibt nur 38 Heilmittel, was bedeutet, daß es leichter ist, die richtige Heilpflanze zu finden, als wenn es sehr viele Heilmittel gibt.
3. Die Methode der Wahl des Heilmittels ist so einfach, daß sie die meisten Menschen verstehen können.
4. Die Heilungen, die erzielt worden sind, waren so wunderbar, daß sie sogar alle Erwartungen derjenigen, die diese Methode verwenden, übertroffen haben, sowie die der Patienten, die den Nutzen davon hatten.

Diese Heilkräuter waren immer wieder auch dort erfolgreich, wo jede andere Behandlung, die ausprobiert wurde, versagt hat.
Und nun, wo Sie eine Vorstellung davon haben, wie alt und anerkannt die große Kunst des Heilens mit Hilfe von Heilpflanzen ist, wollen wir zum Hauptthema dieses Abends übergehen.

Dieser Vortrag beschäftigt sich mit zwei Hauptthemen:

1. Ich möchte Ihnen eine neue Methode der Kräuterheilkunde vorstellen.
2. Ich möchte Ihnen Ihre Angst vor Krankheiten weitestgehend nehmen.

Obwohl vergleichsweise nur wenige Jahre vergangen sind, seit die erste Gruppe der 38 Heilmittel entdeckt wurde, die unser heutiges Thema sind, haben diese Heilkräuter in der kurzen Zeit doch die wunderbarste Heilkraft bewiesen. Dieser Beweis wurde nicht nur in unserem Land, nicht nur auf unserem Kontinent, sondern in so fernen Ländern wie Indien, Australien, Neuseeland, Amerika usw. erbracht.
Folgende Punkte sind in bezug auf die Behandlung mit diesen Heilmitteln von Bedeutung:

1. Die Heilmittel werden alle aus wunderschönen Pflanzen und Bäumen der Natur hergestellt und keines von ihnen ist schädlich.
2. Ihre Anwendungsweise kann auch ohne medizinische Kenntnisse mühelos verstanden werden, so daß sie in jedem Haushalt verwendet werden können.

Denken Sie einen Augenblick darüber nach, was dies bedeutet. Unter uns gibt es in fast jeder Stadt oder fast jedem Dorf Menschen, die mehr oder weniger stark den Wunsch verspüren, in Krankheitsfällen helfen zu können; in der Lage zu sein, den Kranken von seinem Leid zu erlösen und ihn zu heilen, aber ihre Lebensumstände haben verhindert, daß sie Ärzte oder Krankenschwestern wurden, und sie glaubten nicht, daß sie ihren Wunsch verwirklichen könnten. Diese Heilpflanzen geben ihnen die Macht, in ihrer Familie, im Freundes- und Bekanntenkreis zu heilen.
Zusätzlich zu ihrer Beschäftigung sind sie in ihrer Freizeit in der

Lage, viel Gutes zu tun, da heutzutage viele ihre Heilfähigkeit anwenden. Es gibt sogar einige Menschen, die ihren Beruf aufgegeben haben, um dieser Form des Heilens ihre ganze Zeit zu widmen.
Dies bedeutet für diejenigen, die immer das Ideal und davon geträumt hatten, die Menschheit von ihrem Leid zu befreien, daß es nun möglich für sie geworden ist, sei dies nun nur in ihrer eigenen Familie oder in einem größeren Umfang.
Ich möchte noch einmal nachdrücklich darauf hinweisen, daß keine wissenschaftlichen Kenntnisse notwendig sind, wenn man mit diesen Heilpflanzen behandelt – man muß nicht einmal den Namen der Krankheit kennen. Es geht nicht um die Krankheit – sondern nur um den Patienten. Es ist nicht wichtig, was der Patient hat. Es ist nicht die sogenannte Krankheit, die für die Behandlung wirklich wichtig ist, weil dieselbe Krankheit bei verschiedenen Menschen verschiedene Resultate hervorbringen kann.
Wenn die Auswirkungen bei allen Menschen immer dieselben wären, wäre es leicht, den Namen der Krankheit zu kennen, aber das ist nicht der Fall. Und das ist auch der Grund, warum es in der medizinischen Wissenschaft oftmals so schwierig ist, bestimmte Beschwerden, unter denen der Patient leidet, zu benennen.
Nicht die Krankheit ist von Bedeutung, sondern der Patient, die Art und Weise, in der er oder sie betroffen ist, was unser wahrer Führer zur Heilung ist.
Im alltäglichen Leben besitzt jeder von uns seinen eigenen Charakter. Dieser setzt sich aus unseren Vorlieben, Abneigungen, Vorstellungen, Gedanken, Wünschen, Zielen, der Art und Weise, wie wir andere behandeln usw. zusammen.
Nun besteht dieser Charakter nicht aus unserem Körper, sondern aus dem Geist, und der Geist ist der empfindlichste Teil von uns. Wie kann es uns da erstaunen, daß der Geist mit seinen verschiedenen Stimmungen der erste sein wird, der die Krankheitssymptome zeigt, und da er so empfindlich ist, wird er uns in Hin-

sicht auf die Krankheit ein viel besserer Führer sein, wie wenn wir uns auf den Körper verlassen.
Veränderungen in unserem Geist werden uns eindeutig zu dem Heilmittel führen, das wir brauchen, auch wenn der Körper erst geringe Anzeichen einer Veränderung aufweist.
Nun wollen wir unsere Aufmerksamkeit einigen der verschiedenen Möglichkeiten zuwenden, wie sich ein bestimmtes Leiden auf das Individuum auswirken kann.
Wir alle wissen, daß ein und dieselbe Krankheit uns völlig verschieden beeinflussen kann. Wenn Tommy die Masern hat, wird er womöglich nervös – Sissy ist womöglich ruhig und benommen – Jonny möchte verhätschelt werden – klein Peter ist übernervös und ängstlich – Bobby möchte in Ruhe gelassen werden usw.
Wenn die Krankheit daher so verschiedene Auswirkungen hat, hat es gewiß keinen Sinn, allein die Krankheit zu behandeln. Es ist besser, Tommy, Sissy, Jonny, Peter und Bobby zu behandeln und jeden einzelnen von ihnen gesund zu machen – und fort sind die Masern.
Es ist wichtig, daß Sie sich einprägen, daß Sie sich nicht an den Masern orientieren sollen, um die richtige Behandlungsmethode zu finden, sondern daran, welche Wirkung die Krankheit auf den kleinen Patienten hat. Und die Stimmung des Kindes ist der sensibelste Führer, um herauszufinden, was dieser besondere Patient braucht.
Und so wie uns Stimmungen bei der Krankheit zur Behandlung führen, können sie uns auch warnen, bevor sich Beschwerden einstellen, und uns ermöglichen, den Angriff zu stoppen.
Klein Tommy kommt ungewöhnlich müde oder benommen oder nervös aus der Schule nach Hause oder er braucht Zuwendung oder möchte vielleicht in Ruhe gelassen werden usw. Er ist nicht ganz ›der alte‹, wie wir sagen. Freundliche Nachbarn kommen vorbei und meinen: »Tommy kränkelt etwas«, und Sie müssen abwarten, was er ausbrütet! Aber warum warten? Wenn Tommy nun seiner Stimmung gemäß behandelt wird, kann er sehr bald wiederhergestellt sein und, welche Krankheit auch immer auszu-

brechen drohte, sie wird meistens gar nicht mehr auftauchen, oder wenn dies geschieht, in einer so leichten Form, daß man es kaum bemerkt.

Und so ist es bei uns allen. Vor dem Ausbruch fast aller Beschwerden kommt gewöhnlich eine Zeit, in der man nicht auf der Höhe oder ein wenig erschöpft ist. Dies ist der Zeitpunkt, wo wir unseren Zustand behandeln, wieder fit werden und der Verschlechterung unseres Zustands Einhalt gebieten müssen.

Vorbeugung ist besser als Heilung, und diese Heilmittel helfen uns auf wunderbare Weise, unser Wohlbefinden aufrechtzuerhalten und uns vor dem Angriff unangenehmer Dinge zu schützen.

Soviel zu den frühen Krankheitsstadien.

Nun wollen wir uns denjenigen zuwenden, die seit einiger Zeit oder sogar seit langem krank sind. Auch hier haben wir allen Grund zur Hoffnung entweder auf eine Besserung des Zustands oder vollständige Genesung. Niemand sollte jemals die Hoffnung aufgeben, wieder gesund zu werden.

Darüber hinaus sollten wir uns niemals vor dem Namen fürchten, den eine Krankheit erhalten hat. Schließlich, was ist schon ein Name. Es gibt keine Krankheit an sich, die unheilbar ist. Dies kann man mit Recht behaupten, weil diejenigen, die an Krankheiten litten, deren Namen am meisten gefürchtet sind, wieder gesund geworden sind. Wenn dies bei einigen Patienten möglich gewesen ist, können auch andere wieder gesund werden. Manchmal erfordert es weniger Zeit, bei manchen Menschen eine sogenannte schreckliche Krankheit zu heilen, als bei anderen Menschen eine weniger schwere Krankheit. Es hängt mehr von dem einzelnen als von der Krankheit ab.

Bei langwierigen Krankheiten gilt dasselbe Behandlungsprinzip wie bei kurzen oder leichten Erkrankungen oder wenn sich eine Krankheit ankündigt. Denn auch bei einem Leiden, das seit längerem besteht, haben wir immer noch unseren Charakter, unsere Wünsche, Hoffnungen, Vorstellungen, Vorlieben, Abneigungen usw.

Um es noch einmal zu wiederholen: Alles, was erforderlich ist,

ist, darauf zu achten, welche Wirkung die Krankheit auf einen Patienten hat – ob er depressiv ist, keine Hoffnung auf Besserung hat, Angst vor einer Verschlechterung seines Zustands hat, nervös ist, Gesellschaft möchte, lieber Ruhe haben und alleine sein will usw., und das Heilmittel oder die Heilmittel zu suchen, die für die verschiedenen Stimmungen geeignet sind.

Und auch hier ist es wieder wundervoll, daß, wie bei einer Krankheit, die auszubrechen droht, sich diese nicht manifestieren wird, wenn wir den Patienten wiederherstellen können. In solchen Fällen also, wo die Patienten seit langem krank sind, geht es ihnen besser, und sie werden wieder mehr sie selbst, wodurch dann auch die Krankheit verschwindet, egal um welche es sich handelt, sobald die verschiedenen Stimmungen, die Depression, die Angst etc. verschwunden sind.

Es gibt noch eine ganz andere Art von Menschen. Dabei handelt es sich um diejenigen, die im normalen Sinne des Wortes nicht wirklich krank sind, doch immer über irgendwelche Beschwerden klagen. Diese sind vielleicht nicht schwerwiegend, doch sie reichen aus, um das Leben bisweilen zu einer schweren Prüfung und einer Last zu machen, und diese Menschen wären tatsächlich dankbar, wenn sie ihre Beschwerden loswerden könnten. Meistens haben sie schon viele Dinge ausprobiert, um sich von ihren Problemen zu befreien, aber sie konnten keine Heilung finden.

Zu diesen Menschen gehören diejenigen, die häufig Kopfschmerzen haben. Andere leiden jedes Jahr unter schweren Erkältungen, andere haben Schnupfen, Rheuma, schlechte Verdauung oder verspannte Augen, Asthma oder leichte Herzbeschwerden, leiden unter Schlaflosigkeit usw., was immer es auch sein mag.

Und es ist eine große Freude, auch diesen Menschen helfen zu können. Oftmals hatten sie schon geglaubt, sie müßten ihre Beschwerden ihr ganzes Leben lang ertragen. Und darunter besonders diejenigen, die befürchtet hatten, daß sich ihre Symptome mit dem Alter noch verschlimmern würden. Solche Fälle können geheilt werden und oftmals stellt sich eine Besserung bereits kurz nach dem Beginn der Behandlung ein.

Und zum Schluß noch eine andere Gruppe: Menschen, denen es recht gut geht, die stark und gesund sind und doch ihre Schwierigkeiten haben.
Diese Menschen stellen fest, daß ihnen ihre Arbeit oder Freizeit durch folgende Dinge erschwert wird: Sie sind übertrieben ängstlich darauf bedacht, alles richtig zu machen. Oder sie sind zu enthusiastisch und verausgaben sich. Oder sie haben Angst zu versagen, halten sich für nicht so klug wie andere oder können sich nicht entscheiden, was sie wollen. Dazu gehören auch diejenigen, die Angst haben, daß den Menschen, die ihnen nahestehen, etwas zustoßen wird, die immer das Schlimmste befürchten, selbst ohne daß es einen Grund dafür gibt. Dazu zählen diejenigen, die überaktiv und rastlos sind und niemals Ruhe zu finden scheinen. Auch diejenigen, die zu empfindlich, schüchtern und nervös sind usw. All diese Beschwerden, obwohl sie vielleicht nicht als Krankheiten bezeichnet werden, verursachen Leid und Kummer. Doch auch sie können wieder in Ordnung gebracht werden, wodurch diese Menschen wieder Lebensfreude bekommen.
Wir sehen also, welch große Heilkraft das richtige Heilmittel besitzt, nicht nur in bezug darauf, uns gesund zu erhalten und uns vor Krankheit zu bewahren, nicht nur dahingehend, eine drohende Krankheit aufzuhalten, nicht nur um uns zu befreien und zu heilen, wenn wir leiden und krank sind, sondern uns sogar dann geistigen Frieden, Glück und Freude zu bringen, wenn mit unserer Gesundheit offensichtlich alles in Ordnung ist.
Noch einmal wollen wir folgendes sicherstellen: Ob man nun erschöpft oder ganz einfach nicht ganz auf der Höhe ist, ob man versucht, eine Krankheit zu verhindern, ob es sich um eine kurze oder lange Krankheit handelt, ist das Prinzip dasselbe: Behandle den Patienten! Behandeln Sie den Patienten entsprechend der Stimmung, dem Charakter, der Individualität, und Sie können nichts falsch machen.
Denken Sie noch einmal daran, wieviel Freude es einem Menschen bereitet, der in der Lage sein möchte, den Kranken etwas Gutes zu tun, sogar denjenigen zu helfen, für die die Medizin

nichts mehr tun kann. Es verleiht ihnen die Macht, unter ihren Mitmenschen als Heiler zu wirken.
Denken Sie auch hier noch einmal darüber nach, daß uns dies zu einer völlig anderen Lebenseinstellung verhilft, da wir die Angst verlieren und unsere Hoffnung wächst.
Diese Heilkunst wurde praktiziert und veröffentlicht und großzügig an andere weitergegeben, so daß Menschen wie Sie sich im Krankheitsfall selbst helfen oder sich gesund und stark erhalten können. Es erfordert keine Wissenschaft, nur ein wenig Wissen und Mitgefühl und Verständnis für die menschliche Natur, was bei fast allen von uns ganz natürlich ist.

Die Heilmittel

Die Zeit dieses Abends reicht nicht aus, um Ihnen eine detaillierte Beschreibung von allen 38 Heilmitteln zu geben. Und es ist auch nicht unbedingt notwendig, weil Sie das Prinzip kennen, das sich auf alle Mittel anwenden läßt, wenn Sie verstehen, wie drei oder vier Heilmittel verwendet werden.
Daher wollen wir uns mit den Heilmitteln beschäftigen, die bei Angst verordnet werden. Es spielt keine Rolle, ob es sich um einen Unfall, eine plötzliche oder lange Krankheit handelt oder sogar um Menschen geht, denen nichts Besonderes fehlt. Wenn Angst vorhanden ist, sollte eines der Heilmittel gegen Angst verordnet werden.
Natürlich können gleichzeitig andere Heilmittel notwendig sein, da verschiedene andere Zustände vorhanden sein können. Dann sollten sie zusätzlich verabreicht werden, aber dies hängt von dem jeweiligen Fall ab.
Angst in der einen oder anderen Form ist weit verbreitet, nicht nur unter den Kranken, sondern sie kommt auch bei uns selbst vor, die sich ansonsten wohl fühlen. Aber was auch immer es sein mag, die Heilmittel werden uns helfen, uns von dieser großen Last zu befreien, die wir Angst nennen.

Es gibt fünf Arten der Angst und deshalb fünf Heilmittel, eines gegen jede der fünf Formen der Angst.
Das erste Heilmittel ist angezeigt, wenn die Angst sehr groß ist und sich zu Furcht oder Panik steigert. Entweder wurzelt die Angst in dem Patienten, oder sie wird dadurch verursacht, daß der Zustand so ernst ist, daß er auch bei anderen Menschen starke Angst auslöst. Sie könnte bei einer plötzlichen Krankheit oder einem Unfall auftreten, aber immer dann, wenn ein dringender Notfall oder große Gefahr auftaucht.
In diesem Fall gibt man das Heilmittel Rock Rose, das aus einer kleinen Pflanze mit dem Namen ›Gemeines Sonnenröschen‹ hergestellt wird.
Das Gemeine Sonnenröschen ist eine wunderschöne Pflanze mit hellgelben Blüten. Es wächst an Berghängen oftmals dort, wo der Boden steinig oder felsig ist, und als Zierpflanze findet man es in Steingärten, obwohl man als Heilmittel immer die wildwachsende Pflanze verwenden sollte.
Dieses Heilmittel hat schon wundervolle Wirkungen erzielt, und in vielen alarmierenden Fällen trat innerhalb von Minuten oder Stunden nach seiner Einnahme bereits eine Besserung ein.
Die Schlüsselbegriffe für dieses Heilmittel sind: Panik, Furcht, eine große, unvorhergesehene Not oder Gefahr.
Die zweite Art der Angst ist häufiger: Es ist die Angst, der wir im Alltagsleben begegnen.
Die normalen Ängste, unter denen so viele von uns leiden, sind folgende: Angst vor Unfällen, Angst vor Krankheit, Angst vor Verschlimmerung einer Krankheit, Angst vor der Dunkelheit, Angst vor dem Alleinsein, Angst vor Einbrechern oder Feuer. Angst vor Armut, vor Tieren, vor anderen Menschen usw. Angst vor konkreten Dingen, ob es dafür einen Grund gibt oder nicht.
Das Heilmittel für diese Angst ist eine wunderschöne Pflanze namens Mimulus (Gefleckte Gauklerblume). Sie ist der Moschuspflanze ziemlich ähnlich. Sie wächst in klaren, fließenden Gewässern und an Flußufern.
Die dritte Art der Angst ist die Angst vor unklaren, unvorher-

sehbaren Dingen, die nicht erklärt werden können. So als ob etwas Furchtbares passieren wird, ohne daß man eine Ahnung hat, was dies sein könnte.
All diese Ängste, für die man keinen Grund angeben kann und die doch sehr real und aufwühlend sind, erfordern das Heilmittel, das aus der Espe gewonnen wird (Aspen). Und die Erleichterung, die dieses Heilmittel vielen Menschen verschafft hat, ist wirklich wunderbar.
Die vierte Art der Angst besteht darin, daß der Geist überfordert wird und die Spannung nicht aushalten kann.
Wenn Impulse in uns aufsteigen, Dinge zu tun, an die wir normalerweise nicht einmal denken oder auch nur einen Augenblick lang in Erwägung ziehen sollten.
Das Heilmittel für diesen Angstzustand wird aus der Kirschpflaume (Cherry Plum) gewonnen, die in ländlichen Gegenden an Hecken wächst. Sie vertreibt alle falschen Vorstellungen und gibt dem Patienten geistige Kraft und Vertrauen.
Die fünfte Angst schließlich ist die Angst um andere, besonders die Menschen, die uns nahestehen.
Wenn sie zu spät kommen, glaubt man, daß ein Unfall passiert sein muß. Wenn sie in Urlaub fahren, befürchtet man, daß irgendein Unheil über sie hereinbricht. Manche Krankheiten werden sehr schwer, und sogar diejenigen, die nicht ernsthaft krank sind, leiden unter großer Angst. Sie befürchten immer das Schlimmste und erwarten Unheil.
Das Heilmittel für diese Menschen ist die rote Kastanienblüte (Red Chestnut) von dem Kastanienbaum, den wir alle so gut kennen. Es beseitigt diese Ängste sehr schnell und verhilft uns dazu, wieder normal zu denken.
Man kann diese fünf verschiedenen Formen der Angst nur schwer miteinander verwechseln, da sie ziemlich unterschiedlich sind. Obwohl Angst die häufigste Stimmung ist, die wir behandeln müssen, ist eines oder mehrere der fünf Heilmittel notwendig, um sie in all ihren Formen zu bekämpfen.
Unter den anderen Heilmitteln finden Sie diejenigen, die bei

allen Zuständen, die auftreten können, verwendet werden. Wie zum Beispiel Mittel für diejenigen, die an Unsicherheit leiden, niemals wissen, was sie wollen oder was für sie richtig ist. Einige Mittel für Einsamkeit, andere für diejenigen, die überempfindlich sind. Andere für Depression usw.

Und mit sehr wenig Mühe kann man das Heilmittel oder die Heilmittel finden, die ein Patient braucht.

Und noch einmal ist der wichtigste Punkt folgender: So wunderbar dies auch scheinen mag, befreien Sie Ihren Patienten von der Stimmung oder den Stimmungen, die in dieser Heilmethode beschrieben werden, und Ihrem Patienten wird es bessergehen.

2. Die Geschichte der Wanderer

(1934)

Eine Allegorie der 16 Heilmittelzustände und wie man durch einen Wald wandert

Es war einmal vor langer Zeit, da machten sich 16 Wanderer auf die Reise durch einen Wald.
Zunächst ging alles gut, aber nachdem sie ein ziemliches Stück Weg zurückgelegt hatten, begann sich einer von ihnen, nämlich der Odermennig, Sorgen zu machen, ob sie auch auf dem richtigen Weg waren. Später am Nachmittag, als es immer dunkler wurde, bekam die Gefleckte Gauklerblume Angst, sie hätten ihren Weg verloren. Als die Sonne unterging und es immer dunkler wurde und die nächtlichen Geräusche des Waldes erklangen, bekam das Gemeine Sonnenröschen große Furcht und geriet in Panik. Mitten in der Nacht, als alles stockfinster war, verlor der Stechginster alle Hoffnung und sagte: »Ich kann nicht mehr weiter. Geht ihr nur, aber ich bleibe hier, wo ich bin, bis mich der Tod von meinem Leiden erlöst.«
Die Eiche andererseits, obwohl auch sie jede Hoffnung verloren hatte und glaubte, sie würde den Sonnenschein nie mehr wiedersehen, meinte: »Ich werde bis zum letzten Augenblick kämpfen«, und sie kämpfte verbissen weiter.
Der Einjährige Knäuel hatte noch eine schwache Hoffnung, aber bisweilen litt er so stark unter Unsicherheit und Unentschlossenheit, wollte einmal den Weg einschlagen und gleich darauf den anderen. Die Gemeine Waldrebe stapfte ruhig und geduldig dahin, aber sie machte sich so gar keine Gedanken darüber, ob sie in den ewigen Schlaf sinken oder aus dem Wald herausfinden würde. Der Bittere Enzian munterte die Gesellschaft manchmal ein wenig auf, aber ein andermal wieder verfiel er in einen Zustand der Verzweiflung und Depression.

Die anderen Wanderer hatten niemals Angst, daß sie es nicht schaffen würden und wollten ihren Gefährten auf ihre eigene Weise helfen.
Das Heidekraut war sich ganz sicher, daß es den Weg wußte, und wollte, daß ihm die ganze Gesellschaft folgte. Die Zichorie kümmerte sich nicht um den Ausgang der Wanderung, sondern war voller Sorge, ob ihre Gefährten fußkrank oder müde waren oder genug zu essen hatten. Die Bleiwurz hatte nicht besonders viel Vertrauen in ihre Urteilsfähigkeit und wollte jeden Weg ausprobieren, um sicherzugehen, daß sie nicht in die falsche Richtung liefen, und das bescheidene, kleine Tausendgüldenkraut wollte die Last so erleichtern, daß es bereit war, das Gepäck von jedem anderen zu tragen. Leider trug es im allgemeinen die Last derjenigen, die am besten in der Lage waren, sie selbst zu tragen, weil sie diejenigen waren, die am lautesten schrien.
Das Quellwasser, das Feuer und Flamme war zu helfen, deprimierte die Gesellschaft ein wenig, weil es alles kritisierte, was sie falsch machten, und doch wußte es den Weg. Das Eisenkraut kannte den Weg auch sehr gut, obwohl es ein wenig verwirrt war, und ließ sich des langen und breiten darüber aus, welches der einzige Weg war, der aus dem Wald herausführte. Auch das Drüsentragende Springkraut kannte den Heimweg sehr gut, so gut, daß es mit denjenigen, die langsamer als es waren, sehr ungeduldig wurde. Die Sumpf-Wasserfeder war diesen Weg bereits vorher schon einmal gegangen und kannte den richtigen Weg und war doch ein wenig stolz und hochmütig, daß die anderen ihn nicht wußten. Sie hielt sie für ein wenig minderwertiger.
Und schließlich kamen sie alle heil aus dem Wald heraus.
Nun leben sie als Führer für andere Wanderer, die diese Reise noch nicht gemacht haben, und, weil sie den Weg durch den Wald und die Dunkelheit der Nacht kennen, begleiten sie den Wanderer als ›unerschrockene Kavaliere‹, und jeder der 16 Begleiter gibt ihnen das nötige Beispiel und lehrt sie in ihrer eigenen Weise die notwendige Lektion.
Der Odermenning streift völlig sorglos umher und macht über

alles seine Scherze. Die Gefleckte Gauklerblume kennt keine Angst. Das Gemeine Sonnenröschen ist selbst in den dunkelsten Augenblicken ein Abbild des ruhigen, heiteren Muts. Der Stechginster erzählt den Wanderern in der dunkelsten Nacht von den Fortschritten, die sie machen werden, wenn die Sonne am Morgen wieder aufgeht.
Die Eiche steht unerschütterlich im stärksten Sturm. Die Augen der Gemeinen Waldrebe sind voller Freude auf das Ende der Reise gerichtet. Keine Schwierigkeiten oder Rückschläge können den Bitteren Enzian entmutigen.
Das Heidekraut hat erfahren, daß jeder Wanderer seinen eigenen Weg gehen muß und geht ruhig voraus, um zu zeigen, daß dies möglich ist. Die Zichorie, die immer darauf wartet, jemandem ihre hilfreiche Hand reichen zu können, tut dies nur, wenn man sie darum bittet, und dann tut sie es ganz ruhig. Die Bleiwurz kennt die schmalen Pfade, die nirgendwo hinführen, so gut, und das Tausendgüldenkraut sucht immer nach den Schwächsten, denen ihre Last zu schwer ist.
Das Quellwasser hat vergessen, den anderen Vorwürfe zu machen und verbringt seine ganze Zeit damit, sie zu ermutigen. Das Eisenkraut hält keine Predigten mehr, sondern weist still den Weg. Das Drüsentragende Springkraut kennt keine Eile, sondern trödelt unter den Letzten dahin, um mit ihnen Schritt zu halten. Und die Sumpf-Wasserfeder, mehr Engel als Mensch, streicht wie ein warmer Windhauch oder ein herrlicher Sonnenstrahl über die Gesellschaft und segnet jeden einzelnen von ihnen.

3. Die Zwölf Heiler

(Erschienen bei Epsom, 1933)*

Vielen von uns, die die folgenden Heilmittel verwendet haben, ist ihre Heilkraft wohl bekannt. Die damit erzielten Resultate haben unsere Erwartungen weit übertroffen. Hunderte sogenannter unheilbarer Fälle sind wieder gesund und glücklich geworden.
Diese Heilmittel werden entsprechend dem geistigen Zustand des Patienten verschrieben, wobei die körperliche Krankheit vollkommen ignoriert wird.

Die 12 Indikationen lauten folgendermaßen:

1. gequält	Agrimony
2. Furcht	Rock Rose
3. Angst	Mimulus
4. Gleichgültigkeit	Clematis
5. Schmerz	Impatiens
6. Unentschlossenheit	Scleranthus
7. Der Enthusiast	Vervain
8. Mutlosigkeit	Gentian
9. ›Der Fußabtreter‹	Centaury
10. Der Narr	Cerato
11. Kummer	Water Violet
12. Stauung	Chicory

Im wesentlichen gibt es 12 Hauptpersönlichkeitstypen, von denen jeder in positiver und negativer Form zum Ausdruck kommen kann.

---

* Dieser Artikel erschien wahrscheinlich in ›The Naturopathic Journal‹.

Diese Persönlichkeitstypen werden uns von dem Tierkreiszeichen angezeigt, in dem sich der Mond zum Zeitpunkt der Geburt befindet, und ein Studium dieser Zeichenkonstellation liefert uns die nachfolgenden Erkenntnisse:

1. Den Persönlichkeitstyp.
2. Sein Lebensziel und -werk.
3. Das Heilmittel, das ihn bei seiner Lebensaufgabe unterstützen wird.

Als Heiler beschäftigen wir uns nur mit den negativen Manifestationen der 12 Persönlichkeitstypen.
Das Geheimnis des Lebens liegt darin, in Hinsicht auf unsere Persönlichkeit aufrichtig und wahrhaftig zu sein und nicht unter der Einmischung äußerer Einflüsse zu leiden.
Unsere Persönlichkeit erfahren wir durch die Position des Mondes zum Zeitpunkt der Geburt. Aber die Astrologen messen den Planeten eine zu große Bedeutung bei, denn wenn wir unserer Persönlichkeit treu und uns selbst gegenüber aufrichtig sein können, brauchen wir keine planetarischen oder äußeren Einflüsse zu fürchten. Die Heilmittel unterstützen uns darin, unsere Persönlichkeit zu erhalten.
Nur in den frühen Entwicklungsstadien werden wir direkt von einem oder mehreren Planeten beeinflußt und beherrscht. Wenn wir erst einmal Liebe entwickeln und zwar die tiefe Liebe zu unseren Nächsten, befreien wir uns von unseren Sternen, verlieren unseren Schicksalsfaden und steuern unser Schiff nun selbst, sei dies nun zum Besseren oder zum Schlechteren.
Was Hahnemann, Culpepper und die anderen großen Sucher finden wollten, ist die weltliche, geistige Reaktion, welche diese 12 Persönlichkeiten anzeigt, sowie die Heilmittel, die zu jedem Typ gehören.
Wir haben 12 Heilmittel. Wie einfach ist es nun, sie mit einer großen Genauigkeit zu verordnen und unseren Patienten den Grund für ihre Disharmonie, ihre innere Zwietracht, ihre Krank-

heit zu erklären und sie auf die einfache Botschaft hinzuweisen, um sie wieder in Harmonie mit der Unendlichkeit ihrer Seele zu bringen und ihre geistige und körperliche Gesundheit wiederherzustellen.
Die Heilung vollzieht sich in sieben Schritten in folgender Reihenfolge:

Frieden
Hoffnung
Freude
Vertrauen
Sicherheit
Weisheit
Liebe

Und wenn der Patient erst einmal von Liebe erfüllt ist, nicht von Selbstliebe, sondern der Liebe des Universums, dann hat er dem, was wir Krankheit nennen, den Rücken gekehrt.
Clematis-Menschen sind gleichgültig und haben nicht genügend Interesse am Leben. Sie sind apathisch und machen keine wirkliche Anstrengung, sich von Krankheit zu erholen oder sich auf ihre tägliche Arbeit zu konzentrieren. Oftmals schlafen sie gerne viel und haben einen etwas weltfremden Blick in ihren Augen.
Die Agrimony-Leute sind innerlich von Sorgen und Ängsten gequält, obwohl sie sich äußerlich tapfer geben, um ihre Spannung zu verbergen. Häufig trinken sie übermäßig viel oder nehmen Drogen, um den Streß ertragen zu können.
Die Scleranthus-Menschen sind voller Unentschlossenheit. Es fällt ihnen schwer, im Alltag eine Entscheidung zu fällen, und im Krankheitsfall sind sie unsicher, was sie wollen, wobei sie erst das eine für das Richtige halten und dann wieder das andere.
Cerato sind die Narren. Sie sollten kluge Lehrer sein, aber sie scheinen zu sehr auf die Meinungen anderer Menschen zu hören und lassen sich von äußeren Umständen zu leicht beeinflussen.
Impatiens ist der Schmerz des heiteren Typen, der dadurch verursacht wird, daß ein Kanal blockiert ist, durch den spirituelles

Licht und Wahrheit fließen kann. In der Ursache dieses Zustands ist oftmals ein gewisses Maß an Grausamkeit enthalten.
Centaury sind die ›Fußabtreter‹. Ihnen scheint alle Macht der Individualität oder die Fähigkeit zu fehlen, sich dagegen zu wehren, von jedem benutzt zu werden. Sie kämpfen nicht darum, ihre Freiheit wiederzuerlangen.
Water Violet ist der Kummer, und zwar ein Kummer von der Art, wie ihn nur große Seelen verspüren, die mit Mut und Resignation tapfer und klaglos ihren Kummer tragen, ohne andere damit zu belästigen, oder zuzulassen, daß er ihr Lebenswerk beeinträchtigt.
Mimulus ist voller Angst. Diese Menschen machen den schwachen Versuch, ihren Verfolgern zu entkommen, aber sie scheinen wie hypnotisiert und erdulden ihre Angst still und ohne Widerstand. Im allgemeinen finden sie immer Entschuldigungen für ihr Verhalten.
Vervain ist der Enthusiast. Hier haben wir es mit denjenigen zu tun, die sich zu sehr darum bemühen, ihre Ideale zu erreichen und sich dabei selbst verletzen. Es handelt sich um die Menschen, die hochgesteckte Ziele haben, aber anstatt daß sie Nachsicht und Geduld üben, machen sie es mit Energie und Eile. Es sind die Menschen, die genügend große Fortschritte gemacht haben, um zu erkennen, daß man große Ideale nur ohne Streß oder Eile erreicht.
Chicory sind die Leute, die dienen möchten und bei denen die Liebe bereits gut entwickelt ist und die doch zulassen, daß äußere Einflüsse den freien Fluß ihrer Liebe behindern und deshalb geistig und auch körperlich gestaut werden.
Gentian ist die Entmutigung. Auch hier handelt es sich wiederum um Menschen, die gerne viel tun wollen und doch zulassen, daß sie von Zweifel oder Depression beeinflußt werden, wenn Schwierigkeiten auftauchen. Oftmals wollen sie zu sehr, daß alles nach ihrem eigenen Kopf geht, anstatt die Dinge von einer größeren Perspektive aus zu betrachten.
Rock Rose ist die Furcht. Die Furcht vor etwas Größerem als

materielle Dinge. Die Furcht vor dem Tod, Selbstmord oder übernatürlichen Kräften. Hier handelt es sich um die Menschen, die um ihre geistige Freiheit kämpfen.
Wenn wir nun an die 12 Eigenschaften Christi denken, nach denen wir am meisten streben und die er uns lehren wollte, finden wir die 12 großen Lektionen des Lebens.
Und obwohl wir all diese Lektionen lernen müssen, konzentrieren wir uns auf eine bestimmte. Dies wird durch die Stellung des Mondes zum Zeitpunkt unserer Geburt angezeigt, was auf das Hauptziel unseres Lebens hinweist.

Heilmittel	*Zu entwickelnde Qualität*	*Fehler*
Agrimony	Stille	gequält
Scleranthus	Beständigkeit	Unentschlossenheit
Vervain	Toleranz	Der Enthusiast
Clematis	Güte	Gleichgültigkeit
Chicory	Liebe	gestaut
Gentian	Verständnis	Mutlosigkeit
Water Violet	Freude	Kummer
Centaury	Macht	Der ›Fußabtreter‹
Impatiens	Verzeihen	Schmerz
Cerato	Weisheit	Der Narr
Rock Rose	Mut	Furcht
Mimulus	Mitgefühl	Angst

Vorratsflaschen dieser Heilmittel können von den führenden homöopathischen Herstellern bezogen werden, obwohl man sie auch selbst herstellen kann, wie nachfolgend beschrieben wird.
Nehmen Sie eine dünne Glasschale und füllen Sie sie mit klarem Wasser aus einem Fluß oder vorzugsweise einer Quelle, und legen Sie genügend Blüten der Pflanzen hinein, so daß die Oberfläche bedeckt ist. Lassen Sie die Schale im hellen Sonnenschein

so lange stehen, bis die Blüten anfangen zu verwelken. Nehmen Sie die Blüten vorsichtig heraus und gießen Sie das Wasser in Flaschen, wobei Sie die gleiche Menge Brandy zur Konservierung beifügen.
Ein einziger Tropfen genügt, um eine 0,2-Liter-Flasche mit Wasser zu präparieren, aus der man dann teelöffelweise die erforderliche Dosis entnehmen kann.
Die Dosis sollte so bemessen werden, wie es der Patient für notwendig hält: In akuten Fällen stündlich; drei- oder viermal täglich in chronischen Fällen, bis eine Besserung eintritt und die Patienten ohne das Mittel auskommen können.
Clematis, die Freude der Wanderer, schmückt unsere Hecken dort, wo der Boden kalkhaltig ist. Agrimony und Vervain finden wir an Wegrändern, Chicory und Scleranthus in Kornfeldern. Centaury, Gentian und Rock Rose in Wiesen. Mimulus Lutheus und Impatiens Royalei wachsen in Vollkommenheit in der Nähe von Crichowell, ein paar Meilen entfernt von Abergavenny, obwohl man erstere Pflanze auch in anderen Grafschaften Englands findet. Ceratostigma wächst in Großbritannien nicht wild, aber es gibt diese Pflanzen in den Gärten von ›Pleasaunce‹, Overstrand, Norfolk und in Kew Gardens. Water Violet kommt in unseren sehr klaren, wundervollen Flüssen vor.
Wir wollen Gott immer dafür preisen, daß er in seiner Gnade die Heilkräuter für unsere Heilung auf den Wiesen wachsen läßt.

4. Befreie Dich selbst

(1932)

Einführung

Es ist unmöglich, die Wahrheit in Worte zu fassen. Der Autor dieses Buches hat nicht die Absicht zu predigen, denn in der Tat verabscheut er diese Methode der Wissensvermittlung. Er hat auf den nachfolgenden Seiten versucht, so klar und einfach wie möglich den Sinn unseres Lebens aufzuzeigen sowie den Zweck der Schwierigkeiten, mit denen wir konfrontiert werden, und die Mittel, mit denen wir unsere Gesundheit wiederherstellen können. Und in der Tat möchte er aufzeigen, wie jeder von uns zu seinem eigenen Arzt werden kann.

Kapitel 1

Nichts einfacher als das – die Geschichte des Lebens

Ein kleines Kind hat beschlossen, rechtzeitig zum Geburtstag seiner Mutter das Bild eines Hauses zu malen. Im Geist des kleinen Mädchens ist das Haus bereits gemalt. Sie weiß, wie es bis ins kleinste Detail aussieht, und muß dieses Bild nur noch zu Papier bringen.

Sie holt den Malkasten, den Pinsel und einen Lappen hervor, und voller Begeisterung und Glück macht sie sich an die Arbeit. Ihre ganze Aufmerksamkeit und ihr volles Interesse konzentriert sich auf ihr Tun – nichts kann sie von ihrer augenblicklichen Arbeit ablenken.

Das Bild wird rechtzeitig zum Geburtstag fertig. So gut, wie sie konnte, hat sie ihre Vorstellung von einem Haus umgesetzt. Es ist ein Kunstwerk, weil sie es ganz alleine gemacht hat, jeder Pinselstrich wurde aus Liebe zu ihrer Mutter gemacht, jedes Fenster, jede Tür in der Überzeugung gemalt, daß sie genau dort sein muß. Selbst wenn es aussieht wie ein Heuschober, ist es das vollkommenste Haus, das jemals gemalt worden ist: Es ist ein Erfolg, weil die kleine Künstlerin ihr ganzes Herz und ihre ganze Seele, ihr ganzes Leben in die Arbeit an diesem Gemälde gelegt hat.

Das ist Gesundheit, Erfolg und Glück und wahrer Dienst am Nächsten. Durch Liebe in vollkommener Freiheit und auf unsere Weise zu dienen.

Wir kommen mit dem Wissen auf die Welt, welches Bild wir malen müssen, und haben unseren Weg durchs Leben bereits aufgezeichnet. Alles, was uns noch zu tun bleibt, ist, es in materielle Form umzusetzen. Wir gehen unseren Weg voller Freude und Interesse und konzentrieren unsere ganze Aufmerksamkeit auf die Vervollkommnung dieses Bildes und setzen unsere Gedanken und Ziele, so gut wir können, in das physische Leben der äußeren Umgebung um, die wir gewählt haben.

Wenn wir von Anfang bis zum Ende unseren eigenen Idealen folgen, mit aller Kraft, die wir besitzen, nach der Verwirklichung unserer Wünsche streben, dann gibt es keinen Mißerfolg, sondern vielmehr ist unser Leben ausgesprochen erfolgreich, gesund und glücklich gewesen.

Dieselbe kleine Geschichte von der kleinen Malerin verdeutlicht, wie die Schwierigkeiten des Lebens diesen Erfolg und diese Gesundheit beeinträchtigen und uns vom Sinn unseres Lebens ablenken können, wenn wir es zulassen.

Das Kind malt fieberhaft und glücklich an seinem Bild, als plötzlich jemand vorbeikommt und meint: »Warum malst du hier nicht ein Fenster und dort eine Tür hin. Und natürlich sollte der Weg durch den Garten so verlaufen.« Dies wird zur Folge haben, daß das Mädchen vollkommen das Interesse an seiner Arbeit verliert. Vielleicht malt es noch weiter, aber jetzt bringt es die Ideen eines anderen zu Papier. Womöglich ist es ärgerlich, irritiert, unglücklich und hat Angst, diese Vorschläge abzulehnen.

Vielleicht beginnt es, das Bild zu hassen und vielleicht zerreißt es es in Stücke. Es hängt in der Tat von dem Persönlichkeitstyp des Kindes ab, welche Reaktion es zeigen wird.
Wenn das Bild fertig ist, kann man darauf vielleicht zwar klar ein Haus erkennen, aber das Bild ist unvollkommen und ein Mißerfolg, weil es die Interpretation der Gedanken eines anderen, nicht die des Kindes darstellt. Als Geburtstagsgeschenk ist es wertlos geworden, weil es womöglich nicht mehr rechtzeitig fertig wird, und die Mutter muß womöglich noch ein weiteres Jahr auf ihr Geschenk warten.
Dies ist die Krankheit, die Reaktion auf die Einmischung. Dies ist ein vorübergehendes Versagen und Unglück. Und dies stellt sich dann ein, wenn wir zulassen, daß andere sich in den Sinn unseres Lebens einmischen und Zweifel oder Angst oder Gleichgültigkeit in unseren Geist säen.

Kapitel 2

Gesundheit hängt davon ab, daß wir in Harmonie mit unserer Seele sind

Es ist von wesentlicher Wichtigkeit, daß wir die wahre Bedeutung von Gesundheit und Krankheit verstehen. Gesundheit ist unser Erbe, unser Recht. Es ist die vollständige Einheit von Seele, Geist und Körper. Und dies ist kein so schwer erreichbares und weit entferntes Ideal, sondern vielmehr eines, das so mühelos und natürlich erreicht werden kann, daß es viele von uns übersehen haben.
Alle irdischen Dinge sind nichts anderes als die Interpretation von spirituellen Dingen. Sogar hinter dem unbedeutendsten Ereignis steckt ein göttlicher Zweck.
Jeder von uns hat eine göttliche Aufgabe in dieser Welt und unsere Seelen benutzen unseren Geist und unseren Körper als Instrumente, um dieses Werk zu vollbringen, so daß, wenn alle drei

in Einklang miteinander funktionieren, vollkommene Gesundheit und absolutes Glück die Folge sind.
Eine göttliche Aufgabe bedeutet kein Opfer. Es heißt nicht, daß wir uns von der Welt zurückziehen oder die Freuden der Schönheit und Natur von uns weisen müssen. Im Gegenteil, es bedeutet, daß wir alle Dinge noch umfassender und voller genießen. Es bedeutet, daß wir die Arbeit, die wir lieben, mit unserem Herzen und unserer Seele tun, ob es sich dabei um Hausarbeit, Landwirtschaft, Malen oder Schauspielerei handelt oder ob wir unseren Mitmenschen in Geschäften oder im Haushalt dienen. Wenn wir diese Arbeit über alles andere lieben, was auch immer es sein mag, handelt es sich hierbei um den konkreten Befehl unserer Seele, um die Arbeit, die wir in dieser Welt tun müssen, und in der allein wir unser wahres Selbst verwirklichen und seine Botschaft in einer gewöhnlichen, materiellen Weise umsetzen können.
Wir können deshalb an unserer Gesundheit und unserem Glück beurteilen, wie gut wir diese Botschaft interpretieren.
Im vollkommenen Menschen sind alle spirituellen Eigenschaften vorhanden, und wir kommen auf diese Welt, um diese Eigenschaften eine nach der anderen zu manifestieren, sie zu vervollkommnen und so zu stärken, daß keine Erfahrung, keine Schwierigkeit sie schwächen oder uns von der Erfüllung dieses Lebenssinnes abbringen kann. Wir wählen unsere irdische Beschäftigung und unsere äußeren Lebensumstände, die uns die beste Gelegenheit geben, uns voll zu erproben. Wir kommen im vollen Bewußtsein unserer besonderen Aufgabe auf die Welt. Wir werden mit dem unvorstellbaren Privileg geboren zu wissen, daß all unsere Kämpfe gewonnen sind, bevor wir sie noch ausgefochten haben, daß uns der Sieg gewiß ist, bevor wir noch auf die Probe gestellt worden sind, weil wir wissen, daß wir Kinder Gottes und als solche göttlich und unbesiegbar sind. Mit diesem Wissen ist das Leben eine Freude. Wir können die harten und schwierigen Lebenserfahrungen als Abenteuer betrachten, denn wir müssen nichts anderes tun, als unsere Macht erkennen, aufrichtig zu un-

serer Göttlichkeit stehen, und die Schwierigkeiten werden sich auflösen wie Nebel im Sonnenschein. Gott gab seinen Kindern tatsächlich die Herrschaft über alle Dinge.
Unsere Seelen werden uns führen, wenn wir nur auf sie hören, und zwar bei jeder Gelegenheit und in jeder schwierigen Situation. Und wenn der Geist und der Körper so geführt werden, werden sie durch das Leben gehen und Glück und vollkommene Gesundheit ausstrahlen, so frei von allen Sorgen und Verantwortlichkeiten, wie das kleine, vertrauensvolle Kind.

Kapitel 3

Unsere Seelen sind vollkommen. Wir sind Kinder Gottes und alles, was unsere Seele uns zu tun befiehlt, ist zu unserem Guten

Gesundheit ist deshalb die wahre Erkenntnis dessen, wer wir sind. Wir sind vollkommen, wir sind Kinder Gottes. Wir müssen nicht nach etwas streben, das wir bereits erreicht haben. Wir sind nur hier, um die Vollkommenheit in materieller Form zu manifestieren, mit der wir seit Anbeginn aller Zeiten gesegnet sind. Gesundheit bedeutet, nur den Befehlen unserer Seele zu gehorchen, so vertrauensvoll zu sein wie kleine Kinder, den Intellekt mit seinen logischen Argumenten in seine Schranken zu weisen (den Baum des Wissens von Gut und Böse), mit seinem Für und Wider, seinen vorgefaßten Ängsten. Es bedeutet, die Konvention, die banalen Vorstellungen und Befehle anderer Menschen zu ignorieren, so daß wir unberührt, schadlos und frei durchs Leben gehen können, um unseren Mitmenschen zu dienen.
Wir können unsere Gesundheit an unserem Glück messen und unser Glück zeigt uns, daß wir den Befehlen unserer Seele gehorchen. Es ist nicht notwendig, ein Mönch oder eine Nonne zu sein oder sich vor der Welt zu verbergen. Die Welt ist dazu da, daß wir sie genießen und ihr dienen, und nur dadurch, daß wir

aus Liebe und Glück heraus dienen, können wir wirklich von Nutzen sein und unser Bestes tun. Wenn man etwas aus Pflichtgefühl heraus tut, vielleicht mit einem Gefühl des Ärgers und der Ungeduld, ist diese Arbeit nichts wert und eine Verschwendung wertvoller Zeit, wenn es vielleicht einen Mitmenschen gäbe, der wirklich unsere Hilfe bräuchte.
Die Wahrheit muß nicht analysiert werden, man muß sie nicht begründen oder viele Worte darum machen. Man erkennt sie blitzartig, sie ist ein Teil von uns. Es sind nur die unwesentlichen, komplizierten Dinge des Lebens, für die wir soviel Überzeugungskraft brauchen und die zur Entwicklung des Intellekts geführt haben. Die Dinge, die zählen, sind einfach. Es sind diejenigen, bei denen wir sagen: »Warum? Es stimmt, scheinbar habe ich es schon immer gewußt«, und so ist es auch mit der Erkenntnis des Glücks, das uns dann zuteil wird, wenn wir in Harmonie mit unserem spirituellen Selbst sind. Und je enger die Verbindung, um so größer ist auch die Freude. Denken Sie an die Ausstrahlung, die von einer Braut an ihrem Hochzeitsmorgen ausgeht. Die Verzückung einer Mutter mit ihrem Neugeborenen. Die Ekstase eines Künstlers bei der Vollendung eines Meisterwerkes. Dies sind die Augenblicke, wo spirituelle Einheit herrscht.
Stellen Sie sich einmal vor, wie wunderbar das Leben doch wäre, wenn wir alle in dieser Freude leben würden. Und das ist möglich, wenn wir uns alle in unserem Lebenswerk verlieren.

Kapitel 4

Wenn wir unseren eigenen Instinkten, unseren Wünschen, unseren Gedanken, unseren Bedürfnissen folgen, sollten wir nichts anderes kennen als Freude und Gesundheit

Die Stimme unserer eigenen Seele zu hören, ist kein weit entferntes Ziel. Es wird uns alles so leicht gemacht, wenn wir es nur anerkennen wollen. Einfachheit ist der Schlüsselbegriff jeder Schöpfung.

Unsere Seele (die sanfte, leise Stimme, Gottes eigene Stimme) spricht durch unsere Intuition, unsere Instinkte, unsere Wünsche, Ideale, unsere gewöhnlichen Vorlieben und Abneigungen zu uns. In welcher Weise auch immer, ist es am leichtesten für uns, wenn wir sie selbst hören. Wie sonst kann Er zu uns sprechen? Unsere wahren Instinkte, Wünsche, Vorlieben oder Abneigungen sind uns gegeben, damit wir die spirituellen Befehle unserer Seele mit Hilfe unserer begrenzten, physischen Wahrnehmung deuten können, denn es ist vielen von uns noch nicht möglich, in einer direkten Verbundenheit mit ihrem Höheren Selbst zu leben. Diese Befehle sollen stillschweigend befolgt werden, weil allein die Seele weiß, welche Erfahrungen für unsere individuelle Persönlichkeit notwendig sind. Wie auch immer der Befehl lautet, ob er trivial oder bedeutsam erscheint, ob als Wunsch nach einer Tasse Tee oder als Bedürfnis nach einer vollständigen Veränderung des gesamten Lebensstils, er sollte bereitwillig befolgt werden. Die Seele weiß, daß Zufriedenheit die einzige wirkliche Heilung für alles ist, was wir in dieser Welt als Sünde und falsch betrachten, denn solange die Ganzheit gegen eine bestimmte Handlung revoltiert, wird der Fehler nicht ausgemerzt, sondern nur eingeschläfert, da es viel leichter ist und schneller geht, weiterhin seinen Finger in die Marmelade zu tauchen, bis einem so schlecht ist, daß man keinen Appetit mehr auf Marmelade hat.
Unsere wahren Bedürfnisse, die Wünsche unseres wahren Selbst, dürfen nicht mit den Wünschen und Bedürfnissen verwechselt werden, die uns andere Menschen so oft in den Kopf setzen oder mit dem Gewissen, was nur ein anderes Wort dafür ist. Wir dürfen dem keine Beachtung schenken, wie die Welt unsere Handlungen interpretiert. Allein unsere eigene Seele ist verantwortlich für unser Wohlergehen, unser guter Ruf liegt in Seiner Hand. Wir dürfen uns in der Sicherheit wiegen, daß es nur eine einzige Sünde gibt, nämlich den Befehlen unserer eigenen Göttlichkeit nicht zu gehorchen. Das ist die Sünde gegen Gott und unseren Nächsten. Diese Wünsche, Eingebungen und Bedürfnisse sind niemals selbstsüchtig. Sie betreffen uns ganz allein und

sind immer richtig für uns und bringen uns körperliche und geistige Gesundheit.
Krankheit ist die Folge des Widerstands der Persönlichkeit gegen die Führung der Seele, die sich im physischen Körper manifestiert. Krankheit stellt sich dann ein, wenn wir uns taub stellen für die ›sanfte, leise Stimme‹ und die Göttlichkeit in uns vergessen. Wenn wir versuchen, anderen unsere Wünsche aufzuzwingen oder zulassen, daß ihre Vorschläge, Gedanken und Befehle uns beeinflussen.
Je freier wir von äußeren Einflüssen, von anderen Persönlichkeiten werden, um so mehr kann uns unsere Seele dazu benutzen, Gottes Werk zu tun.
Nur wenn wir versuchen, jemand anderen zu beherrschen und Kontrolle über ihn auszuüben, sind wir egoistisch. Aber die Welt will uns weismachen, daß es egoistisch ist, seinen eigenen Wünschen zu folgen. Der Grund dafür ist, daß die Welt uns versklaven will, denn in Wahrheit können wir nur dann dem Wohle der Menschheit dienen, wenn wir unser wahres Selbst verwirklichen und uneingeschränkt zum Ausdruck bringen können. Shakespeare sprach eine große Wahrheit aus, als er schrieb: »Wenn Du ehrlich zu Dir selbst bist, dann muß sich zwangsläufig daraus ergeben, so wie die Nacht dem Tag folgt, daß Du keinem anderen Menschen gegenüber unehrlich sein kannst.«
Die Biene, die eine bestimmte Blume auswählt, um ihren Honig zu sammeln, ist das Werkzeug, das dazu benutzt wird, den Pollen zu verbreiten, der für die jungen Pflanzen des zukünftigen Lebens notwendig ist.

Kapitel 5

Wenn wir zulassen, daß sich andere Menschen in unser Leben einmischen, können wir die Befehle unserer Seele nicht mehr hören und dies führt zu Disharmonie und Krankheit. Der Augenblick, in dem der Gedanke eines anderen Menschen in unseren Geist eindringt, bringt uns von unserem wahren Kurs ab

Gott gab jedem von uns als Geburtsrecht eine einmalige Individualität. Er betraute jeden von uns mit einer besonderen Aufgabe, die nur er tun kann. Er gab jedem von uns seinen eigenen Weg, dem er folgen muß, ohne daß ihn etwas dabei behindert. Daher wollen wir darauf achten, daß wir keine Einmischung zulassen, sondern, und das ist vielleicht sogar noch wichtiger, daß wir uns in keinster Weise in das Leben eines anderen Menschen einmischen. Darin liegt die wahre Gesundheit, der wahre Dienst am Nächsten und die Erfüllung unseres Lebenssinnes.
Einmischungen tauchen in jedem Leben auf. Sie sind ein Teil des göttlichen Plans und notwendig, damit wir lernen können, ihnen zu widerstehen. In der Tat können wir sie als wirklich nützliche Widersacher betrachten, die nur dazu da sind, uns zu helfen, stärker zu werden und unsere Göttlichkeit und Unbesiegbarkeit zu erkennen. Wir sollten auch wissen, daß sie nur dann an Bedeutung gewinnen und unseren Fortschritt behindern, wenn wir zulassen, daß sie uns beeinflussen. Es liegt ausschließlich an uns, wie schnell unser Fortschritt vorangeht, ob wir zulassen, daß unsere göttliche Aufgabe behindert wird, ob wir die Manifestation der Einmischung (genannt Krankheit) akzeptieren und unseren Körper davon einschränken und verletzen lassen. Oder ob wir, als Kinder Gottes, sie dazu benutzen, uns um so fester in unserem Lebenssinn zu verankern.
Je offensichtlicher die Schwierigkeiten auf unserem Lebensweg sind, um so sicherer können wir sein, daß unsere Aufgabe wertvoll ist. Florence Nightingale erreichte ihr Ziel angesichts der Opposition einer ganzen Nation. Galileo glaubte, daß die Welt

rund war, trotz dem Unglauben der ganzen Welt, und aus dem häßlichen Entlein wurde ein Schwan, obwohl es von seiner ganzen Familie verspottet wurde.
Wir haben kein Recht, uns in irgendeiner Weise in das Leben irgendeines von Gottes Kindern einzumischen. Jeder von uns hat seine eigene Aufgabe, die zu vollenden nur wir die Macht und das Wissen haben. Nur wenn wir diese Tatsache vergessen und versuchen, unsere Aufgabe anderen aufzuzwingen oder zulassen, daß sie sich in unsere Aufgabe einmischen, bringen wir Spannung und Disharmonie in unser Leben.
Diese Disharmonie und Krankheit manifestiert sich im Körper und dient nur dazu, uns die Wirkungsweise der Seele zu spiegeln. So wie das Gesicht Glück durch Lächeln zum Ausdruck bringt oder Wut, indem wir finster dreinschauen. Und dasselbe gilt für größere Dinge. Der Körper reflektiert die wahren Ursachen der Krankheit (wie Angst, Unentschlossenheit, Zweifel usw.) in der Unordnung seiner Systeme und Gewebe.
Deshalb ist Krankheit die Folge von Störung und Einmischung: Wenn wir uns in das Leben eines anderen einmischen oder zulassen, daß sich ein anderer in unsere Angelegenheiten einmengt.

Kapitel 6

Alles, was wir tun müssen, ist, unsere Persönlichkeit zu wahren, unser eigenes Leben zu leben, der Kapitän unseres eigenen Schiffes zu sein, und alles wird gut sein

Es gibt große Qualitäten im Menschen, in denen wir uns allmählich vervollkommnen, wobei wir uns möglicherweise immer nur auf eine oder zwei gleichzeitig konzentrieren. Es sind die Eigenschaften, die sich in den irdischen Leben aller großen Meister manifestiert haben, die von Zeit zu Zeit auf die Welt gekommen sind, um uns zu lehren und uns helfen zu erkennen, wie einfach es ist, all unsere Schwierigkeiten zu überwinden.

Dies sind folgende Möglichkeiten:

Liebe	Verständnis
Mitgefühl	Toleranz
Frieden	Weisheit
Standhaftigkeit	Verzeihen
Nachsichtigkeit	Mut
Kraft	Freude

Indem wir diese Qualitäten in uns selbst vervollkommnen, bringt jeder einzelne von uns die ganze Welt einen Schritt näher zu ihrem endgültigen, unvorstellbar glorreichen Ziel. Wenn wir erkennen, daß wir nicht nach selbstsüchtigem Gewinn oder persönlichem Vorteil streben, sondern daß jeder einzelne Mensch, ob reich oder arm, von hohem oder niedrigem sozialen Status, dieselbe Wichtigkeit im göttlichen Plan besitzt und dasselbe mächtige Privileg erhalten hat, ein Retter der Welt zu sein, ganz einfach durch das Wissen, daß er ein vollkommenes Kind des Schöpfers ist. Und ebenso wie diese Qualitäten, diese Schritte zur Vollkommenheit vorhanden sind, gibt es auch die Hindernisse oder Störungen, die dazu dienen, uns in unserer Bestimmung und Standfestigkeit zu stärken.

Folgende sind die wahren Ursachen der Krankheit:

Hemmung	Zweifel
Angst	übertriebener Enthusiasmus
Ruhelosigkeit	Ignoranz
Unentschlossenheit	Ungeduld
Gleichgültigkeit	Furcht
Schwäche	Kummer

Wenn wir diese Behinderungen zulassen, werden sie im Körper reflektiert und verursachen das, was wir Krankheit nennen. Weil wir die wahren Ursachen nicht verstehen, haben wir die Dishar-

monie äußeren Einflüssen, Krankheitserregern, der Kälte oder Hitze zugeschrieben und haben den Resultaten Namen gegeben wie Arthritis, Krebs, Asthma etc. Wir glauben, daß Krankheit im physischen Körper beginnt.
Darüber hinaus gibt es bestimmte Gruppen von Menschen, wobei jede Gruppe ihre eigene Funktion hat, das heißt, sie manifestiert in der materiellen Welt eine bestimmte Lektion, die sie gelernt hat. Jeder einzelne in dieser Gruppe hat eine bestimmte, individuelle Persönlichkeit, eine bestimmte Aufgabe und eine bestimmte Art und Weise, wie er diese Aufgabe bewerkstelligt. Dies sind auch Ursachen der Disharmonie, die sich in Form von Krankheit auf den Körper auswirken können, wenn wir unserer individuellen Persönlichkeit und Aufgabe nicht treu bleiben.
Wahre Gesundheit ist Glück und ein Glück, das so leicht zu erreichen ist, weil es ein Glück ist, das durch die kleinen Dinge hervorgerufen wird. Die Dinge zu tun, die wir wirklich gerne tun, mit Menschen zusammen zu sein, die wir wirklich mögen. Da ist keine Spannung, keine Anstrengung, kein Streben nach dem Unerreichbaren vorhanden. Gesundheit ist für uns da und wir können sie jederzeit, wenn es uns beliebt, akzeptieren. Es geht darum herauszufinden und sich der Aufgabe zu widmen, für die wir wirklich geeignet sind. So viele Menschen unterdrücken ihre wahren Bedürfnisse und werden zu Menschen am falschen Platz. Aufgrund des Wunsches seines Vaters oder seiner Mutter wird ein Sohn womöglich zu einem Anwalt, Soldaten, Geschäftsmann, wenn sein wahrer Wunsch vielleicht wäre, Zimmermann zu werden. Oder die Welt verliert eine weitere Florence Nightingale durch den Ehrgeiz einer Mutter, die ihre Tochter gut verheiratet sehen möchte. Dieses Pflichtgefühl ist dann ein falsches Pflichtgefühl und daher kein Dienst an der Welt. Es hat Unglück zur Folge und wahrscheinlich wird ein großer Teil des Lebens verschwendet, bevor der Fehler korrigiert werden kann.
Es war einmal ein Meister, der sagte: »Wißt ihr nicht, daß ich

dem Willen meines Vaters gehorchen muß?«, was bedeutet, daß er seiner Göttlichkeit und nicht seinen irdischen Eltern gehorchen muß.

Wir wollen die eine Sache im Leben finden, die uns am meisten gefällt, und sie tun. Wir wollen diese eine Sache so sehr zu einem Teil von uns machen, daß sie so natürlich ist wie unser Atem. So natürlich, wie es für die Biene ist, Honig zu sammeln, und für den Baum, seine alten Blätter im Herbst abzuwerfen und im Frühling neue hervorzubringen. Wenn wir die Natur erforschen, stellen wir fest, daß jedes Tier, jeder Vogel, jeder Baum und jede Blume seine bestimmte Rolle darin spielt, seine eigene, bestimmte und besondere Aufgabe darin hat, durch die er das ganze Universum bereichert und seinen Beitrag dazu leistet. Jeder Wurm, der seiner täglichen Arbeit nachgeht, trägt dazu bei, die Erde zu bewässern und zu reinigen. Die Erde liefert die Nährstoffe für alle Grünpflanzen. Und umgekehrt sorgt die Vegetation für die Menschen und jedes Lebewesen, indem die Pflanzen in der angemessenen Aufeinanderfolge wachsen, um den Boden fruchtbar zu machen. Sie leben für ihre Schönheit und ihren Sinn, und ihre Aufgabe ist für sie so natürlich wie ihr Leben.

Und wenn wir unsere eigene Aufgabe finden, dann gehört sie so sehr zu uns und paßt so gut zu uns, daß sie mühelos, leicht und eine Freude ist. Wir werden ihrer niemals müde, sie ist unser Hobby. Sie bringt unsere wahre Persönlichkeit, alle Talente und Fähigkeiten zum Ausdruck, die in jedem von uns darauf warten, entfaltet zu werden. In unserer Aufgabe sind wir glücklich und zu Hause. Und nur, wenn wir glücklich sind (was heißt, daß wir den Befehlen unserer Seele gehorchen), können wir unsere beste Arbeit leisten.

Vielleicht haben wir bereits die Arbeit gefunden, die für uns richtig ist. Welche Freude ist unser Leben dann! Einige wissen seit ihrer Kindheit, welche Berufung sie haben, und leben ihr ganzes Leben lang für diese Aufgabe. Einige wissen in der Kindheit um ihre Aufgabe, werden jedoch von Gegenvorschlägen und den Lebensumständen davon abgebracht oder von anderen Menschen entmutigt. Doch wir alle können zu unseren Idealen zurückkehren und selbst wenn wir sie nicht sofort erkennen können, können wir uns daran machen, nach ihnen zu streben, denn allein das Streben wird uns Trost bringen, denn unsere Seelen haben Geduld mit uns. Der richtige Wunsch, das richtige Motiv, ist das, was zählt, der wahre Erfolg, egal, was das Resultat ist.

Wenn Sie also lieber Bauer als Rechtsanwalt wären, wenn Sie lieber Friseur als Busfahrer oder Koch als Gemüsehändler wären, wechseln Sie Ihren Beruf, seien Sie das, was Sie sein wollen. Dann werden Sie glücklich sein und sich wohl fühlen, denn Sie werden voller Lebenshunger an die Arbeit gehen und als Bauer, Friseur oder Koch bessere Arbeit leisten, als Ihnen in dem Beruf, der niemals der Ihre war, jemals möglich gewesen wäre.

Und dann gehorchen Sie den Befehlen Ihres spirituellen Selbst.

Kapitel 7

Wenn wir erst einmal unsere Göttlichkeit erkannt haben, ist alles Weitere einfach

Am Anfang gab Gott den Menschen die Herrschaft über alle Dinge. Der Mensch, das Kind des Schöpfers, hat einen tieferen Grund für seine Disharmonie als den Luftzug von einem offenen Fenster. »Unsere Fehler liegen nicht in unseren Sternen begründet, sondern in uns selbst«, und wie dankbar und hoffnungsvoll können wir sein, wenn wir erkennen, daß auch die Heilung in uns selbst liegt! Wenn wir die Disharmonie, die Angst, die Furcht oder die Unentschlossenheit beseitigen, werden wir wieder Harmonie zwischen Seele und Geist herstellen, und der Körper ist in all seinen Teilen wieder vollkommen.

Unter welcher Krankheit wir auch leiden, welches das Ergebnis dieser Disharmonie auch immer sein mag, wir können gewiß sein, daß die Heilung im Bereich unserer Möglichkeiten liegt, denn unsere Seelen verlangen nie mehr von uns, als wir mühelos bewerkstelligen können.

Jeder von uns ist ein Heiler, weil jeder von uns in seinem Herzen Liebe für etwas verspürt, für unsere Mitmenschen, für die Tiere, die Natur oder Schönheit in irgendeiner Form, und jeder von uns möchte diese Liebe bewahren und dazu beitragen, daß sie größer wird. Jeder von uns hat auch Mitgefühl mit denjenigen, die Kummer haben, und das ist ganz natürlich, weil wir alle zu irgendeinem Zeitpunkt in unserem Leben schon einmal Kummer hatten. Daher können wir nicht nur uns selbst heilen, sondern wir haben das große Privileg, in der Lage zu sein, anderen zu helfen, sich selbst zu heilen, und die einzigen Qualifikationen, die dafür notwendig sind, sind Liebe und Mitgefühl.

Wir als Kinder des Schöpfers tragen die Vollkommenheit in uns und kommen nur aus dem Grund auf die Welt, um unsere Göttlichkeit zu erkennen. Daher können uns alle Prüfungen und Lebenserfahrungen nichts anhaben, denn mit Hilfe dieser göttlichen Macht ist uns alles möglich.

Kapitel 8

Die Heilkräuter sind die Pflanzen, denen die Macht gegeben wurde, uns zu helfen, unsere Persönlichkeit zu bewahren

So wie uns Gott in seiner Gnade Nahrung gegeben hat, läßt Er zwischen den Kräutern auf den Wiesen wunderschöne Pflanzen wachsen, die uns heilen sollen, wenn wir krank sind, Sie sind da, um dem Menschen eine helfende Hand zu reichen, wenn er seine Göttlichkeit vergißt und zuläßt, daß die Angst oder der Schmerz seine Sicht behindern.

Dies sind folgende Heilkräuter:

Chicory *(Cichorium intybus)*
Mimulus *(Mimulus guttatus)*
Agrimony *(Agrimonia eupatoria)*
Scleranthus *(Scleranthus annuus)*
Clematis *(Clematis vitalba)*
Centaury *(Centaurium umbellatum)*
Gentian *(Gentiana amarella)*
Vervain *(Verbena officinalis)*
Cerato *(Ceratostigma willmottiana)*
Impatiens *(Impatiens glandulifera)*
Rock Rose *(Helianthemum nummularium)*
Water Violet *(Hottonia palustris)*

Jede Heilpflanze entspricht einer der Qualitäten, und ihr Zweck besteht darin, diese Qualität zu stärken, so daß sich die Persönlichkeit über den Fehler, welcher den jeweiligen Stolperstein darstellt, erheben kann.
In der nachfolgenden Tabelle sind die Qualität, der Fehler und das Heilmittel aufgeführt, welches der Persönlichkeit dazu verhilft, diesen Fehler zu beheben.

Fehler	*Heilpflanze*	*Tugend*
Gehemmtheit	Chicory	Liebe
Angst	Mimulus	Mitgefühl
Ruhelosigkeit	Agrimony	Frieden
Unentschlossenheit	Scleranthus	Standfestigkeit
Gleichgültigkeit	Clematis	Nachsicht
Schwäche	Centaury	Kraft
Zweifel, übertriebener	Gentian	Verständnis
Enthusiasmus	Vervain	Toleranz
Ignoranz	Cerato	Weisheit
Ungeduld	Impatiens	Verzeihen
Furcht	Rock Rose	Mut
Kummer	Water Violet	Freude

Die Heilmittel besitzen eine konkrete Heilkraft, die nichts mit blindem Glauben zu tun hat, noch hängt ihre Wirkung von demjenigen ab, der sie verabreicht, so wie ein Schlafmittel dem Patienten Schlaf bringt, ob es ihm nun von der Krankenschwester oder dem Arzt eingegeben wird.

Kapitel 9

Die wahre Natur der Krankheit

Beim wahren Heilen hat die Natur und der Name der physischen Krankheit keine Bedeutung. Die Krankheit des Körpers an sich ist nichts anderes als das Resultat der Disharmonie zwischen Seele und Geist. Sie ist nur ein Symptom der Ursache, und da sich dieselbe Ursache in fast jedem Menschen verschieden manifestiert, müssen wir versuchen, diese Ursache zu beseitigen, und die Folgen, welche auch immer dies sein mögen, werden automatisch verschwinden.
Dies können wir anhand des Selbstmordes noch besser verstehen. Selbstmorde geschehen nicht von selbst. Manche Leute stürzen sich aus großer Höhe hinab, manche nehmen Gift, aber hinter allen Formen von Selbstmord steckt Verzweiflung. Wenn wir den Selbstmordgefährdeten helfen, ihre Verzweiflung zu überwinden und jemanden oder etwas finden, für das sie leben können, sind sie auf Dauer geheilt. Wenn wir ihnen nur das Gift wegnehmen, wird sie dies nur vorübergehend retten. Später machen sie womöglich einen erneuten Selbstmordversuch. Auch die Angst wirkt sich auf die Menschen unterschiedlich aus. Manche werden blaß, manche erröten, manche werden hysterisch und wieder andere sprachlos. Wenn wir ihnen erklären, was Angst ist, und ihnen zeigen, daß sie stark genug sind, um alles zu bewältigen und sich allem zu stellen, kann sie nichts mehr erschrecken. Das Kind wird die Schatten an der Wand nicht mehr fürchten, wenn man ihm eine Kerze gibt und ihm zeigt, wie diese tanzenden Schatten entstehen.
Wir haben die Schuld so lange dem Krankheitserreger, dem Wet-

ter, der Nahrung gegeben und sie für die Ursache von Krankheit gehalten. Aber viele von uns sind bei einer Grippeepidemie immun. Viele lieben die Erfrischung, die der kalte Wind bringt, und viele können Käse essen und spät nachts schwarzen Kaffee trinken, ohne krank zu werden. Nichts in der Natur kann uns schaden, wenn wir glücklich und harmonisch sind, denn im Gegenteil ist die Natur zu unserem Nutzen und unserer Freude da. Nur wenn wir zulassen, daß sich Zweifel und Depression, Unentschlossenheit oder Angst in uns breitmachen, sind wir anfällig für äußere Einflüsse.

Es ist deshalb die wahre Ursache hinter der Krankheit, die von äußerster Wichtigkeit ist. Der geistige Zustand des Patienten, und nicht seine körperliche Verfassung.

Jede Krankheit, und sei sie noch so schwer und langwierig, kann geheilt werden, indem das Glück des Patienten wiederhergestellt wird und er den Wunsch entwickelt, sein Lebenswerk wiederaufzunehmen. Sehr oft ist nur eine geringfügige Veränderung seines Lebensstils notwendig, irgendeine unbedeutende, fixe Idee, die ihn anderen gegenüber intolerant macht, irgendeine falsche Verantwortung, die ihn versklavt, wenn er ein gutes Werk tun könnte. Es gibt sieben wunderschöne Stadien in der Heilung von Krankheit, die nachfolgend aufgeführt sind:

Frieden
Hoffnung
Freude
Glaube
Gewißheit
Weisheit
Liebe

Kapitel 10

Um selbst frei zu werden, muß man anderen Freiheit geben

Das letztendliche Ziel der Menschheit ist Vollkommenheit, und um diesen Zustand zu erlangen, muß der Mensch lernen, unbeschadet durch alle Lebenserfahrungen zu gehen. Er muß allen

Behinderungen und Versuchungen begegnen, ohne sich von seinem Weg abbringen zu lassen. Dann ist er frei von allen Schwierigkeiten, Härten und Leiden des Lebens. Er hat in seiner Seele die vollkommene Liebe, Weisheit, Mut, Toleranz und Verständnis gespeichert, die das Ergebnis davon sind, alles zu wissen und zu sehen, denn der vollkommene Meister ist derjenige, der alles durchlebt hat.

Wir können diese Lebensreise zu einem kurzen und erfreulichen Abenteuer machen, wenn wir erkennen, daß Freiheit von Knechtschaft nur dadurch erlangt wird, daß man anderen Freiheit gibt. Wir werden frei, wenn wir anderen Freiheit geben, denn wir können nur durch unser gutes Beispiel lehren. Wenn wir jedem Menschen, mit dem wir zu tun haben, Freiheit geben. Wenn wir jedem Geschöpf und allem um uns herum Freiheit geben, dann sind wir selbst frei. Wenn wir feststellen, daß wir nicht im winzigsten Detail versuchen, das Leben eines anderen zu beherrschen, zu kontrollieren oder zu beeinflussen, werden wir feststellen, daß die Einmischung aus unserem eigenen Leben verschwunden ist, weil es diejenigen sind, die wir fesseln, die wiederum uns versklaven.

Es war einmal ein junger Mann, der so stark an seinen Besitztümern festhielt, daß er ein Geschenk Gottes nicht annehmen konnte.

Wir können uns von der Herrschaft anderer so leicht befreien, indem wir als erstes ihnen vollkommene Freiheit gewähren und zweitens, indem wir uns sanft und liebevoll weigern, uns von ihnen beherrschen zu lassen. Lord Nelson war sehr weise, als er bei einer Gelegenheit sein blindes Auge an das Teleskop hielt. Kein Zwang, kein Widerwillen, kein Haß und keine Unfreundlichkeit. Unsere Widersacher sind unsere Freunde, sie machen das Spiel lohnenswert, und am Ende des Spiels sollten wir uns alle die Hände schütteln.

Wir dürfen nicht erwarten, daß andere das tun, was wir wollen. Ihre Vorstellungen sind für sie richtig, und obwohl ihr Weg womöglich in eine andere Richtung führt als unserer, ist das Ziel

am Ende der Reise bei uns allen dasselbe. Wir stellen fest, daß wir unseren Wünschen nicht mehr gerecht werden, wenn wir andere dazu bringen, ihnen zu entsprechen.
Wir sind wie Frachtschiffe, deren Fahrtziel die verschiedenen Länder der Welt sind, einige fahren nach Afrika, andere nach Kanada, wieder andere nach Australien, und dann kehren sie in denselben Heimathafen zurück. Warum sollten wir einem anderen Schiff nach Kanada folgen, wenn unser Ziel Australien ist? Es bedeutet nur eine unnötige Verzögerung.
Auch hier kann es wiederum sein, daß wir vielleicht nicht erkennen, welche Kleinigkeiten uns fesseln. Die Dinge, die wir festhalten wollen, sind die Dinge, die uns festhalten. Dies kann ein Haus, ein Garten, ein Möbelstück sein. Sogar sie haben ihr Recht auf Freiheit. Weltliche Besitztümer sind letztendlich alle vergänglich, sie rufen Angst und Sorge hervor, weil wir uns in unserem Inneren ihres unvermeidlichen und letztendlichen Verlustes bewußt sind. Sie sind da, damit wir sie genießen und bewundern und voll ausschöpfen, aber nicht, um eine so große Bedeutung zu erlangen, daß sie zu Fesseln werden.
Wenn wir jedem und allem um uns herum Freiheit geben, stellen wir fest, daß wir dadurch an Liebe und Besitztümern reicher werden als jemals zuvor, denn die Liebe, die Freiheit gibt, ist die große Liebe, die um so stärker bindet.

Kapitel 11
Heilung

Seit unvordenklichen Zeiten hat die Menschheit erkannt, daß unser Schöpfer in seiner Liebe auf den Wiesen Kräuter für unsere Heilung wachsen läßt, so wie er uns das Getreide und die Früchte als Nahrung gegeben hat.
Die Astrologen, die die Sterne erforscht haben, und die Kräuterheilkundigen, die die Pflanzen studiert haben, haben seit jeher

nach Heilmitteln gesucht, die uns helfen können, unsere Gesundheit und unsere Lebensfreude aufrechtzuerhalten.
Um das Heilmittel zu finden, das uns helfen wird, müssen wir das Ziel unseres Lebens finden, das, nach dem wir streben, und auch die Schwierigkeiten auf unserem Weg verstehen. Die Schwierigkeiten nennen wir Fehler oder Schwächen, aber wir wollen uns von ihnen nicht beunruhigen lassen, weil sie der Beweis dafür sind, daß wir größere Dinge vollbringen. Unsere Fehler sollten unsere Ermutigungen sein, weil sie bedeuten, daß wir hohe Ziele haben. Wir wollen herausfinden, welche Kämpfe wir austragen und welchen Feind wir besonders zu besiegen versuchen, und dann dankbar die Pflanze nehmen, die uns geschickt worden ist, um uns zum Sieg zu verhelfen. Wir sollten diese wunderbaren Heilkräuter der Wiesen als ein Heiligtum annehmen, als das göttliche Geschenk unseres Schöpfers, um uns bei unseren Schwierigkeiten zu helfen.
Beim wahren Heilen wird kein Gedanke an die Krankheit verschwendet. Es ist der geistige Zustand, allein das geistige Problem, das in Betracht gezogen wird. Was eine Rolle spielt, ist, wo wir uns nicht in Einklang mit dem göttlichen Plan befinden. Diese Disharmonie mit unserem spirituellen Selbst kann Hunderte verschiedene Schwächen in unserem Körper hervorrufen, denn schließlich reproduziert unser Körper nur den Zustand unseres Geistes, aber was spielt das für eine Rolle? Wenn wir unseren Geist wieder in Ordnung bringen, wird auch der Körper bald geheilt sein. Es ist so, wie Christus uns lehrte: »Ist es leichter zu sagen, Deine Sünden sind Dir vergeben, oder steh auf und mach Dich auf den Weg?« Daher wollen wir uns noch einmal klarmachen, daß unsere körperliche Krankheit keine Rolle spielt. Es ist der Zustand unseres Geistes, und nur dieser ist von Bedeutung. Indem wir die Krankheit, an der wir leiden, vollständig ignorieren, müssen wir deshalb nur berücksichtigen, zu welchem der nachfolgenden Persönlichkeitstypen wir gehören.
Sollten Schwierigkeiten bei der Auswahl Ihres eigenen Heilmittels auftauchen, wird es Ihnen helfen, wenn Sie sich fragen, wel-

che Tugenden Sie bei anderen Menschen am meisten bewundern oder welche Fehler Sie bei anderen am stärksten ablehnen, denn jeder Fehler, den wir ganz besonders ausmerzen wollen, ist derjenige, den wir bei anderen Menschen am meisten hassen. Auf diese Weise werden wir dazu angespornt, ihn in uns selbst zu beseitigen.
Wir sind alle Heiler und mit unserer Liebe und unserem Mitgefühl sind wir auch in der Lage, jedem Menschen zu helfen, der wirklich gesund werden möchte. Suchen Sie nach dem hervorstechenden geistigen Konflikt des Patienten, geben Sie ihm das Heilmittel, das ihm dabei helfen wird, diesen bestimmten Fehler zu beheben, und all die Ermutigung und Hoffnung, die Sie ihm nur geben können, und die Heilkraft in ihm wird das übrige tun.

Kapitel 12

Die Heilmittel

Chicory

Gehemmtheit / Liebe
Gehören Sie zu denjenigen, die sich danach sehnen, der Welt zu dienen? Zu denjenigen, die sich danach sehnen, mit offenen Armen auf die Menschen zuzugehen und sie zu segnen? Zu denjenigen, die anderen helfen und sie trösten wollen, und doch werden Sie aus irgendeinem Grund von den Umständen oder anderen Menschen daran gehindert? Stellen Sie fest, daß Sie von ein paar wenigen Menschen beherrscht werden, anstatt vielen Menschen zu dienen, so daß Ihre Möglichkeit, soviel zu geben, wie Sie es gerne möchten, eingeschränkt wird? Kommen Sie in dieses kritische Stadium, wenn Sie erkennen, daß ›alle Menschen auf Sie zählen, aber keiner besonders stark‹?
In diesem Fall wird Ihnen die wunderschöne, blaue Zichorie, die

in den Kornfeldern wächst, helfen, Ihre Freiheit zu erlangen, die Freiheit, die für uns alle notwendig ist, bevor wir der Welt dienen können.

Mimulus

Angst / Mitgefühl

Gehören Sie zu den Menschen, die ängstlich sind? Zu denjenigen, die Angst vor Menschen oder den Lebensumständen haben? Die sich tapfer durchschlagen, und doch nimmt ihnen ihre Angst die Freude am Leben? Angst vor Dingen, die niemals geschehen, vor Menschen, die in Wirklichkeit keine Macht über sie haben, Angst vor der Zukunft und was sie bringen wird, Angst, krank zu werden oder Freunde zu verlieren, Angst vor den Konventionen und Hunderten von anderen Dingen?

Wollen Sie für Ihre Freiheit kämpfen und haben doch nicht den Mut, sich von Ihren Fesseln zu befreien? Wenn dies der Fall ist, wird Ihnen die Gefleckte Gauklerblume, die an den Ufern von kristallklaren Flüssen wächst, die Freiheit geben, Ihr Leben zu lieben und Sie lehren, das zärtlichste Mitgefühl für andere Menschen zu haben.

Agrimony

Ruhelosigkeit / Frieden

Gehören Sie zu denjenigen, die unter Gefühlsaufruhr leiden, deren Seele ruhelos ist, die keinen Frieden finden können und sich doch tapfer der Welt stellen und ihre Qual vor ihren Mitmenschen verbergen, die lachen und lächeln und Witze machen und ihren Mitmenschen helfen, fröhlich zu bleiben, während sie selbst leiden? Wollen Sie Ihre Sorgen damit bekämpfen, daß Sie Alkohol und Drogen zu sich nehmen, um sich mit den schweren Prüfungen Ihres Lebens konfrontieren zu können? Glauben Sie,

daß Sie irgendein anregendes Mittel im Leben brauchen, um weitermachen zu können?
Wenn dies der Fall ist, wird Ihnen der wunderschöne Odermennig, der an Wegrändern und in Wiesen wächst mit seinen kirchturmähnlichen Blütenspitzen und glockenähnlichen Samen, Frieden bringen, den Frieden, der Verständnis bringt. Die Lektion dieser Pflanze besteht darin, Sie zu befähigen, in Gegenwart aller Prüfungen und Schwierigkeiten Frieden zu bewahren, bis keiner mehr die Macht hat, Sie aus der Ruhe zu bringen.

Scleranthus

Unentschlossenheit / Standfestigkeit
Gehören Sie zu den Menschen, denen es schwerfällt, Entscheidungen zu treffen, sich eine Meinung zu bilden, wenn widerstreitende Gedanken in ihnen auftauchen, so daß es schwer ist, sich für den richtigen Weg zu entscheiden? Wenn die Unentschlossenheit ihren Weg blockiert und ihren Fortschritt verzögert? Scheint zuerst das eine richtig zu sein und dann wieder etwas anderes?
Wenn dies der Fall ist, müssen Sie lernen, unter herausfordernden Umständen spontan zu handeln, sich die richtige Meinung zu bilden und standhaft an ihr festzuhalten. Dabei hilft Ihnen der kleine, grüne, Einjährige Knäuel, der in Kornfeldern wächst.

Clematis

Gleichgültigkeit / Güte
Gehören Sie zu den Menschen, die glauben, daß das Leben nicht besonders interessant ist, die aufwachen und wünschten, sie müßten sich nicht schon wieder mit einem neuen Tag konfrontieren, die glauben, daß das Leben so schwer, so hart und so freudlos ist, daß nichts wirklich lohnenswert erscheint und sich

wünschten, sie könnten ganz einfach wieder einschlafen, die glauben, daß es kaum die Mühe lohnt, einen Versuch zu machen? Haben Ihre Augen diesen weltfremden Blick, so als ob Sie in Ihren Träumen leben und die Träume soviel schöner als das Leben finden würden? Oder sind Ihre Gedanken vielleicht viel öfter bei jemand anderem, der bereits aus diesem Leben geschieden ist? Wenn Sie dieses Gefühl haben, lernen Sie, »durchzuhalten, wenn es nichts anderes mehr in Ihnen gibt außer dem Willen, der Ihnen befiehlt – Halte durch!« Damit haben Sie einen großen Sieg errungen.
Die wunderschöne Pflanze, die unsere Hecken dort schmückt, wo der Boden kalkhaltig ist, ist die Gemeine Waldrebe, besser bekannt als die ›Freude der Reisenden‹, und deren federähnliche Samen sich immer danach sehnen, vom Wind weggeweht zu werden und irgendwo von vorne zu beginnen; sie wird Ihnen helfen, in die Realität zurückzufinden, sich Ihrem Leben zu stellen, Ihre Aufgabe zu finden und Ihnen Lebensfreude bringen.

Centaury

Schwäche / Kraft
Gehören Sie zu den Menschen, die von allen benutzt werden, weil Sie ein so gütiges Herz haben, daß sie ihnen nichts abschlagen wollen? Geben Sie nur um des lieben Friedens willen nach, anstatt das zu tun, was richtig ist, weil Sie nicht kämpfen wollen? Gehören Sie zu den Menschen, die eine gute Absicht haben, aber passiv benutzt werden, anstatt aktiv ihre eigene Aufgabe zu wählen? Diejenigen, die ›Fußabtreter‹ sind, haben bereits ein großes Stück Weg zum Dienst am Nächsten zurückgelegt, wenn sie erst einmal erkennen können, daß sie in ihrem eigenen Leben ein wenig positiver sein müssen.
Das Tausendgüldenkraut, das auf unseren Wiesen wächst, wird Ihnen helfen, Ihr wahres Selbst zu finden, so daß Sie aktiv und positiv selbst handeln, anstatt sich passiv benutzen zu lassen.

Gentian

Zweifel / Verständnis

Gehören Sie zu den Menschen mit hohen Idealen, die die Hoffnung haben, Gutes zu tun? Gehören Sie zu denjenigen, die entmutigt sind, wenn sich ihre Ziele nicht schnell verwirklichen lassen? Wenn Sie Erfolg haben, sind Sie gehobener Stimmung, aber wenn Schwierigkeiten auftauchen, leicht deprimiert?
Wenn dies der Fall ist, wird Ihnen der kleine, Bittere Enzian, der auf den Wiesen unserer Hügel wächst, helfen, zielstrebig zu bleiben und optimistischer zu sein, selbst wenn der Himmel bewölkt ist. Er wird Sie stets ermutigen und Ihnen zu der Erkenntnis verhelfen, daß es keinen Fehler gibt, wenn man sein Bestes tut, was auch immer das offensichtliche Ergebnis zu sein scheint.

Vervain

Übertriebener Enthusiasmus / Toleranz

Gehören Sie zu den Menschen, die einen flammenden Enthusiasmus haben? Die sich danach sehnen, Großes zu leisten und sich wünschen, alles in einem Augenblick zu tun? Fällt es Ihnen schwer, geduldig Ihren Plan auszuarbeiten, weil Sie sofortige Resultate erzielen wollen? Stellen Sie fest, daß Ihre Begeisterung dazu führt, daß Sie mit anderen Menschen streng sind? Wollen Sie, daß andere die Dinge so sehen wie Sie? Versuchen Sie, ihnen Ihre eigene Meinung aufzuzwingen, und sind Sie ungeduldig, wenn sie nicht gehorchen?
Wenn dies der Fall ist, haben Sie die Macht in sich, eine Führungspersönlichkeit und ein Lehrer der Menschen zu sein. Eisenkraut, die kleine, malvenfarbige Blume an Hecken, wird Ihnen zu den Eigenschaften verhelfen, die Sie brauchen. Es wird Ihnen Güte für Ihre Mitmenschen verleihen und Toleranz gegenüber den Meinungen anderer. Es wird Ihnen zu der Erkenntnis

verhelfen, daß man die großen Ziele des Lebens sanft und ruhig und ohne Spannung oder Streß erreicht.

Impatiens

Ungeduld / Verzeihen
Gehören Sie zu denjenigen, die tief in ihrem Inneren wissen, daß immer noch ein grausamer Zug in ihnen vorhanden ist? Wenn Sie kämpfen und belästigt werden, fällt es Ihnen schwer, nicht böse zu sein? In Ihnen besteht immer noch der Wunsch, Gewalt zu benutzen, um anderen Ihre Meinung aufzuzwingen. Sind Sie ungeduldig und macht Sie Ihre Ungeduld manchmal grausam? Trägt Ihr Wesen noch Züge eines Inquisitors?
Wenn dies der Fall ist, streben Sie nach Güte und Verzeihen, und die wunderschöne, malvenfarbige Blume, das Drüsentragende Springkraut, das an den Ufern wallisischer Flüsse wächst, wird Ihnen mit dem Segen, den es bringt, auf Ihrem Weg behilflich sein.

Cerato

Ignoranz / Weisheit
Gehören Sie zu denjenigen, die das Gefühl haben, weise zu sein? Die meinen, sie könnten ein Philosoph und ein Führer ihrer Mitmenschen sein? Sind Sie der Meinung, daß Sie die Macht in sich haben, anderen Menschen bei ihren Schwierigkeiten zu raten und ihre Sorgen zu mildern und ihnen stets bei ihren Problemen zu helfen? Und doch sind Sie durch mangelndes Selbstvertrauen nicht in der Lage, dies zu erreichen, vielleicht weil Sie zu sehr auf die Stimme anderer hören und den Konventionen der Welt zu große Aufmerksamkeit schenken. Erkennen Sie, daß es nur dieses mangelnde Selbstvertrauen, diese Ignoranz Ihrer eigenen Weisheit und Ihres eigenen Wissens ist, das Sie in Versuchung führt, zu stark auf den Rat anderer zu hören?

In diesem Fall wird Ihnen die Bleiwurz helfen, Ihre Individualität, Ihre Persönlichkeit zu finden und Sie von äußeren Einflüssen befreien, was Sie in die Lage versetzt, Ihre große Weisheit, die Sie zum Wohle der Menschheit besitzen, zu benutzen.

Rock Rose

Furcht / Mut
Gehören Sie zu den Menschen, die in tiefer Verzweiflung und Furcht leben? Die glauben, daß sie nichts mehr ertragen können? Die fürchten, was geschehen wird: den Tod, Selbstmord, Verrücktheit oder irgendeine schreckliche Krankheit? Oder Sie haben Angst, sich mit der Hoffnungslosigkeit der materiellen Lebensumstände zu konfrontieren?
Wenn dies so ist, lernen Sie, auch in den größten Schwierigkeiten tapfer zu sein und für Ihre Freiheit zu kämpfen. Die wunderschöne kleine gelbe Blume, das Gemeine Sonnenröschen, das so üppig auf den Wiesen unserer Hügel wächst, wird Ihnen den Mut geben, ans Ziel zu gelangen.

Water Violet

Kummer / Freude
Gehören Sie zu den großen Seelen, die sich tapfer und klaglos darum bemühen, ihren Mitmenschen zu dienen, ihr Leid ruhig und ohne zu resignieren tragen, nicht zulassen, daß ihr Kummer ihre tägliche Arbeit beeinträchtigt? Haben Sie wirkliche Verluste erlitten und schwere Zeiten durchlebt und haben doch ruhig weitergemacht? Wenn dem so ist, wird Ihnen die wunderschöne Sumpf-Wasserfeder, die frei auf der Wasseroberfläche unserer klaren Flüsse schwebt, zu der Erkenntnis verhelfen, daß Sie durch Ihren Kummer gereinigt und ein hohes Ideal entwickelt haben, so daß Sie lernen können, Ihren

Mitmenschen selbst in der Stunde Ihrer eigenen Verletztheit zu dienen, daß Sie lernen, in der Welt ganz alleine zu stehen und die große Freude völliger Freiheit zu gewinnen und deshalb vollkommenen Dienst an der Menschheit zu tun. Und wenn dies erst einmal verwirklicht ist, ist es kein Opfer mehr, sondern die wunderbare Freude der Hilfe unter allen Umständen. Darüber hinaus wird Ihnen diese kleine Pflanze verstehen helfen, daß so vieles, das Sie im Leben für grausam und traurig gehalten haben, in Wahrheit dem Wohle derjenigen dient, die Sie bemitleiden.

Wir alle können Mut aufbringen und ein tapferes Herz behalten, denn Gott hat uns zu einem höheren Zweck in dieser Welt geschaffen.

Er möchte, daß wir wissen, daß wir Seine Kinder sind und unsere eigene Göttlichkeit erkennen. Er möchte, daß wir vollkommen, gesund und glücklich sind. Er möchte, daß wir wissen, daß wir durch Seine Liebe alles erreichen können, und uns daran erinnern, daß wir nur dann leiden und unglücklich sind, wenn wir dies vergessen. Er will, daß das Leben eines jeden einzelnen von uns voller Freude und Gesundheit und liebevollem Dienst am Nächsten ist, denn wie Christus uns lehrte: »Mein Joch und meine Last sind leicht.«

Diese Heilmittel können von führenden homöopathischen Herstellern bezogen werden, obwohl man sie auch selbst herstellen kann, wie nachfolgend beschrieben wird:

Nehmen Sie eine dünne Glasschale und füllen Sie sie mit klarem Wasser aus einem Fluß oder vorzugsweise einer Quelle, und legen Sie genügend Blüten der Pflanzen hinein, so daß die Oberfläche bedeckt ist. Lassen Sie die Schale im hellen Sonnenschein so lange stehen, bis die Blüten anfangen zu verwelken. Nehmen Sie die Blüten vorsichtig heraus und gießen das Wasser in Flaschen, wobei Sie die gleiche Menge Brandy zur Konservierung beifügen.

Ein einziger Tropfen genügt, um eine 0,2-Liter-Flasche mit Was-

ser zu präparieren, aus der man dann teelöffelweise die erforderliche Dosis entnehmen kann.
Die Dosis sollte so bemessen werden, wie es der Patient für notwendig hält: In akuten Fällen stündlich; drei- oder viermal täglich in chronischen Fällen, bis eine Besserung eintritt und die Patienten ohne das Mittel auskommen können.
Und wir sollten Gott immer dafür danken, daß Er in Seiner Liebe die Heilpflanzen für unsere Heilung auf den Wiesen wachsen läßt.

5. Ihr leidet an Euch selbst

(Vortrag in Southport, Februar 1931)

Es ist keine leichte Aufgabe für mich, heute abend diese Rede vor Ihnen zu halten. Sie sind eine Gesellschaft von Medizinern, und ich spreche als Mediziner zu Ihnen. Doch die Medizin, von der ich hier sprechen möchte, ist so weit entfernt von den orthodoxen Ansichten der heutigen Zeit, so daß dieser Vortrag nur wenig mit der Praxis, der Privatklinik oder der Krankenhausstation zu tun hat, so wie wir sie im Augenblick kennen.

Wenn Sie als Anhänger von Hahnemann denjenigen, die immer noch die Lehren von Galen predigen, und der orthodoxen Medizin der letzten 2000 Jahre nicht weit voraus wären, hätte ich Angst, überhaupt über dieses Thema zu sprechen.

Aber die Lehre Ihres großen Meisters und seiner Anhänger hat soviel Licht in die Natur der Krankheit gebracht und den Weg zum richtigen Heilen geebnet, so daß ich weiß, daß Sie darauf vorbereitet sind, gemeinsam mit mir diesen Weg ein Stück weiterzugehen und noch mehr von der Herrlichkeit der vollkommenen Gesundheit und der wahren Natur von Krankheit und Heilung zu erkennen.

Die Inspiration, die Hahnemann zuteil wurde, brachte der Menschheit Licht in der Dunkelheit des Materialismus, als der Mensch soweit gekommen war, Krankheit als rein materialistisches Problem zu betrachten, das allein mit materialistischen Mitteln beseitigt und geheilt werden muß.

Wie Paracelsus wußte auch er, daß Krankheit nicht existieren könnte, wenn unsere spirituellen und geistigen Aspekte in Harmonie wären. Und er machte sich daran, Heilmittel zu finden, die unseren Geist heilen und uns daher Frieden und Gesundheit bringen würden.

Hahnemann machte einen großen Fortschritt und brachte uns auf unserem Weg ein großes Stück weiter, aber er hatte für sein Werk nur eine Lebensspanne Zeit und nun ist es an uns, seine Forschungen dort wieder aufzunehmen, wo er aufgehört hat. Wir müssen seine Arbeit an der vollkommenen Heilung fortsetzen, dessen Fundament er geschaffen und dessen Bauwerk er so würdig begonnen hat.
Der Homöopath hat bereits einen großen Teil der unnötigen und unwichtigen Aspekte der orthodoxen Medizin wieder abgelegt, aber er muß noch einen Schritt weitergehen. Ich weiß, daß Sie nach vorne blicken wollen, denn weder das Wissen der Vergangenheit noch der Gegenwart ist für den Wahrheitssucher ausreichend.
Paracelsus und Hahnemann lehrten uns, den Details der Krankheit nicht allzuviel Aufmerksamkeit zu schenken, sondern die Persönlichkeit, den inneren Menschen zu behandeln, in der Erkenntnis, daß die Krankheit verschwindet, wenn unser spirituelles und geistiges Wesen in Harmonie sind. Dieses großartige Fundament für ihr Gebäude ist die fundamentale Lehre, die fortgeführt werden muß.
Hahnemann erkannte als nächstes, wie man diese Harmonie herstellen kann, und er stellte fest, daß er die Wirkungsweise der Drogen und Heilmittel der alten Schule und die Elemente und Pflanzen, die er auswählte, durch Potenzierung umkehren konnte, so daß dieselbe Substanz, die Vergiftungen und Krankheitssymptome hervorruft, in der niedrigsten Quantität diese besonderen Symptome heilen konnte, wenn man sie mit seiner speziellen Methode zubereitet.
Daher formulierte er das Gesetz, ›Gleiches mit Gleichem heilen‹. Dies ist ein weiteres großes, fundamentales Lebensprinzip. Und er überließ es uns, den Bau des Tempels fortzusetzen, dessen Pläne ihm offenbart worden waren.
Und wenn wir diesem Gedankengang folgen, ist die erste, bedeutende Erkenntnis, zu der wir gelangen, die Wahrheit, daß die Krankheit selbst das ist, was ›Gleiches mit Gleichem heilt‹. Denn

Krankheit ist die Folge falschen Handelns. Es ist die natürliche Auswirkung von der Disharmonie zwischen unserem Körper und unserer Seele. Es ist ›Gleiches mit Gleichem heilen‹, weil es die Krankheit selbst ist, die uns daran hindert, und verhindert, daß wir unser falsches Handeln zu weit treiben, und gleichzeitig ist sie eine Lektion, die uns lehrt, unseren Kurs zu korrigieren und unser Leben mit den Befehlen unserer Seele in Einklang zu bringen.

Krankheit ist die Folge falschen Denkens und falschen Handelns, und sie verschwindet, wenn das Handeln und die Gedanken wieder in Ordnung gebracht werden. Wenn die Lektion des Schmerzes und Leidens und Kummers gelernt ist, hat ihr Vorhandensein keinen Zweck mehr, und sie verschwindet automatisch.

Dies ist es, was Hahnemann in seinem unvollendeten Werk als ›Gleiches mit Gleichem heilen‹ meinte.

Gehen Sie den Weg noch ein Stück weiter mit mir

Eine weitere herrliche Aussicht eröffnet sich uns, und hier sehen wir, daß wahre Heilung erreicht werden kann, und zwar nicht indem man das Falsche durch das Falsche beseitigt, sondern indem man das Falsche durch das Richtige ersetzt. Das Gute ersetzt das Böse. Das Licht ersetzt die Dunkelheit.

Hier gelangen wir zu dem Verständnis, daß wir Krankheit nicht mehr länger mit Krankheit bekämpfen. Wir widersetzen uns der Krankheit nicht mehr mit den Produkten der Krankheit. Wir versuchen nicht mehr, Krankheiten mit Substanzen zu beseitigen, die sie verursachen können. Im Gegenteil, wir bringen die entgegengesetzte Tugend hervor, die den Fehler ausmerzen wird.

Die Pharmakopöe der nahen Zukunft sollte nur noch die Heilmittel enthalten, die die Macht haben, Gutes hervorzubringen, und es sollten all jene Mittel daraus entfernt werden, deren einzige Qualität es ist, dem Bösen zu widerstehen.

Es stimmt, daß Haß durch einen noch größeren Haß besiegt werden kann, aber er kann nur durch Liebe geheilt werden. Grausamkeit kann durch noch größere Grausamkeit verhindert werden, aber sie kann nur dann beseitigt werden, wenn man Mitgefühl und Mitleid entwickelt hat. In Gegenwart einer noch größeren Angst kann man seine Angst verlieren und vergessen, aber die wahre Heilung jeder Angst ist vollkommener Mut.
Und daher müssen wir, die wir dieser medizinischen Schule angehören, unsere Aufmerksamkeit auf die wunderbaren Heilmittel lenken, die Gott in der Natur zu unserer Heilung wachsen läßt, unter denen sich die wohltätigen und hervorragenden Heilpflanzen und Heilkräuter der Natur befinden.
Offenbar ist es im wesentlichen falsch, wenn man sagt, daß ›Gleiches Gleiches heilt‹. Hahnemanns Vorstellung von der Wahrheit war zwar richtig, aber er brachte sie nur unvollständig zum Ausdruck. Gleiches kann Gleiches stärken, Gleiches kann Gleiches beseitigen, aber im wahren Sinne der Heilung kann Gleiches nicht Gleiches heilen.
Wenn man die Lehren von Krishna, Buddha oder Christus hört, findet man darin immer, daß das Gute das Böse überwindet. Christus lehrte uns nicht, dem Bösen zu widerstehen, unsere Feinde zu lieben und diejenigen zu segnen, die uns verfolgen – darin liegt keine Heilung in dem Sinne, daß Gleiches Gleiches heilt. Und daher müssen wir beim wahren Heilen und ebenso in der spirituellen Entwicklung immer nach dem Guten streben, um das Böse auszutreiben, nach Liebe, um den Haß zu besiegen und nach Licht, um die Dunkelheit aufzulösen. Daher müssen wir alle Gifte, alle schädlichen Mittel vermeiden, und nur die wohltätigen und schönen verwenden.
Zweifellos bemühte sich Hahnemann mit seiner Methode der Potenzierung, Falsches in Richtiges, Gifte in Tugenden zu verwandeln, aber es ist einfacher, die schönen und tugendhaften Heilmittel direkt zu verwenden.
Heilung steht über allen materialistischen Dingen und Gesetzen. Es ist göttlichen Ursprungs und daher nicht an irgendwelche un-

serer Konventionen oder normalen Maßstäbe gebunden. Daher müssen wir unsere Ideale, unser Denken und unsere Ziele in die herrlichen und erhabenen Dimensionen erheben, die uns von den großen Meistern gelehrt und gezeigt worden sind.
Glauben Sie nicht einen Augenblick lang, daß uns dies von Hahnemanns Werk abbringt. Im Gegenteil, er zeigte die großen, fundamentalen Gesetze, die Basis auf. Aber er hatte nur ein Leben, und wenn er sein Werk weiter fortgeführt hätte, wäre er zweifellos zu denselben Ergebnissen gelangt. Wir führen sein Werk nur fort und bringen es in das nächste, natürliche Entwicklungsstadium.
Nun wollen wir darüber nachdenken, warum sich die Medizin unvermeidlich verändern muß. Die Wissenschaft der vergangenen zweitausend Jahre hat Krankheit als einen materiellen Faktor betrachtet, der mit materiellen Mitteln beseitigt werden kann. Dies ist natürlich völlig falsch.
Die Krankheit des Körpers, so wie wir sie kennen, ist ein Ergebnis, ein Endprodukt, ein Endstadium von etwas viel Tieferem. Der Ursprung der Krankheit liegt nicht in der physischen Ebene, sondern viel eher in der geistigen. Sie ist ganz und gar das Ergebnis eines Konflikts zwischen unserem spirituellen und unserem sterblichen Selbst. Solange diese beiden in Harmonie miteinander sind, sind wir vollkommen gesund. Aber wenn sie uneins miteinander sind, hat dies das zur Folge, was wir als Krankheit kennen.
Krankheit ist einzig und allein ein Korrektiv. Sie ist weder eine Strafe noch grausam. Aber sie ist das Mittel, das unsere Seele verwendet, um uns auf unsere Fehler hinzuweisen, um zu verhindern, daß wir noch größere Irrtümer begehen, um uns daran zu hindern, noch mehr Schaden anzurichten und uns zurück auf den Weg der Wahrheit und des Lichts zu führen, von dem wir niemals hätten abkommen sollen.
In Wirklichkeit dient Krankheit unserem Wohl und ist wohltätig, obwohl wir sie vermeiden sollten, wenn wir nur das richtige Verständnis in Verbindung mit dem Wunsch, das Richtige zu tun, hätten.

Welche Irrtümer wir auch immer begehen, wirkt sich dies auf uns selbst aus und verursacht Unglück, Unwohlsein oder Leiden, entsprechend der Natur dieses Irrtums. Das Ziel liegt darin, uns die schädliche Wirkung einer falschen Handlung oder falschen Denkens bewußt zu machen. Und indem es ähnliche Resultate bei uns hervorbringt, zeigt es uns, wie wir anderen Kummer bereiten und daher dem großen und göttlichen Gesetz der Liebe und Einheit zuwiderhandeln.

Für das Verständnis des Arztes weist die Krankheit selbst auf die Art des Konflikts hin. Vielleicht läßt sich dies am besten anhand von Beispielen verdeutlichen, um Ihnen nahezubringen, daß, egal an welcher Krankheit Sie leiden, sie deshalb besteht, weil zwischen Ihnen und der Göttlichkeit in Ihnen Disharmonie herrscht und daß Sie irgendeinen Fehler machen, irgendeinen Irrtum begehen, den Ihr Höheres Selbst zu korrigieren versucht.

Schmerz ist die Folge von Grausamkeit, die anderen Schmerz verursacht, sei dies geistiger oder körperlicher Art. Aber Sie können sicher sein, daß Sie irgendeine grobe Handlungsweise oder einen grausamen Gedanken in Ihrem Wesen finden werden, wenn Sie sich selbst analysieren, wenn Sie unter Schmerzen leiden. Entfernen Sie diesen grausamen Zug, und Ihr Schmerz wird aufhören. Wenn Sie an einer Steifheit eines Gelenks oder der Gliedmaßen leiden, können Sie ebenso sicher sein, daß in Ihrem Geist Starrheit vorhanden ist, daß Sie starr an irgendeiner Vorstellung, einem Prinzip, einer Konvention festhalten, die Sie aufgeben sollten. Wenn Sie an Asthma leiden oder Schwierigkeiten beim Atmen haben, nehmen Sie in irgendeiner Weise einem anderen Menschen die Luft. Oder Sie ersticken, weil Sie nicht den Mut haben, das Richtige zu tun. Wenn Sie schwach sind, dann deshalb, weil Sie zulassen, daß irgend jemand Ihre Lebenskraft daran hindert, in Ihren Körper einzufließen. Sogar der betroffene Körperteil weist auf die Natur des Fehlers hin. Die Hand bedeutet falsches Handeln. Der Fuß, daß man einen Fehler dabei macht, anderen zu helfen. Das Gehirn deutet auf mangelnde Kontrolle hin, das Herz auf einen Mangel oder Exzeß oder falsches Handeln in der Liebe. Das Auge auf falsche Wahrnehmung und darauf, daß man die Wahrheit nicht sieht, wenn man mit ihr konfrontiert ist. Und genauso kann man den Grund und die Natur einer Krankheit ergründen sowie die Lektion, die der Patient lernen muß, und die notwendige Korrektur.

Lassen Sie uns nun kurz einen Blick auf das Krankenhaus der Zukunft werfen.

Es wird eine Oase des Friedens, der Hoffnung und Freude sein. Keine Eile, kein Lärm. Es gibt keine dieser furchterregenden Apparate und Geräte, die heute verwendet werden. Kein Geruch nach Desinfektions- und Betäubungsmitteln. Es gibt dort nichts, was an Krankheit und Leid erinnert. Die Patienten werden nicht durch häufiges Temperaturmessen in ihrer Ruhe gestört. Es gibt keine täglichen Untersuchungen mit Stethoskopen und Abtasten, um dem Geist des Patienten die Natur seiner Krankheit einzuprägen. Kein ständiges Pulsfühlen, um den Patienten den Eindruck zu vermitteln, daß das Herz zu schnell schlägt. Denn all diese Dinge verhindern die Atmosphäre des Friedens und der Ruhe, die für den Patienten so notwendig ist, um seine schnelle Genesung zu ermöglichen. Es wird auch keinen Bedarf mehr für Laboratorien geben, denn die mikroskopische Untersuchung der Details wird keine Rolle mehr spielen, wenn man erst einmal voll erkannt hat, daß es der Patient ist, der behandelt werden muß, und nicht die Krankheit.

Das Ziel all dieser Institutionen wird darin bestehen, eine Atmosphäre des Friedens, der Hoffnung, der Freude und des Vertrauens herzustellen. Alles wird getan werden, um den Patienten zu ermutigen, seine Krankheit zu vergessen, nach Gesundheit zu streben und gleichzeitig jeden Fehler in seiner Natur zu korrigieren und die Lektion zu verstehen, die er lernen muß.

Alles an dem Krankenhaus der Zukunft wird erhebend und schön sein, so daß der Patient diesen Ort der Zuflucht aufsuchen wird, nicht nur um von seiner Krankheit befreit zu werden, sondern auch, um den Wunsch zu entwickeln, ein Leben zu führen, das mehr in Harmonie mit den Befehlen seiner Seele ist, als dies früher der Fall war.

Das Krankenhaus wird die Mutter der Kranken sein. Es wird sie in ihre Arme schließen, sie beruhigen und trösten und ihnen Hoffnung, Vertrauen und Mut geben, ihre Schwierigkeiten zu überwinden.

Der Arzt von morgen wird erkennen, daß er selbst keine Macht zu heilen hat, sondern daß ihm das Wissen gegeben wird, seine Patienten zu führen und die Heilkraft durch ihn kanalisiert wird, um sie von ihren Schmerzen zu befreien, wenn er sein Leben dem Dienst an seinen Mitmenschen widmet, dem Studium der menschlichen Natur, so daß er teilweise ihren Sinn verstehen kann und aus ganzem Herzen den Wunsch hat, die Menschen von ihrem Leid zu erlösen und alles für die Hilfe der Kranken hinzugeben. Und selbst dann wird seine Macht und seine Fähigkeit zu helfen direkt proportional zu der Intensität seines Wunsches und seiner Bereitschaft zu dienen sein. Er wird verstehen, daß Gesundheit wie das Leben von Gott und nur von Gott allein kommt. Daß er und die Heilmittel, die er verwendet, nur Hilfsmittel in dem göttlichen Plan sind, die dazu beitragen, den Leidenden zurück auf den Weg des göttlichen Gesetzes zu bringen.

Der Arzt von morgen wird kein Interesse an Pathologie oder pathologischer Anatomie haben, denn er erforscht die Gesundheit. Es wird keine Rolle für ihn spielen, ob Kurzatmigkeit beispielsweise durch den Tuberkulosebazillus verursacht wird, den Streptokokkus oder irgendeinen anderen Organismus. Aber es wird ausgesprochen wichtig für ihn sein zu wissen, warum der Patient beim Atmen unter solchen Schwierigkeiten leiden muß. Es ist unbedeutend zu wissen, welche der Herzkammern beschädigt ist, sondern es wird von wesentlicher Bedeutung sein zu erkennen, in welcher Weise der Patient seine Liebe falsch entwickelt. Röntgenstrahlen werden nicht mehr verwendet werden, um ein arthritisches Gelenk zu untersuchen, sondern vielmehr wird man die

Mentalität des Patienten erforschen, um die Starrheit in seinem Geist zu entdecken.
Die Krankheitsprognose wird nicht mehr von körperlichen Zeichen und Symptomen abhängen, sondern von der Fähigkeit des Patienten, seinen Fehler zu korrigieren und sich mit seinem spirituellen Leben in Harmonie zu bringen.
Die Ausbildung des Arztes wird ein tiefes Studium der menschlichen Natur umfassen. Sie wird zu einer großen Erkenntnis des Reinen und Vollkommenen führen sowie zu einem Verständnis des göttlichen Zustands des Menschen und dem Wissen, wie man denjenigen helfen kann, die leiden, so daß sie ihre Beziehung zu ihrem spirituellen Selbst wieder harmonisieren können, und in ihrer Persönlichkeit wieder Eintracht und Gesundheit hergestellt wird.
Der Arzt der Zukunft wird in der Lage sein, aus dem Leben des Patienten heraus den Konflikt zu ergründen, der die Krankheit oder Disharmonie zwischen Körper und Seele verursacht, was ihm ermöglicht, dem Leidenden den für ihn notwendigen Rat zu geben und ihn zu behandeln.
Er wird auch die Natur und ihre Gesetze studieren müssen. Er muß mit den Heilkräften der Natur vertraut sein, so daß er sie zum Nutzen des Patienten einsetzen kann.
Die Behandlung von morgen wird im wesentlichen vier Qualitäten in dem Patienten hervorbringen.

1. Frieden,
2. Hoffnung,
3. Freude und
4. Vertrauen.

Die gesamte Umgebung und die Aufmerksamkeit, die dem Patienten zuteil wird, dient diesem Ziel. Den Patienten mit einer Atmosphäre der Gesundheit und des Lichts zu umgeben, wird seine Genesung unterstützen. Gleichzeitig sind die Fehler des Patienten diagnostiziert worden, man hat sie ihm deutlich gemacht, und

nun erhält er Unterstützung und Ermutigung, damit er sie überwinden kann.
Darüber hinaus werden ihm die wunderbaren Heilmittel, die von Gott mit Heilkräften gesegnet worden sind, verabreicht, um die Kanäle in ihm zu öffnen, die das Licht der Seele einfangen, so daß der Patient mit Heilkraft durchströmt werden kann.
Die Wirkungsweise dieser Heilmittel besteht darin, unsere Vibrationen zu heben und unsere Kanäle für die Empfänglichkeit für unser spirituelles Selbst zu öffnen, unsere Natur mit der Tugend zu durchfluten, die wir benötigen und den Fehler in uns auszumerzen, der Schaden in uns anrichtet. Sie sind wie wunderbare Musik dazu in der Lage oder wie alle herrlichen, erhebenden Dinge, die uns inspirieren, unsere Natur zu heben und uns unserer Seele näherzubringen. Und genau durch diese Wirkungsweise bringen sie uns Frieden und befreien uns von unseren Leiden.
Sie heilen nicht, indem sie die Krankheit angreifen, sondern indem sie unseren Körper mit den wunderbaren Schwingungen unserer höheren Natur durchströmen, in deren Gegenwart jede Krankheit dahinschmilzt wie Schnee im Sonnenschein.
Und schließlich verändern sie die Einstellung des Patienten zu Gesundheit und Krankheit.
Der Gedanke, daß man sich Linderung durch die Bezahlung von Gold oder Silber erkaufen kann, muß für immer verbannt werden. Gesundheit ist wie das Leben göttlichen Ursprungs und kann nur mit göttlichen Mitteln erlangt werden. Geld, Luxus, Reisen können nach außen hin so erscheinen, als ob wir uns damit eine Verbesserung unseres körperlichen Zustands erkaufen könnten. Aber diese Dinge können uns niemals wahre Gesundheit verschaffen.
Der Patient von morgen muß verstehen, daß er und er allein sich von seinem Leiden befreien kann, obwohl er von einem erfahreneren Mitmenschen Rat und Hilfe erhalten kann, der ihn in seinem Bemühen unterstützt. Gesundheit ist dann vorhanden, wenn eine vollkommene Harmonie zwischen Seele, Geist und Körper

besteht. Und diese Harmonie muß erlangt werden, bevor eine Heilung stattfinden kann.
In Zukunft wird man nicht mehr stolz darauf sein, krank zu sein. Im Gegenteil werden sich die Menschen ihrer Krankheit ebensosehr schämen, wie sie sich für ein Verbrechen schämen sollten.
Und nun möchte ich Ihnen erklären, welche zwei Geisteszustände in unserem Land wahrscheinlich mehr Krankheiten hervorbringen als irgendeine andere Ursache. Dies sind die großen Fehler unserer Zivilisation – nämlich Habgier und falscher Götzendienst.
Krankheit ist uns natürlich als Korrektiv geschickt worden. Wir bringen sie vollständig selbst hervor. Sie ist die Folge unseres falschen Handelns und falschen Denkens. Wenn wir jedoch unsere Fehler korrigieren und in Harmonie mit dem göttlichen Plan leben können, wird uns Krankheit niemals heimsuchen können.
In unserer Zivilisation überschattet die Habgier alles. Wir sind gierig nach Wohlstand, sozialem Status, einer hohen beruflichen Position, weltlichen Ehren, Komfort und Popularität. Doch die Gier nach diesen Dingen ist im Vergleich zu einer anderen Gier noch harmlos.
Das Schlimmste von allem ist die Gier, einen anderen Menschen zu besitzen. Es stimmt, daß dies unter uns so normal ist, daß man es als richtig und angemessen betrachtet. Doch dies mildert das Übel nicht, denn einen anderen Menschen oder seine Persönlichkeit zu besitzen oder zu beeinflussen bedeutet, sich die Macht unseres Schöpfers anzumaßen.
Wie viele Leute könnten Sie unter Ihren Freunden oder Verwandten aufzählen, die frei sind? Wie viele sind nicht gebunden oder werden von einem anderen Menschen beeinflußt oder beherrscht? Wie viele könnten jeden Tag, jeden Monat und jedes Jahr wieder behaupten: »Ich gehorche nur den Befehlen meiner Seele und bleibe unberührt von dem Einfluß anderer Menschen.« Und doch ist jeder einzelne von uns eine freie Seele, die nur Gott für ihre Handlungen, ja auch für ihre Gedanken verantwortlich ist.

Es ist vielleicht die größte Lektion des Lebens, Freiheit zu lernen. Freiheit von den äußeren Umständen, von der Umgebung, anderen Persönlichkeiten und vor allen Dingen von uns selbst, denn solange wir nicht frei sind, sind wir nicht in der Lage, uns ganz zu verschenken und unseren Mitmenschen zu dienen.
Denken wir daran, ob wir nun unter Krankheit oder irgendeiner anderen Schwierigkeit leiden, ob wir von Beziehungen oder Freunden umgeben sind, die uns ärgern, ob wir unter Menschen leben, die uns beherrschen und über uns befehligen, die sich in unsere Pläne einmischen oder unseren Fortschritt behindern, wir sind selbst dafür verantwortlich. Der Grund dafür liegt darin, daß in uns immer noch ein Zug vorhanden ist, der die Freiheit eines anderen verhindert, oder uns fehlt der Mut, unsere eigene Individualität zu behaupten und für unser Geburtsrecht einzustehen.
In dem Augenblick, wo wir all unseren Mitmenschen völlige Freiheit gegeben haben, wenn wir nicht mehr den Wunsch verspüren, andere an uns zu binden und sie einzuschränken, wenn wir von einem anderen Menschen nichts mehr erwarten, wenn unser einziger Gedanke darin besteht zu geben und niemals zu nehmen, dann sind wir in diesem Augenblick frei von allem. Unsere Fesseln fallen von uns ab, wir zerreißen unsere Ketten. Und zum ersten Mal in unserem Leben wissen wir um die außergewöhnliche Freude vollkommener Freiheit. Befreit von allen menschlichen Einschränkungen dienen wir nun bereitwillig und voller Freude allein unserem Höheren Selbst.
Die besitzergreifende Macht hat sich in der westlichen Welt so stark entwickelt, daß sie große Krankheit erforderlich macht, bevor die Menschen den Irrtum erkennen und ihr Verhalten korrigieren. Und je nachdem wie sehr wir einen anderen Menschen beherrschen, müssen wir leiden, solange wir uns eine Macht anmaßen, die dem Menschen nicht zusteht.
Völlige Freiheit ist unser Geburtsrecht, und dies können wir nur dann erlangen, wenn wir jeder lebenden Seele, die unseren Weg kreuzt, diese Freiheit gewähren. Denn wir ernten wahrhaftig das,

was wir säen, denn es heißt: »So wie ihr säet, werdet ihr ernten.« Genauso, wie wir in das Leben eines anderen, sei dies ein junger oder alter Mensch, eingreifen, muß sich dies auf uns auswirken. Wenn wir ihre Aktivitäten einschränken, stellen wir womöglich fest, daß unsere Körper durch Steifheit eingeschränkt werden. Wenn wir ihnen darüber hinaus Schmerz und Leid zufügen, müssen wir darauf vorbereitet sein, dasselbe zu erleiden, bis wir uns gebessert haben. Und es gibt keine Krankheit, nicht einmal eine noch so schwere, die nicht notwendig ist, um unsere Handlungen zu überprüfen und unsere Verhaltensweise zu verändern.

Diejenigen von Ihnen, die unter einem anderen leiden, können neuen Mut schöpfen, denn es bedeutet, daß Sie eine Stufe in Ihrer Entwicklung erreicht haben, auf der Ihnen die Lektion erteilt wird, Ihre Freiheit wiederzugewinnen. Und genau der Schmerz und das Leid, das Sie ertragen, ist die Lehre, wie Sie Ihren eigenen Fehler korrigieren können. Und sobald Sie diesen Fehler erkannt und korrigiert haben, sind Ihre Schwierigkeiten vorbei.

Um dies zu bewerkstelligen, muß man große Güte üben. Man darf einen anderen Menschen niemals durch einen Gedanken, ein Wort oder eine Tat verletzen. Denken wir daran, daß alle Menschen an ihrer eigenen Erlösung arbeiten. Sie gehen durchs Leben, um die Lektionen zu lernen, die für die Vervollkommnung ihrer eigenen Seele notwendig sind. Dies müssen sie für sich selbst tun. Sie müssen ihre eigenen Erfahrungen machen und die Fallen der Welt erkennen und aus eigener Kraft heraus den Weg finden, der zum Gipfel führt. Das Äußerste, was wir tun können, wenn wir ein wenig mehr Wissen und Erfahrung haben als unsere jungeren Mitmenschen, ist, sie sanft zu führen. Wenn sie auf uns hören, schön und gut. Wenn nicht, müssen wir geduldig warten, bis sie weitere Erfahrungen gemacht haben, die ihnen ihren Fehler bewußt machen sollen, und dann wenden sie sich vielleicht wieder an uns.

Wir sollten danach streben, so gütig, ruhig und geduldig hilfreich zu sein, daß wir uns unter unseren Mitmenschen bewegen wie ein

Windhauch oder ein Sonnenstrahl. Immer bereit zu helfen, wenn sie uns darum bitten, aber wir wollen ihnen unsere eigenen Ansichten niemals aufzwingen.
Und nun möchte ich noch über ein weiteres großes Hindernis sprechen, das der Gesundheit im Wege steht und das heute weitverbreitet ist. Es ist eines der größten Hindernisse, auf das Ärzte in ihrem Bemühen zu heilen stoßen. Ein Hindernis, das eine Form von Vergötterung ist. Christus sagte: »Ihr könnt nicht gleichzeitig Gott und dem Mammon dienen«, und doch ist der Dienst am Mammon einer unserer größten Stolpersteine. Es gab einmal einen glorreichen, großartigen Engel, der dem heiligen Johannes erschien, und dieser fiel in Bewunderung auf die Knie und huldigte ihm. Aber der Engel sagte zu ihm: »Du sollst nicht vor mir auf die Knie fallen, denn ich bin dein Diener und der Diener deiner Brüder. Huldige Gott.« Und doch huldigen heutzutage Abertausende nicht Gott, nicht einmal einem mächtigen Engel, sondern einem Mitmenschen. Ich kann Ihnen versichern, daß eine der größten Schwierigkeiten, die wir überwinden müssen, die Vergötterung eines anderen Sterblichen ist.
Wie gebräuchlich ist der Satz: »Ich muß meinen Vater, meine Schwester, meinen Mann fragen.« Welch eine Tragödie! Sich vorzustellen, daß eine menschliche Seele, die ihre göttliche Evolution vorwärtstreibt, aufhören sollte, einen Mitmenschen um Erlaubnis zu fragen. Wem glaubt er seinen Ursprung, sein Leben zu verdanken – einem Mitmenschen oder seinem Schöpfer?
Wir müssen begreifen, daß wir nur Gott allein für unsere Handlungen und Gedanken verantwortlich sind. Und daß es in der Tat falscher Götzendienst ist, sich von einem anderen Sterblichen beeinflussen zu lassen, seinen Wünschen nachzukommen oder seine Bedürfnisse zu berücksichtigen. Die Strafe dafür ist schwer, sie fesselt uns und wirft uns ins Gefängnis und schränkt unser Leben ein. Und dies sollte auch so sein, da wir es nicht anders verdienen, wenn wir den Befehlen eines Menschen gehorchen, wenn unser ganzes Selbst nur einen Befehl kennen sollte – näm-

lich den unseres Schöpfers, der uns unser Leben und unser Verständnis geschenkt hat.
Seien Sie sicher, daß der Mensch, der sich seiner Ehefrau, seinem Kind, seinem Vater oder seinem Freund verpflichtet fühlt, ein Götzenanbeter ist, der dem Mammon und nicht Gott dient.
Erinnern wir uns an die Worte Christi: »Wer ist meine Mutter und wer sind meine Brüder«, was bedeutet, daß jeder einzelne von uns, so gering und unbedeutend wir auch sein mögen, hier ist, um unseren Mitmenschen, der Menschheit, der Welt im großen und ganzen zu dienen und niemals, auch nur für den kürzesten Augenblick, den Befehlen eines anderen Menschen gehorchen soll, die den Motiven, die wir als die Befehle unserer Seele erkennen, in irgendeiner Art zuwiderlaufen.
Seien Sie der Kapitän Ihrer Seele, der Meister Ihres Schicksals (was bedeutet, lassen Sie sich nur und ohne Behinderung durch einen anderen Menschen oder einen Umstand von der Göttlichkeit in Ihnen beherrschen und führen), leben Sie immer im Einklang mit den Gesetzen Gottes und seien Sie nur dem Gott verantwortlich, der Ihnen Ihr Leben geschenkt hat.
Ich möchte Ihre Aufmerksamkeit noch auf einen weiteren Punkt lenken. Denken Sie immer an den Befehl, den Christus seinen Schülern gegeben hat: »Widersetzt euch dem Übel nicht.« Krankheit und Fehler werden nicht durch Kampf besiegt, sondern indem man sie durch das Gute ersetzt. Dunkelheit wird durch das Licht beseitigt, nicht durch größere Dunkelheit. Haß durch Liebe, Grausamkeit durch Mitgefühl und Mitleid und Krankheit durch Gesundheit.
Unser Ziel besteht ausschließlich darin, unsere Fehler zu erkennen und uns zu bemühen, die entgegengesetzte Tugend zu entwickeln, so daß der Fehler verschwinden wird, wie Schnee in der Sonne schmilzt. Kämpfen Sie nicht gegen Ihren Kummer. Ringen Sie nicht mit Ihren Fehlern und Schwächen. Vielmehr vergessen Sie sie, indem Sie sich auf die Entwicklung der notwendigen Tugend konzentrieren.
Und zusammenfassend können wir erkennen, welch große Rolle

die Homöopathie in der Überwindung von Krankheit in der Zukunft spielen wird. Nun wo wir verstanden haben, daß Krankheit an sich ›Gleiches mit Gleichem heilen‹ bedeutet, daß wir sie selbst verschulden, daß sie dazu da ist, unsere Fehler zu korrigieren, und daher letztendlich zu unserem Guten ist, und wir sie vermeiden können, wenn wir die notwendigen Lektionen lernen und unsere Fehler korrigieren, bevor schwierigere Lektionen des Leids notwendig sind. Dies ist die natürliche Fortführung von Hahnemanns großartigem Werk. Die Folgerichtigkeit dieses Gedankengangs wurde ihm offenbart und führt uns einen Schritt weiter zum vollkommenen Verständnis von Krankheit und Gesundheit, und dies ist das Stadium, in dem wir die Kluft zwischen dem, was er uns hinterlassen hat, und der Dämmerung des Tages, wenn die Menschheit einen solchen Fortschritt gemacht haben wird, daß sie die Herrlichkeit der göttlichen Heilung direkt empfangen kann, überbrücken.
Der verständige Arzt, der seine Heilmittel aus den wohltätigen Pflanzen in der Natur sorgfältig auswählt, wird in der Lage sein, seinen Patienten zu helfen, die Kanäle zu öffnen, die eine größere Einheit zwischen Seele und Körper ermöglichen, und daher die Tugenden zu entwickeln, die notwendig sind, um die Fehler auszumerzen. Dies bringt der Menschheit die Hoffnung wirklicher Gesundheit in Verbindung mit geistigem und spirituellem Fortschritt.
Für die Patienten ist es notwendig, daß sie darauf vorbereitet sind, sich mit der Wahrheit zu konfrontieren, daß Krankheit einzig und allein auf ihre eigenen Fehler zurückzuführen ist, so wie der Sünde Sold der Tod ist. Sie müssen den Wunsch haben, diese Fehler zu korrigieren, ein besseres und sinnvolleres Leben zu führen und zu erkennen, daß Heilung ganz allein von ihrer eigenen Anstrengung abhängt, obwohl sie zum Arzt gehen können, damit er ihnen bei ihrem Problem hilft und sie führt.
Gesundheit kann nicht mehr durch die Bezahlung von Geld erreicht werden, als ein Kind seine Erziehung erkaufen kann. Keine Geldsumme kann dem Schüler das Schreiben beibringen.

Er muß es selbst unter der Anleitung eines erfahrenen Lehrers lernen. Und genauso verhält es sich mit der Gesundheit.
Es gibt zwei große Gebote: »Liebe Gott und deinen Nächsten.« Wir wollen unsere Individualität entwickeln, so daß wir völlige Freiheit erlangen, um der Göttlichkeit in uns selbst zu dienen und nur dieser Göttlichkeit allein. Und wir wollen allen anderen völlige Freiheit geben und ihnen so dienen, wie es in unserer Macht steht, gemäß den Befehlen unserer Seele, und uns immer daran erinnern, daß unsere Freiheit und die Fähigkeit, unseren Mitmenschen zu dienen, in dem Maße zunimmt, wie unsere eigene Freiheit größer wird.
Daher müssen wir uns mit der Tatsache konfrontieren, daß wir ganz allein für Krankheit verantwortlich sind und daß die einzige Behandlung darin besteht, unsere Fehler zu korrigieren. Jede wahre Heilung zielt darauf ab, den Patienten dabei zu unterstützen, seine Seele, seinen Geist und seinen Körper wieder in Harmonie zu bringen; dies kann er nur selbst bewerkstelligen, obwohl ihm der Rat und die Hilfe eines erfahrenen Mitmenschen dabei eine große Hilfe sein können.
Wie Hahnemann darlegte, ist jede Heilung, die nicht von innen heraus geschieht, schädlich, und eine scheinbare Heilung des Körpers, die durch materialistische Methoden erzielt wurde oder nur durch die Handlung anderer, ohne Selbsthilfe, kann sicherlich körperliche Erleichterung bringen, aber sie wird unserem Höheren Selbst schaden, denn die Lektion wurde nicht gelernt, und der Fehler wurde nicht ausgemerzt.
Es ist schrecklich, wenn man daran denkt, wie viele künstliche und oberflächliche Heilungen heutzutage durch Geld und die falschen medizinischen Methoden erzielt werden. Falsche Methoden, weil sie die Symptome nur unterdrücken, scheinbare Erleichterung bringen, ohne die Ursache zu beseitigen.
Heilung muß aus unserem inneren Selbst kommen, indem wir unsere Fehler erkennen und korrigieren und unser Leben mit dem göttlichen Plan in Einklang bringen. Und da uns der Schöpfer in seiner Gnade bestimmte von Gott gesegnete Heilkräuter

gegeben hat, die uns zu unserem Sieg verhelfen sollen, wollen wir diese suchen und sie, so gut es uns möglich ist, benutzen, damit sie uns helfen, den Berg unserer Evolution zu besteigen, bis zu dem Tag, wo wir den Gipfel der Vollkommenheit erreicht haben werden.

Hahnemann hatte die Wahrheit erkannt, daß ›Gleiches Gleiches heilt‹, was in Wirklichkeit bedeutet, daß Krankheit die falsche Handlung heilt, daß wahre Heilung nur eine höhere Stufe ist und Liebe und all ihre Attribute das Falsche austreibt.

Er erkannte, daß beim richtigen Heilen nichts benutzt werden muß, was dem Patienten seine eigene Verantwortung abnimmt, sondern daß nur solche Mittel angewandt werden dürfen, die ihm helfen, seine Fehler zu überwinden.

Wir wissen jetzt, daß bestimmte Heilmittel in der homöopathischen Pharmakopöe die Macht haben, unsere Schwingungen zu erhöhen und unser sterbliches und unser spirituelles Selbst daher mehr in Einklang bringen, und durch die auf diese Weise hergestellte größere Harmonie Heilung bewirken.

Und schließlich ist es unsere Aufgabe, die Pharmakopöe zu reinigen und ihr neue Heilmittel hinzuzufügen, bis sie nur noch diejenigen enthält, die wohltätig und erhebend sind.

6. Heile Dich selbst

(Veröffentlicht von C. W. Daniel & Co., 1931)

Eine Erklärung der wahren Ursache von Krankheit und Heilung

Dieses Buch ist all denjenigen gewidmet, die leiden oder Kummer haben.

Kapitel 1

Es liegt nicht in der Absicht dieses Buches vorzuschlagen, daß die Heilkunst unnötig ist. Dies wäre weit gefehlt. Ich habe jedoch die bescheidene Hoffnung, daß es denjenigen, die leiden, ein Führer sein kann, um den wahren Ursprung ihrer Krankheit in sich selbst zu suchen, so daß sie selbst zu ihrer Heilung beitragen können. Darüber hinaus hoffe ich, daß es jenen, die in medizinischen und religiösen Berufen tätig sind und denen das Wohlergehen der Menschheit am Herzen liegt, Anregungen gibt, so daß sie ihre Bemühungen um die Linderung des menschlichen Leidens verstärken, um so den vollständigen Sieg über die Krankheit voranzutreiben.
Der Hauptgrund für das Versagen der modernen medizinischen Wissenschaft liegt darin, daß sie sich mit den Wirkungen, und nicht mit den Ursachen beschäftigt. Seit Jahrhunderten verschleiert der Materialismus die wahre Natur der Krankheit, und daher hatte die Krankheit Gelegenheit, noch größere Verwüstungen anzurichten, da sie nicht an ihrer Ursache bekämpft wurde. Es ist so, als ob ein in den Bergen verschanzter Feind das umliegende Land ständig angreift, während die Betroffenen den Garnisonsstützpunkt ignorieren und sich damit zufriedengeben,

ihre beschädigten Häuser zu reparieren und ihre Toten zu begraben, was bedeutet, daß sie nur die Wirkungen der feindlichen Angriffe bekämpfen. Allgemein gesprochen ist die moderne Medizin nichts anderes als das Zusammenflicken dieser Kriegsverletzten und das Begraben der Gefallenen, ohne einen Gedanken an die wirkliche Feste der Feinde zu verschwenden.
Mit den gegenwärtigen materialistischen Methoden wird Krankheit niemals geheilt oder beseitigt werden, und zwar aus dem einfachen Grund, weil die Ursache der Krankheit nicht materialistisch ist. Was wir als Krankheit kennen, ist die letztendlich im Körper hervorgerufene Wirkung und das Endprodukt lange tief im Inneren wirkender Kräfte. Selbst wenn die materielle Behandlung allein scheinbare Erfolge erzielt, ist dies nichts anderes als eine vorübergehende Erleichterung, wenn die wahre Ursache nicht behoben wurde. Der moderne Trend der medizinischen Wissenschaft hat der Krankheit noch mehr Macht gegeben, indem die wahre Natur der Krankheit fehlinterpretiert wird und man sich nur auf ihre materialistischen Aspekte im physischen Körper konzentriert. Krankheit wurde zum einen noch mächtiger, weil die Menschen von der wahren Krankheitsursache und daher auch von effektiven Methoden der Krankheitsbekämpfung abgelenkt wurden und zum anderen, weil man Krankheit im Körper lokalisiert, wodurch sie wirkliche Hoffnung auf Heilung verlieren und eine starke Angstneurose entwickeln, die niemals notwendig gewesen wäre.
Krankheit ist im wesentlichen die Folge eines Konfliktes zwischen Seele und Geist, und sie kann nur durch spirituelle und geistige Bemühungen beseitigt werden. Wie wir später noch sehen werden, können solche Bemühungen, wenn sie aus dem richtigen Verständnis heraus unternommen werden, Krankheit heilen und verhindern, indem man die grundlegenden Faktoren entfernt, die die Hauptursache von Krankheit sind. Keine ausschließlich auf den Körper gerichtete Bemühung kann mehr bewirken, als den Schaden oberflächlich zu reparieren, und darin liegt keine Heilung, da die Ursache immer noch wirksam ist und in jedem

Augenblick ihr Vorhandensein in einer anderen Form zum Ausdruck bringen kann. In der Tat ist die scheinbare Genesung in vielen Fällen sogar schädlich, da sie dem Patienten die wahre Ursache seines Problems verbirgt, und in seiner Zufriedenheit über die scheinbar wiederhergestellte Gesundheit kann die wirkliche Ursache, die unbemerkt bleibt, wieder an Macht gewinnen. Vergleichen wir diesen Fall einmal mit dem eines Patienten, der weiß oder von einem weisen Arzt darauf hingewiesen worden ist, welche schädlichen spirituellen oder geistigen Kräfte in ihm wirksam sind, deren Auswirkungen wir die Krankheit des physischen Körpers nennen. Wenn der Patient sich direkt darum bemüht, diese Kräfte zu neutralisieren, verbessert sich sein Gesundheitszustand, und sobald ihm dies gelingt und er seine Aufgabe beendet hat, ist die Krankheit verschwunden. Dies ist wahre Heilung durch den Kampf gegen die Festung des Feindes, der tatsächlichen Grundlage für die Ursache des Leidens.

Eine Ausnahme unter den materialistischen Methoden, die in der modernen Wissenschaft angewendet werden, ist die des berühmten Hahnemann, des Begründers der Homöopathie, der aus dem Wissen um die wohltätige Liebe des Schöpfers und um die Göttlichkeit in jedem Menschen heraus, sowie durch die Erforschung der Lebenseinstellung seiner Patienten, seiner Umgebung und ihrer jeweiligen Krankheit versuchte, das Naturheilmittel zu finden, das nicht nur ihren Körper heilen würde, sondern gleichzeitig ihre geistige Einstellung heben könnte. Möge seine Wissenschaft von den wahren Ärzten verbreitet und weiterentwickelt werden, die in ihrem Herzen Liebe zur Menschheit tragen.

Fünfhundert Jahre vor Christus brachten einige Ärzte des alten Indiens, die unter dem Einfluß von Lord Buddha wirkten, die Heilkunst auf einen so vollkommenen Stand, daß sie in der Lage waren, die Chirurgie abzuschaffen, obwohl diese zu ihrer Zeit ebenso oder noch wirksamer war als heutzutage. Männer wie Hippokrates mit seinen hohen Idealen des Heilens, Paracelsus mit seiner Gewißheit, daß das Göttliche im Menschen wohnt, und Hahnemann, der erkannte, daß Krankheit nicht in der physischen Ebene wurzelt – sie alle wußten sehr viel über die wahre Natur der Krankheit und die Heilung von Leiden. Welch unsägliches Leid hätte während der letzten 20 oder 25 Jahrhunderte vermieden werden können, wenn die Lehren dieser großen Meister ihrer Kunst befolgt worden wären, aber wie in vielen anderen Bereichen hat der Materialismus die westliche Welt so fasziniert, und zwar so lange Zeit, daß die Stimmen derjenigen, die sich diesen Lehren widersetzten, den Rat derjenigen, die die Wahrheit erkannten, übertönten.

An dieser Stelle möchte ich kurz erwähnen, daß Krankheit, obwohl sie so grausam erscheint, an sich wohltätig und zu unserem Nutzen ist und, wenn man sie richtig deutet, uns zu unseren wesentlichen Fehlern führen kann. Wenn Krankheit richtig behandelt wird, ist sie die Ursache der Beseitigung dieser Fehler, und wir werden zu einem besseren Menschen als je zuvor. Leiden ist ein Korrektiv, um uns auf eine Lektion hinzuweisen, die wir mit anderen Mitteln nicht begriffen haben, und es kann niemals beseitigt werden, solange die Lektion nicht gelernt ist. Man muß auch wissen, daß bei denjenigen, welche die Bedeutung von warnenden Anzeichen verstehen und in der Lage sind, sie zu deuten, Krankheit verhindert werden kann, bevor sie sich manifestiert, oder in ihrem Frühstadium erfolgreich bekämpft werden kann, wenn die geeigneten, korrigierenden, spirituellen und geistigen Bemühungen unternommen werden. In keinem Fall muß ein Mensch verzweifeln, wie schwer seine Krankheit auch ist, denn die Tatsache, daß ihm noch physisches Leben geschenkt ist, zeigt, daß die Seele, die ihn führt, nicht ohne Hoffnung ist.

Kapitel 2

Um das Wesen von Krankheit zu verstehen, müssen wir einige grundlegende Wahrheiten erkennen. Die erste Wahrheit ist, daß der Mensch eine Seele hat, die sein wahres Selbst ist. Daß er ein göttliches, mächtiges Wesen, ein Sohn des Schöpfers aller Dinge ist, dessen Körper, obwohl er der irdische Tempel dieser Seele ist, nur die unbedeutendste Widerspiegelung darstellt. Daß unsere Seele, unsere Göttlichkeit, die in uns wohnt und uns umgibt, unser Leben nach seinem Plan gestaltet und uns immer führt, beschützt und ermutigt, und uns sorgsam und gütig zu unserem größten Vorteil leitet, wenn wir es zulassen. Daß Er, unser Höheres Selbst, das ein Funke des Allmächtigen ist, deshalb unbesiegbar und unsterblich ist.

Das zweite Prinzip ist, daß wir, so wie wir uns in dieser Welt kennen, als Persönlichkeiten auf diese Welt gekommen sind, um all das Wissen und die Erfahrung zu sammeln, die man durch die irdische Existenz erlangen kann, um alle uns fehlenden Tugenden zu entwickeln und das Schlechte in uns zu beseitigen, um die Vervollkommnung unseres Wesens voranzutreiben. Die Seele weiß, welche Umgebung und welche Lebensumstände uns dabei von größtem Nutzen sind und daher weist uns Gott jenen Lebensbereich zu, der sich zu diesem Zweck am besten eignet.

Drittens müssen wir erkennen, daß dieser kurze Aufenthalt auf Erden, den wir als unser Leben kennen, nicht mehr als ein Augenblick im Verlaufe unserer Evolution ist, so wie ein Schultag im Verhältnis zu einer ganzen Lebensspanne steht. Obwohl wir im Augenblick nur diesen einen Tag sehen und begreifen können, sagt uns unsere Intuition, daß unsere Geburt unendlich weit von unserem Anfang und der Tod unendlich weit von unserem Ende entfernt ist. Unsere Seele, die wir in Wirklichkeit sind, ist unsterblich, und der Körper, dessen wir uns bewußt sind und der vergänglich ist, ist nur unser Fortbewegungsmittel auf unserer Lebensreise oder ein Instrument, das wir für unsere tägliche Arbeit benutzen.

Nun folgt ein viertes, großes Prinzip, nämlich, daß unser Leben voller Freude und Frieden, Glück und Gesundheit ist, wenn unsere Seele und unsere Persönlichkeit in Harmonie miteinander sind. Ein Konflikt entsteht erst dann, wenn unsere Persönlichkeit von dem Weg abkommt, der von der Seele festgelegt wurde, entweder aufgrund von unseren eigenen weltlichen Wünschen oder weil wir von anderen Menschen dazu überredet werden. Dieser Konflikt ist die Wurzel von Krankheit und Unglück. Egal, welche Aufgabe wir in dieser Welt haben – ob wir Schuhputzer oder Monarch, Grundbesitzer oder Bauer, reich oder arm sind –, solange wir unsere Aufgabe gemäß den Befehlen der Seele erfüllen, ist alles in Ordnung. Darüber hinaus können wir sicher sein, daß egal, in welche Lebenslage wir hineingeboren sind, ob diese nun angenehm oder schwierig ist, sie die Lektionen und Erfahrungen enthält, die im Augenblick für unsere Entwicklung notwendig sind, und uns die beste Entwicklungschance gibt.

Das nächste große Prinzip ist die Erkenntnis der Einheit aller Dinge, nämlich, daß der Schöpfer aller Dinge Liebe ist, und daß alles, dessen wir uns bewußt sind, in seiner unendlichen Anzahl von Ausdrucksformen eine Offenbarung dieser Liebe ist, ob es sich nun um einen Planeten oder einen Kieselstein, einen Stern oder einen Tautropfen, einen Menschen oder die niedrigste Lebensform handelt. Es ist möglich, sich eine Vorstellung davon zu machen, indem wir uns unseren Schöpfer als eine großartige strahlende Sonne der Güte und Liebe vorstellen, aus deren Zentrum unendlich viele Strahlen in jede Richtung ausgesandt werden, und daß wir und alles, dessen wir uns bewußt sind, Teilchen am Ende dieser Strahlen sind, ausgesandt, um Erfahrung und Wissen zu sammeln, aber letztendlich, um zu diesem großartigen Zentrum zurückzukehren. Und obwohl uns jeder dieser Strahlen als getrennt und verschieden von den anderen erscheinen mag, ist er in Wahrheit doch ein Teil der großen, zentralen Sonne. Trennung ist unmöglich, denn sobald ein Lichtstrahl von seiner Quelle abgeschnitten wird, hört er auf zu existieren. Auf diese Weise können wir ein wenig verstehen, daß Getrenntheit unmöglich ist, da jeder Lichtstrahl, obwohl er individuell ist, dennoch ein Teil der großen, zentralen, schöpferischen Kraft ist. Daher wirkt sich jede Handlung gegen uns selbst oder andere auf das Ganze aus, denn es verursacht Unvollkommenheit in einem

Teil, die wiederum auf das Ganze gespiegelt wird, dessen Einzelteile letztendlich wieder vollkommen werden müssen.
Daher sehen wir, daß es zwei große mögliche fundamentale Irrtümer gibt: Die Trennung zwischen unserer Seele und unserer Persönlichkeit und die Grausamkeit oder das falsche Verhalten gegenüber anderen, denn dies stellt eine Sünde gegen die Einheit dar. Diese beiden Fehler bringen Konflikte hervor, was wiederum zu Krankheit führt. Wenn wir verstehen, wo wir einen Fehler machen (was wir so oft nicht erkennen), und uns aufrichtig darum bemühen, diesen Fehler zu korrigieren, wird dies nicht nur zu einem Leben voller Freude und Frieden führen, sondern auch zu Gesundheit.
Krankheit an sich ist wohltätig und ihr Zweck besteht darin, die Persönlichkeit zurück zum göttlichen Willen der Seele zu führen. Daraus geht hervor, daß man Krankheit sowohl vorbeugen als auch verhindern kann, denn es bestünde keine Notwendigkeit für die schwere Lektion des Leidens, wenn wir uns nur der Fehler, die wir begehen, bewußt werden könnten und diese durch spirituelle und geistige Mittel korrigieren würden. Die göttliche Macht gibt uns jede Gelegenheit, unser Leben wieder in die richtige Bahn zu lenken, bevor sie als letztes Mittel Schmerz und Leid anwendet. Es sind nicht die Irrtümer dieses Lebens, dieses Schultages, die wir bekämpfen. Und obwohl wir uns in unserem physischen Geist des Grundes unseres Leidens nicht bewußt sind, das uns grausam und unsinnig erscheinen mag, kennt unsere Seele (die unser wahres Selbst ist) die volle Absicht und führt uns zu unserem besten Nutzen. Dennoch würde das Verständnis und die Korrektur unserer Fehler die Krankheit verkürzen und unsere Gesundheit wiederherstellen. Das Wissen um die Absicht der Seele und das Fügen in dieses Wissen bedeutet Befreiung von irdischen Leiden und unserem Kummer und gibt uns die Freiheit, uns in Freude und Glück zu entwickeln.
Es gibt zwei große Irrtümer: Erstens, die Gebote unserer Seele nicht zu achten und zu befolgen, und zweitens, gegen die Einheit zu handeln. Was das letztere betrifft, sollten wir es immer ver-

meiden, über andere zu urteilen, denn was für den einen richtig ist, ist für den anderen falsch. Der Kaufmann, dessen Aufgabe darin besteht, einen florierenden Handel nicht nur zu seinem eigenen Vorteil, sondern auch zum Nutzen all jener, die er beschäftigt, aufzubauen, und der dadurch Kenntnisse der Leistungsfähigkeit seines Betriebs und Kontrolle gewinnt und die damit verbundenen Tugenden entwickelt, muß zwangsläufig andere Qualitäten und Tugenden benutzen als eine Krankenschwester, die ihr Leben der Pflege der Kranken opfert. Und doch eignen sich beide auf die richtige Weise die Qualitäten an, die für ihre Entwicklung notwendig sind, wenn sie die Gebote ihrer Seele befolgen. Es kommt darauf an, den Geboten unserer Seele zu gehorchen, was wir durch unser Gewissen, unseren Instinkt und unsere Intuition lernen.

Daraus können wir erkennen, daß Krankheit aufgrund ihrer eigenen Prinzipien und im wesentlichen sowohl vermeidbar als auch heilbar ist, und die Aufgabe spiritueller Heiler und Ärzte besteht darin, den Leidenden außer materiellen Heilmitteln das Wissen über die Fehler ihres Lebens und die Art und Weise, wie man diese Fehler ausmerzen kann, zu vermitteln, um die Kranken so zurück zu Gesundheit und Freude zu führen.

Kapitel 3

Was wir als Krankheit kennen, ist das Endstadium einer viel tieferen Disharmonie, und es ist offensichtlich, daß die Beschäftigung mit dem Endresultat allein nicht voll wirksam sein kann, wenn man die Ursache nicht beseitigt, um einen vollständigen Behandlungserfolg zu gewährleisten. Es gibt einen grundsätzlichen Fehler, den der Mensch begehen kann, nämlich den Verstoß gegen die Einheit. Dieser Fehler wurzelt in der Selbstliebe. Darüber hinaus könnte man sagen, daß es im wesentlichen nur ein Leiden gibt, nämlich körperliches Unwohlsein oder Krankheit. Und so wie es unterschiedliche Verstöße gegen die Einheit gibt, gibt es auch verschiedene Formen von Krankheit – die Folge dieser Vergehen –, je nachdem, welche Ursache der Krankheit zugrunde liegt. Das Wesen einer Krankheit kann ein hilfreicher Führer sein, wenn man die Art des Verstoßes gegen das göttliche Gesetz der Liebe und Einheit entdecken will.

Wenn wir genügend Liebe zu allen Dingen in uns haben, können wir niemandem Schaden zufügen, denn diese Liebe würde in jede unserer Handlungen einfließen und unseren Geist an jedem Gedanken hindern, der einen anderen Menschen verletzen könnte. Aber wir haben diesen Zustand der Vollkommenheit noch nicht erreicht. Wenn dies so wäre, wäre unsere Existenz hier auf Erden nicht mehr notwendig. Aber wir alle suchen und bewegen uns auf diesen Zustand hin und diejenigen von uns, die geistig oder körperlich leiden, werden durch dieses leidvolle Leben zu diesem idealen Zustand geführt. Und wenn wir es nur richtig verstehen, können wir nicht nur unseren Fortschritt zu diesem Ziel beschleunigen, sondern uns auch Krankheit und Leid ersparen. Von dem Augenblick an, wo wir die Lektion verstanden und den Fehler beseitigt haben, besteht keine Notwendigkeit mehr für eine Korrektur, denn wir müssen uns daran erinnern, daß Leid an sich wohltätig ist, insofern es uns darauf hinweist, wenn wir den falschen Weg einschlagen, und so unsere Entwicklung hin zu ihrer wunderbaren Vollkommenheit beschleunigt.

Die wirklichen und grundlegenden Krankheiten des Menschen sind Fehler wie Stolz, Grausamkeit, Haß, Eigenliebe, Unwissenheit, Labilität und Habgier. Und wenn wir jeden dieser Fehler näher betrachten, werden wir feststellen, daß er der Einheit zuwiderläuft. Solche Fehler sind die wahren Krankheiten (im modernen Sinne des Wortes), und das Beibehalten und Festhalten an diesen Fehlern, nachdem wir ein Entwicklungsstadium erreicht haben, wo wir sie als falsch erkennen, was die schädlichen Wirkungen im Körper hervorruft, die wir als Krankheit kennen.

Stolz ist zunächst auf die mangelnde Erkenntnis der Unwichtigkeit der eigenen Persönlichkeit und ihrer völligen Abhängigkeit

von der Seele zurückzuführen, sowie darauf, daß wir Erfolge nicht aus eigener Kraft erringen, sondern daß sie uns durch die Gnade der Göttlichkeit in uns zuteil werden. Zweitens ist Stolz die falsche Einschätzung der Proportionen, der eigenen Winzigkeit inmitten des großen Plans der Schöpfung. Da sich Stolz immer weigert, sich bescheiden und demütig dem Willen des großen Schöpfers zu beugen, handelt er immer gegen diesen Willen.
Grausamkeit ist die Verleugnung der Einheit aller Dinge und das mangelnde Verständnis, daß jede Handlung, die gegen einen anderen gerichtet ist, im Gegensatz zum Ganzen und daher auch gegen die Einheit steht. Kein Mensch würde diejenigen, die ihm nahestehen, verletzen, und durch das Gesetz der Einheit müssen wir solange wachsen, bis wir verstehen, daß jeder, da er ein Teil des Ganzen ist, uns so lieb und teuer werden muß, bis sogar diejenigen, die uns verfolgen, nur noch Gefühle der Liebe und des Mitgefühls in uns hervorrufen.
Haß ist das Gegenteil von Liebe, die Umkehrung des Gesetzes der Schöpfung. Es steht im Gegensatz zum allumfassenden, göttlichen Plan und ist eine Verleugnung des Schöpfers. Daher führt er nur zu Handlungen und Gedanken, die der Einheit zuwiderlaufen und das Gegenteil derjenigen sind, die durch Liebe bestimmt werden.
Auch Selbstliebe ist wiederum eine Verleugnung der Einheit und der Verpflichtung, die wir gegenüber unseren Mitmenschen haben, indem wir unsere eigenen Interessen vor das Wohl der Menschheit und die Sorge und den Schutz unserer Mitmenschen stellen.
Unwissenheit ist das Versäumnis zu lernen, die Weigerung, die Wahrheit zu erkennen, wenn sich die Gelegenheit dazu bietet, und sie führt zu vielen falschen Handlungen, die nur in der Dunkelheit existieren können und nicht möglich sind, wenn wir von dem Licht der Wahrheit und des Wissens umgeben sind.
Labilität, Unentschlossenheit und mangelnde Zielstrebigkeit sind die Folge, wenn sich die Persönlichkeit weigert, sich von ihrem Höheren Selbst regieren zu lassen, und sie führt dazu, daß wir

andere durch unsere Schwäche betrügen. Dies wäre nicht möglich, wenn wir das Wissen in uns hätten, daß wir die unbesiegbare, unüberwindbare Göttlichkeit in uns tragen, die wir in Wahrheit sind.

Habgier führt zu Machthunger. Sie ist die Verleugnung der Freiheit und Individualität jeder Seele. Anstatt anzuerkennen, daß jeder von uns hier auf Erden ist, um sich frei in der Weise zu entwickeln, wie es ihm seine eigene Seele befiehlt, um unsere Individualität zu stärken und frei und ungehindert unserer Aufgabe nachzugehen, strebt die von Habgier beherrschte Persönlichkeit danach, andere zu beherrschen, zu beeinflussen und die Kontrolle über sie auszuüben, wodurch sie sich die Macht des Schöpfers anmaßt.

Dies sind Beispiele für die wahre Krankheit, der Ursache und Grundlage all unseres Leidens und Elends. Jeder dieser Fehler wird, wenn man ihn entgegen der Stimme des Höheren Selbst beibehält, einen Konflikt hervorrufen, der zwangsläufig im physischen Körper widergespiegelt werden muß, wo er seine eigene Art von Krankheit hervorruft.

Nun können wir erkennen, wie jede Art von Krankheit, an der wir womöglich leiden, uns zu der Entdeckung des Fehlers führt, der hinter unseren Beschwerden steckt. Zum Beispiel wird Stolz, der die Arroganz und Starrheit des Geistes darstellt, die Krankheiten erzeugen, die Starrheit und Steifheit des Körpers hervorbringen. Schmerz ist die Folge von Grausamkeit, wodurch der Patient durch das eigene Leiden lernt, anderen Menschen kein Leid zuzufügen, sei dies körperlich oder durch seine geistige Einstellung. Die Strafen des Hasses sind Einsamkeit, gewalttätige und unkontrollierbare Wutausbrüche, Nervenzusammenbrüche und hysterische Anfälle. Die Krankheiten der Introvertiertheit – Neurosen, Neurasthenien und ähnliche –, die dem Leben soviel Freude nehmen, werden durch übertriebene Eigenliebe verursacht. Unwissenheit und Unbewußtheit erschweren das Alltagsleben und darüber hinaus sind Kurzsichtigkeit, Sehschwäche und Hörschäden die natürlichen Folgen, wenn man sich beständig weigert, die Wahrheit zu erkennen, wenn man die Gelegenheit dazu erhält. Unbeständigkeit ruft dieselbe Qualität im Körper mit den damit verbundenen verschiedenen Störungen hervor, welche die Bewegung und die Koordination beeinträchtigen. Die Folge von Habgier und der Beherrschung anderer sind Krankheiten, die den Leidenden zum Sklaven seines eigenen Körpers machen, wodurch seine Bedürfnisse und Ziele durch die Krankheit eingeschränkt werden.

Darüber hinaus ist es kein Zufall, welcher Körperteil von der Krankheit betroffen ist, sondern in Übereinstimmung mit dem Gesetz von Ursache und Wirkung ist der betroffene Körperteil ein hilfreicher Führer. Das Herz beispielsweise ist die Quelle des Lebens und daher auch der Liebe und ist besonders dann angegriffen, wenn die Liebe zur Menschheit nicht entwickelt oder falsch eingesetzt wird. Eine kranke Hand weist auf falsches Handeln hin. Das Gehirn ist das Zentrum der Kontrolle und wenn es geschädigt ist, weist dies auf mangelnde Kontrolle in der Persönlichkeit hin. Wir alle geben bereitwillig zu, wie viele Folgen ein gewalttätiger Wutausbruch oder der Schock unerwarteter schlechter Nachrichten haben kann. Wenn daher triviale Angelegenheiten den Körper beeinflussen können, um wieviel schwerer muß dann die Folge eines seit langem bestehenden Konfliktes zwischen Seele und Körper sein. Kann es uns da noch verwundern, daß die Folge dieses Konflikts zu solch schmerzhaften Beschwerden führt, wie es die heutzutage verbreiteten Krankheiten sind?

Aber dennoch besteht kein Grund zur Niedergeschlagenheit. Die Vorbeugung und Heilung von Krankheit kann dadurch erreicht werden, daß wir den Fehler in uns entdecken und durch die ernsthafte Entwicklung der Tugend ausmerzen, die ihn beseitigen wird. Nicht indem wir das Falsche bekämpfen, sondern indem wir uns von einer solchen Flut der ihm entgegengesetzten Tugend durchströmen lassen, daß er aus unserem Wesen hinausgespült wird.

Kapitel 4

Wie wir sehen, gibt es in bezug auf Krankheit keinen Zufall, weder in der Art der Krankheit noch in Hinsicht auf den betroffenen Körperteil. Wie alle anderen Wirkungen der Energie folgt Krankheit dem Gesetz von Ursache und Wirkung. Bestimmte Krankheiten können durch physische Mittel verursacht werden, wie zum Beispiel diejenigen, die mit bestimmten Giften, Unfällen und Verletzungen und übermäßigen Exzessen verbunden sind. Aber Krankheit im allgemeinen ist auf einen grundlegenden Fehler in unserer Konstitution zurückzuführen, wie an den bereits angeführten Beispielen deutlich wurde.

Und daher dürfen nicht nur physische Mittel benutzt werden, um eine vollständige Heilung zu erzielen, wobei man immer die besten Methoden, die der Heilkunst bekannt sind, verwenden sollte, sondern wir selbst müssen uns auch bis zum äußersten darum bemühen, den Fehler in uns zu beseitigen, denn die letztendliche und vollständige Heilung geschieht schließlich von innen heraus, aus der Seele selbst, die durch ihre Wohltätigkeit Harmonie durch die Persönlichkeit ausstrahlt, wenn wir dies zulassen.

So wie es eine Hauptursache von Krankheit gibt, nämlich die Selbstliebe, gibt es eine große und sichere Methode der Linderung allen Leidens, nämlich die Verwandlung von Eigenliebe in Nächstenliebe. Wenn wir die Qualität ausreichend entwickeln, uns in der Liebe und Sorge um unsere Mitmenschen zu verlieren, und uns an dem herrlichen Abenteuer erfreuen, Wissen zu erlangen und anderen Menschen zu helfen, bereiten wir unseren Schmerzen und unserem Leid rasch ein Ende. Das große und letztendliche Ziel besteht darin, unsere eigenen Interessen für den Dienst an der Menschheit aufzugeben. Es kommt dabei nicht darauf an, in welche Lebenssituation uns unsere Göttlichkeit gestellt hat. Welchem Beruf oder Geschäft wir auch nachgehen, ob wir reich oder arm, König oder Bettler sind, ist es jedem einzelnen von uns möglich, die Aufgabe seiner jeweiligen Berufung zu erfüllen und doch ein wahrer Segen für seine Mitmenschen zu sein, indem er ihnen die göttliche Liebe der Brüderlichkeit vermittelt.

Aber die große Mehrheit von uns muß noch einen langen Weg gehen, bevor wir diesen Zustand der Vollkommenheit erreichen können, obwohl es erstaunlich ist, wie schnelle Fortschritte jeder einzelne machen kann, wenn er sich ernsthaft darum bemüht und unter der Voraussetzung, daß er nicht auf seine eigene, unbedeutende Persönlichkeit allein vertraut, sondern unbedingtes Vertrauen darauf hat, daß ihm durch das Beispiel und die Lehren der großen Meister der Welt die Möglichkeit gegeben wird, sich wieder mit seiner eigenen Seele zu vereinigen, der Göttlichkeit in seinem Inneren, wo alles möglich wird. In den meisten von uns gibt es einen oder mehrere schädliche Fehler, die unseren Fortschritt besonders behindern, und es ist dieser Fehler oder es sind diese Schwächen, die wir in uns suchen müssen. Und während wir danach streben, in uns Liebe für die Welt zu entwickeln, müssen wir uns gleichzeitig bemühen, jeden Fehler dadurch zu beseitigen, daß wir die entgegengesetzte Tugend entwickeln. Dies kann uns zunächst schwerfallen, aber nur am Anfang, denn es ist erstaunlich, wie schnell sich eine Tugend entwickelt, um die man sich wahrhaft bemüht, verbunden mit dem Wissen, daß mit Unterstützung der Göttlichkeit in uns ein Mißerfolg unmöglich ist, wenn wir nur durchhalten.

Bei der Entwicklung der universellen Liebe in uns müssen wir lernen, immer mehr zu erkennen, daß jeder Mensch, wie unbedeutend er auch ist, ein Kind des Schöpfers ist, und daß er eines Tages und zur rechten Zeit Vollkommenheit erlangen wird, worauf wir alle hoffen. Wie niedrig ein Mensch oder ein Tier auch erscheinen mag, müssen wir uns daran erinnern, daß es den göttlichen Funken in sich trägt, der langsam aber sicher wachsen wird, bis die Herrlichkeit des Schöpfers dieses Wesen durchstrahlt. Darüber hinaus ist die Frage von richtig oder falsch, gut und böse, nur relativ. Was für die natürliche Evolution des Eingeborenen richtig ist, wäre für den bewußteren, zivilisierten

Menschen falsch, und das, was bei uns sogar als Tugend gilt, könnte bei einem Menschen fehl am Platze und deshalb falsch sein, der das Stadium der Jüngerschaft erreicht hat. Was wir als falsch oder böse bezeichnen, ist in Wirklichkeit nur Gutes am falschen Platz und daher ist es nur relativ. Erinnern wir uns daran, daß auch unsere Vorstellung von Idealismus nur relativ ist. Den Tieren müssen wir wahrhaftig wie Götter erscheinen, wohingegen wir selbst weit unter der Ebene der großen Weißen Bruderschaft der Heiligen und Märtyrer stehen, die alles gegeben haben, um uns als Beispiel voranzugehen. Wir müssen auch Mitgefühl für die niedrigste Kreatur haben, denn obwohl wir uns selbst als ihr weit überlegen betrachten, sind wir in der Tat ebenso unbedeutend und haben noch eine lange Reise vor uns, um die Entwicklungsstufe unserer älteren Brüder zu erreichen, deren Licht jedes Zeitalter der Welt überstrahlt.
Wenn wir von Stolz ergriffen werden, wollen wir versuchen zu erkennen, daß unsere Persönlichkeit in Wirklichkeit völlig unbedeutend ist, unfähig, irgendein gutes Werk oder einen nützlichen Dienst zu tun oder den Mächten der Dunkelheit zu widerstehen, wenn ihr nicht Hilfe durch das Licht von oben zuteil wird, das Licht unserer Seele. Wir wollen uns bemühen, einen flüchtigen Eindruck von der Allmächtigkeit und unvorstellbaren Kraft unseres Schöpfers zu erhaschen, der in einem Wassertropfen eine Welt und unzählbare Universen in Vollkommenheit erschafft, und versuchen wir zu begreifen, welche Demut wir ihm schuldig sind und wie völlig abhängig wir von ihm sind. Wir lernen, unseren menschlichen Vorgesetzten Respekt zu zollen. Wie unendlich viel mehr sollten wir unsere eigene Fehlbarkeit vor dem großen Architekten des Universums mit äußerster Demut anerkennen!
Wenn Grausamkeit oder Haß unseren Fortschritt behindern, wollen wir uns daran erinnern, daß Liebe die Grundlage der Schöpfung ist, daß in jeder lebenden Seele das Gute verborgen ist und daß im Besten von uns noch etwas Schlechtes steckt. Indem wir nach dem Guten in anderen suchen, selbst in jenen,

die uns zunächst angreifen, lernen wir zumindest, Mitgefühl und die Hoffnung zu entwickeln, daß sie bessere Wege finden werden. Dann ergibt es sich, daß der Wunsch in uns entsteht, ihnen bei dieser Entwicklung behilflich zu sein. Der letzte Sieg aller wird durch Liebe und Güte errungen werden und wenn wir diese beiden Qualitäten ausreichend entwickelt haben, wird uns nichts mehr etwas anhaben können, da wir immer Mitgefühl haben und keinen Widerstand leisten, denn durch das Gesetz von Ursache und Wirkung ist es der Widerstand, der Schaden anrichtet. Unser Ziel im Leben ist es, den Befehlen unseres Höheren Selbst zu folgen und uns nicht von anderen beeinflussen zu lassen, und dies können wir nur dann erreichen, wenn wir sanft unseren eigenen Weg gehen, aber gleichzeitig niemals in die Persönlichkeit eines anderen Menschen eingreifen oder ihm durch irgendeine Grausamkeit oder Haß Schaden zufügen. Wir müssen danach streben zu lernen, andere zu lieben, und damit beginnen wir vielleicht bei einem Menschen oder sogar einem Tier und lassen diese Liebe sich entwickeln und immer weiter ausdehnen, bis die ihr entgegengesetzten Fehler von selbst verschwinden. Liebe erzeugt Liebe, so wie Haß Haß hervorbringt.

Die Heilung von Eigenliebe wird dadurch bewirkt, daß wir unsere Sorge und Aufmerksamkeit anderen zuwenden, wobei wir so in ihrem Wohl aufgehen, daß wir uns selbst in diesem Bestreben vergessen. Um es mit den Worten eines großen Ordens der Bruderschaft auszudrücken: »Trost für unseren eigenen Kummer darin zu suchen, daß wir unseren Mitgeschöpfen in der Stunde ihrer Not Linderung und Trost zuteil werden lassen«, und es gibt keinen sichereren Weg, Eigenliebe zu heilen als mit dieser Methode.

Unbeständigkeit kann durch die Entwicklung von Zielstrebigkeit und Entschlossenheit beseitigt werden, indem man sich zu einer Entscheidung durchringt und entschlossen handelt, anstatt ständig hin- und herzuschwanken. Selbst wenn wir zunächst manchmal Fehler machen, ist es besser zu handeln, als Gelegenheiten zu verpassen, weil wir uns nicht entscheiden können. Unsere

Entschlossenheit wird schon bald stärker werden. Die Angst, sich ins Leben zu stürzen, wird verschwinden, und die auf diese Weise gewonnenen Erfahrungen werden uns eine bessere Urteilsfähigkeit verleihen.

Um Unwissenheit zu beseitigen, dürfen wir wiederum keine Angst vor Erfahrungen haben, sondern müssen mit wachem Geist und mit offenen Augen und Ohren alles Wissen in uns aufnehmen, das wir erlangen können. Gleichzeitig müssen wir geistig flexibel bleiben, damit uns unsere Voreingenommenheit und unsere früheren Überzeugungen nicht die Gelegenheit nehmen, neues und umfassenderes Wissen zu sammeln. Wir sollten immer bereit sein, unseren Geist zu erweitern und unsere festen Vorstellungen aufzugeben, wie fest verwurzelt sie auch sein mögen, wenn sich durch eine umfassendere Erfahrung eine größere Wahrheit offenbart.

Wie der Stolz ist auch die Habgier ein großes Hindernis für unseren Fortschritt und beide müssen erbarmungslos ausgemerzt werden. Die Folgen von Habgier sind in der Tat sehr ernst, denn sie bringen uns dazu, daß wir uns in die Seelenentwicklung unserer Mitmenschen einmischen. Wir müssen erkennen, daß jedes Lebewesen hier auf Erden ist, um seine eigene Entwicklung gemäß den Geboten seiner Seele voranzutreiben, und daß keiner von uns irgend etwas anderes tun darf, als unsere Mitmenschen darin zu unterstützen. Wir müssen ihnen Hoffnung geben und, wenn dies in unserer Macht liegt, ihr Wissen bereichern und ihnen weltliche Gelegenheiten bieten, um diesen Fortschritt zu erzielen. Genauso wie wir uns wünschen, daß uns andere auf dem steilen und schwierigen Gebirgspfad des Lebens behilflich sind, sollten auch wir immer bereit sein, unseren Mitmenschen die Hand zu reichen und die Erfahrung unseres umfassenderen Wissens mit einem Schwächeren oder Jüngeren zu teilen. Dies sollte die Einstellung von den Eltern zum Kind, vom Meister zum Menschen oder vom Kameraden zum Kameraden sein, nämlich, dem anderen Fürsorge, Liebe und Geborgenheit zu schenken, soweit dies nötig und für ihn nützlich ist, und doch nie-

mals auch nur für einen Augenblick in die Evolution der Persönlichkeit einzugreifen, da diese Entwicklung von der Seele bestimmt werden muß.
Viele von uns sind in ihrer Kindheit und ihrer Jugend ihrer Seele sehr viel näher als in späteren Jahren, und wir haben zu dieser Zeit eine klarere Vorstellung von unserer Lebensaufgabe, von dem, was uns erwartet, und dem Charakter, den wir entwickeln sollen. Der Grund dafür besteht darin, daß der Materialismus, die Lebensumstände mit dem Älterwerden und die Menschen, mit denen wir Beziehungen eingehen, uns von der Stimme unseres Höheren Selbst abbringen und uns fest an das Alltägliche mit seinen mangelnden Idealen binden, was in dieser Zivilisation nur allzu offensichtlich ist. Mögen die Eltern, der Meister und der Kamerad immer danach streben, das Wachstum des Höheren Selbst in all jenen zu fördern, auf die einzuwirken sie das wunderbare Privileg und die Gelegenheit haben, aber mögen sie anderen immer die Freiheit lassen, so wie sie hoffen, ihre eigene Freiheit zu behalten.
In gleicher Weise können wir so Fehler in uns selbst entdecken und sie ausmerzen, indem wir die entgegengesetzte Tugend entwickeln, wodurch wir die Ursache des Konflikts zwischen Seele und Persönlichkeit beseitigen, welche die wesentliche Ursache von Krankheit ist. Nur ein solches Verhalten wird Linderung, Gesundheit und Freude bringen, wenn der Patient Vertrauen und Kraft hat, und denjenigen, die nicht so stark sind, wird der Arzt dabei helfen, dasselbe Resultat zu erzielen.
Wir müssen uns aufrichtig darum bemühen, unsere Individualität entsprechend den Geboten unserer eigenen Seele zu entwickeln, keinen Menschen zu fürchten und darauf zu achten, daß sich niemand in unsere Entwicklung einmischt oder uns von der Erfüllung unserer Pflicht oder unserem Dienst am Nächsten abbringt, indem wir uns daran erinnern, daß wir ein immer größerer Segen für unsere Mitmenschen werden, je weiter wir fortschreiten. Wir müssen uns besonders davor hüten, anderen Menschen bedenkenlos zu helfen, wer immer sie auch sind, um sicher zu sein, daß

der Wunsch zu helfen ein Gebot des inneren Selbst und kein falsches Pflichtgefühl ist, das uns durch den Vorschlag oder Überredung einer dominanteren Persönlichkeit aufgezwungen wird. Eine solche Tragödie wurzelt in der modernen Konvention, und es ist unmöglich, die Tausende von eingeschränkten Leben, die ungezählten verpaßten Gelegenheiten, den auf diese Weise verursachten Kummer und das Leid, die zahllosen Kinder, die vielleicht aus reiner Pflichterfüllung heraus jahrelang einen invaliden Elternteil betreut haben, wenn die einzige Krankheit, an der dieser litt, die Gier nach Aufmerksamkeit war, zu ermessen. Man stelle sich nur die Heerscharen von Männern und Frauen vor, die daran gehindert wurden, etwas Großes und Nützliches für die Menschheit zu tun, weil ihre Persönlichkeit von einem anderen Menschen unterdrückt und eingeschränkt wurde, von dem sich zu befreien sie nicht den Mut hatten. Man denke nur einmal an die Kinder, die um ihre ihnen zugedachte Aufgabe wissen und ihrer Berufung folgen wollen, und doch durch die Schwierigkeiten der Umstände, durch Abraten anderer und Mangel an Zielstrebigkeit einen anderen Weg einschlagen, wo sie weder glücklich sind noch in der Lage, ihre Entwicklung in der Weise voranzutreiben, wie es ihnen ansonsten möglich gewesen wäre. Es ist allein das Gebot unseres Gewissens, das uns sagen kann, ob wir einem oder vielen Menschen verpflichtet sind und wie und wem wir dienen sollten. Aber was auch immer es sein mag, sollten wir diesem Befehl gehorchen, so gut uns dies möglich ist.

Laßt uns schließlich keine Angst haben, uns ins Leben zu stürzen. Wir sind hier, um Erfahrungen und Wissen zu sammeln, und wir werden nur wenig lernen, wenn wir uns den Realitäten nicht stellen und danach streben, unser Bestes zu tun. Diese Erfahrungen können in jedem Bereich gewonnen werden, und die Wahrheiten der Natur und der Menschheit können genauso wirkungsvoll, ja sogar vielleicht noch besser in einem Bauernhaus auf dem Land als inmitten des Lärms und des Getriebes einer Stadt erlangt werden.

Da eine schwach ausgeprägte Individualität (das heißt, das Zulassen von Einmischung in die Persönlichkeit, wobei diese durch solche Eingriffe daran gehindert wird, den Forderungen des Höheren Selbst gerecht zu werden) von so großer Bedeutung bei der Entstehung von Krankheit ist und oftmals bereits sehr früh im Leben beginnt, wollen wir nun die wahre Beziehung zwischen Eltern und Kind, Lehrer und Schüler betrachten.

Im wesentlichen ist die Elternschaft ein Privileg (und in der Tat sollte man es als ein göttliches Privileg ansehen), einer Seele die Möglichkeit zu geben, mit dieser Seele um ihrer Entwicklung willen in Berührung zu kommen. Wenn man es richtig versteht, gibt es wahrscheinlich keine bessere Möglichkeit, die der Menschheit geboten wird, als die, ein Mittler der physischen Geburt einer Seele zu sein und für die junge Persönlichkeit während der ersten, wenigen Lebensjahre auf Erden zu sorgen. Die gesamte Einstellung der Eltern sollte darauf abzielen, dem kleinen Neuankömmling jede spirituelle, geistige und körperliche Führung nach ihrem besten Vermögen zuteil werden zu lassen und sich dabei stets daran zu erinnern, daß das kleine Wesen eine individuelle Seele ist, die auf die Erde kam, um auf ihre eigene Art und Weise und entsprechend den Geboten ihres Höheren Selbst ihre eigene Erfahrung und Wissen zu sammeln, und dabei sollte ihr jede mögliche Freiheit für ihre ungehinderte Entwicklung eingeräumt werden.

Die Elternschaft ist ein göttlicher Dienst und sollte genauso oder vielleicht sogar noch mehr als jede andere Pflicht, zu der wir berufen sind, respektiert werden. Da diese Aufgabe ein Opfer ist, muß man sich immer bewußt sein, daß man für das, was man dem Kind gibt, nichts zurückverlangen sollte, denn die Aufgabe besteht vollkommen darin zu geben und dem Kind gütige Liebe, Schutz und Führung zuteil werden zu lassen, bis die Seele die Führung über die junge Persönlichkeit übernimmt.

Unabhängigkeit, Individualität und Freiheit sollten von Anfang an gelehrt werden, und das Kind sollte so früh wie möglich im Leben dazu ermutigt werden, eigenständig zu denken und zu handeln.

Alle Kontrolle von seiten der Eltern sollte Schritt für Schritt aufgegeben werden, sobald das Kind die Fähigkeit entwickelt hat, sein Leben selbst in die Hand zu nehmen, und später sollten die Eltern den Geboten der Seele des Kindes nicht zuwiderhandeln, indem sie es einschränken oder ein falsches Pflichtgefühl entwickeln.

Elternschaft ist eine Aufgabe im Leben, die von einem auf den anderen übergeht, und im wesentlichen handelt es sich dabei um das Geben von Führung und Schutz für eine kurze Zeitspanne, wonach sie ihre Bemühungen beenden und dem Ziel ihrer Aufmerksamkeit wieder die Freiheit geben sollte, alleine voranzuschreiten. Wir sollten uns daran erinnern, daß das Kind, für das wir ein zeitweiliger Führer sind, eine viel ältere und höher entwickelte Seele haben und uns spirituell überlegen sein könnte, so daß wir die Kontrolle und den Schutz auf die Bedürfnisse der jungen Persönlichkeit begrenzen sollten.

Elternschaft ist eine heilige Pflicht, die vorübergehender Natur ist und von einer Generation auf die nächste übergeht. Sie bringt nichts als den Dienst am Nächsten mit sich und verlangt keine Verpflichtung der Kinder als Gegenleistung, da ihnen die Freiheit gegeben werden muß, sich auf ihre eigene Weise zu entwickeln und so gut wie möglich gerüstet zu werden, um schon sehr bald dieselbe Pflicht erfüllen zu können. Daher sollte das Kind nicht eingeschränkt werden, man sollte ihm keine Verpflichtungen auferlegen oder es behindern, denn schließlich wissen wir, daß uns die Elternschaft zuvor von unserem Vater und unserer Mutter übertragen wurde und daß das Kind später vielleicht einmal dieselbe Aufgabe erfüllen muß.

Eltern sollten sich besonders davor hüten, die junge Persönlichkeit nach ihren eigenen Vorstellungen oder Wünschen beeinflussen und formen zu wollen, und sie sollten davon absehen, ungebührliche Kontrolle auszuüben oder als Gegenleistung für ihre natürliche Pflicht und ihr göttliches Privileg, das Hilfsmittel für eine Seele zu sein, um in Kontakt mit der Welt zu kommen, einen Gefallen von seiten des Kindes zu erwarten. Jeder Wunsch nach Kontrolle oder danach, das junge Leben aus persönlichen Motiven zu prägen, ist eine schreckliche Form der Habgier und sollte niemals gebilligt werden, denn wenn sich dieses Verhalten in dem jungen Vater oder in der jungen Mutter festsetzt, wird es später dazu führen, daß sie zu wahrhaften Vampiren werden. Wenn nur der geringste Wunsch zu dominieren vorhanden ist, sollte man dem von Anfang an entgegenwirken. Wir müssen uns weigern, uns von unserer Habgier versklaven zu lassen, die in uns den Wunsch hervorbringt, andere besitzen zu wollen. Wir müssen in uns selbst die Kunst des Gebens fördern und sie entwickeln, bis wir durch unser Opfer jede Spur von schädlichem Handeln beseitigt haben.

Der Lehrer sollte sich immer bewußt sein, daß seine Aufgabe einzig und allein darin besteht, den jungen Menschen als ein Mittler Führung zuteil werden zu lassen und die Gelegenheit zu geben, etwas über die Welt und das Leben zu lernen, so daß jedes Kind das Wissen aufnehmen und, wenn man ihm die Freiheit läßt, instinktiv entscheiden kann, was es braucht, um sein Leben erfolgreich zu meistern. Deshalb sollte auch hier nichts anderes als die gütigste Fürsorge und Führung gewährt werden, um dem Schüler zu ermöglichen, sich das Wissen anzueignen, das er braucht.

Kinder sollten daran denken, daß die Aufgabe der Elternschaft als Symbol der schöpferischen Kraft eine göttliche Mission ist, aber daß sie keine Behinderung der Entwicklung und keine Verpflichtungen erforderlich macht, die das Leben und die Aufgabe, die ihnen von ihrer eigenen Seele zugedacht ist, hemmen. Es ist unmöglich, in unserer gegenwärtigen Zivilisation das unsägliche Leid zu ermessen, die Einengung der freien Entfaltung der Persönlichkeit und die Entwicklung dominanter Charaktere, die durch die mangelnde Erkenntnis dieser Tatsache hervorgebracht

werden. In fast jeder Familie bauen sich Eltern und Kinder Gefängnisse, weil sie völlig falsche Motive und eine falsche Vorstellung von der Beziehung zwischen Eltern und Kind haben. Diese Gefängnisse verhindern die Freiheit, engen das Leben ein, beeinträchtigen die natürliche Entwicklung und machen alle Betroffenen unglücklich, und die geistigen, nervösen und sogar körperlichen Beschwerden, die solche Menschen befallen, bilden in der Tat einen großen Teil der Krankheit unserer Zeit.
Es kann nicht klar genug erkannt werden, daß jede inkarnierte Seele allein aus dem Grund hier auf Erden ist, Erfahrung zu sammeln und Verständnis zu erlangen, und die Persönlichkeit in Richtung auf die von der Seele festgelegten Ideale zu vervollkommnen. Egal in welcher Beziehung wir zueinander stehen, ob wir Mann und Frau, Eltern und Kind, Bruder und Schwester oder Herr und Diener sind, versündigen wir uns gegen unseren Schöpfer und unsere Mitmenschen, wenn wir aus egoistischen Motiven heraus die Entwicklung einer anderen Seele behindern. Unsere einzige Pflicht besteht darin, den Geboten unseres eigenen Gewissens zu gehorchen, und dies wird niemals auch nur für einen Augenblick billigen, daß wir eine andere Persönlichkeit beherrschen. Jeder von uns sollte daran denken, daß seine Seele ihm eine bestimmte Aufgabe zugedacht hat, und daß er, wenn er diese Aufgabe nicht erfüllt, zwangsläufig einen Konflikt zwischen seiner Seele und seiner Persönlichkeit hervorruft, der sich zwangsläufig in Form von körperlichen Beschwerden auswirken wird, auch wenn ihm dies vielleicht nicht bewußt ist.
Es ist wahr, daß sich ein Mensch dazu berufen fühlen kann, sein Leben nur einem anderen Menschen zu widmen, aber bevor er dies tut, sollte er absolut sichergehen, daß dies das Gebot seiner Seele ist und nicht die Beeinflussung durch eine dominierende Persönlichkeit, die ihn dazu überredet hat, oder daß er aufgrund eines falschen Pflichtgefühls irregeleitet wird. Wir sollten auch daran denken, daß wir auf die Welt kommen, um unsere Schlachten zu gewinnen, um uns denjenigen, die uns kontrollieren wollen, stärker zu widersetzen und jenes Stadium zu erreichen, wo

wir durchs Leben gehen und dabei unsere Pflicht ruhig und still erfüllen, uns von keinem anderen Menschen mehr ablenken oder beeinflussen lassen und immer durch die Stimme unseres Höheren Selbst geführt werden. Viele Menschen müssen in ihrer Familie ihren größten Kampf austragen, wo sie sich von der schädlichen Beherrschung und Kontrolle eines nahen Verwandten befreien müssen, bevor sie die Freiheit erlangen, ihre Siege in der Welt zu erringen.

Jeder Mensch, ob Erwachsener oder Kind, dessen Aufgabe im Leben teilweise darin besteht, sich von der dominanten Kontrolle eines anderen zu befreien, sollte an folgendes denken: Erstens, daß derjenige, der ihn unterdrücken will, in der gleichen Weise betrachtet werden sollte wie ein Gegner im Sport, als eine Persönlichkeit, mit der wir das Spiel des Lebens spielen, ohne die geringste Spur von Bitterkeit, und daß, wenn es diese Gegner nicht gäbe, wir nicht die Möglichkeit hätten, unseren eigenen Mut und unsere Individualität zu entwickeln. Zweitens, daß die wahren Siege des Lebens durch Liebe und Güte errungen werden, und daß in einem solchen Wettkampf keine Gewalt angewendet werden muß. Daß wir, indem wir selbst ständig wachsen, Mitgefühl, Güte und, wenn möglich, Zuneigung – oder noch besser Liebe – für unseren Gegner aufbringen sollten, so daß wir uns mit der Zeit dahin entwickeln, daß wir ungestört dem Ruf unseres Gewissens folgen können, ohne die geringste Einmischung anderer zuzulassen.

Diejenigen, die andere beherrschen, brauchen viel Hilfe und Führung, damit sie die große universelle Wahrheit der Einheit erkennen und die Freude der Brüderlichkeit verstehen können. Wenn man diese Dinge verfehlt, entgeht einem das wahre Glück des Lebens, und wir müssen diesen Leuten helfen, soweit es in unserer Macht liegt. Schwäche unsererseits, die es ihnen erlaubt, ihren Einfluß auszuweiten, wird ihnen in keinster Weise helfen. Eine freundliche Weigerung, sich von ihnen beherrschen zu lassen, und das Bemühen, ihnen die Erkenntnis der Freude des Gebens zu vermitteln, wird ihnen auf ihrem Weg zu einer höheren Entwicklungsstufe behilflich sein.

Das Erlangen unserer Freiheit, die Entfaltung unserer Individualität und Unabhängigkeit wird in den meisten Fällen viel Mut und Vertrauen erfordern. Aber in den dunkelsten Stunden unseres Lebens und wenn der Erfolg beinahe unmöglich erscheint, sollten wir uns daran erinnern, daß Gottes Kinder niemals Angst haben müssen, daß unsere Seelen uns nur solche Aufgaben stellen, denen wir auch gewachsen sind, und daß mit unserem Mut und Vertrauen in die Göttlichkeit in uns der Sieg all jenen sicher ist, die unaufhörlich danach streben.

Kapitel 6

Und nun, liebe Brüder und Schwestern, wenn wir erkennen, daß Liebe und Einheit die großartigsten Fundamente unserer Schöpfung sind, daß wir selbst Kinder der göttlichen Liebe sind, und daß der ewige Sieg über alles Falsche und alles Leiden durch Güte und Liebe errungen wird, wenn wir all dies erkennen, wo in diesem schönen Bild sollen wir Praktiken wie die Vivisektion und Tierversuche einordnen? Sind wir noch immer so primitiv, so heidnisch, daß wir immer noch daran glauben, daß wir durch Tieropfer den Folgen unserer eigenen Fehler und Verfehlungen entgehen können? Vor fast 2500 Jahren wies der göttliche Buddha die Welt auf die Falschheit der Opferung niederer Kreaturen hin. Die Menschheit steht bereits in der tiefen Schuld der Tiere, die sie gequält und zerstört hat, und fern von irgendeinem positiven Nutzen, den der Mensch aus solch inhumanen Praktiken ziehen könnte, wird dem Reich der Menschen und der Tiere dadurch nichts als Schaden und Leid zugefügt. Wie weit sind wir im Westen von den wunderbaren Idealen abgekommen, die das alte Indien besaß, als die Liebe für die Lebewesen der Erde so groß war, daß die Menschen nicht nur dazu ausgebildet wurden, die Krankheiten und Verletzungen der Säugetiere, sondern auch der Vögel zu behandeln. Darüber hinaus gab es heilige Stätten für alle Lebensformen und die Menschen waren so sehr dagegen,

eine niedere Kreatur zu verletzen, daß jedem Mann, der auf die Jagd ging, die ärztliche Behandlung versagt wurde, wenn er krank war, bis er geschworen hatte, die Jagd aufzugeben.
Wir wollen nicht schlecht über die Menschen sprechen, die die Vivisektion praktizieren, denn einige von ihnen tun diese Arbeit aus wirklich humanitären Prinzipien heraus, in der Hoffnung und in dem Bestreben, eine Linderung für das menschliche Leid zu finden. Ihre Absicht ist zwar gut, aber es fehlt ihnen an Weisheit und Verständnis für den Sinn des Lebens. Eine gute Absicht allein, wie richtig sie auch sein mag, ist nicht genug. Sie muß mit Weisheit und Wissen verbunden werden.
Die Greueltaten der Schwarzen Magie in Verbindung mit Tieropfern wollen wir hier nicht einmal erwähnen, sondern jeden Menschen nur anflehen, sie als zehntausendmal schlimmer als jede Plage zu meiden, denn Schwarze Magie ist eine Sünde gegen Gott, gegen Menschen und das Tier.
Von ein oder zwei Ausnahmen abgesehen, gibt es keinen Grund, sich mit dem Versagen der modernen medizinischen Wissenschaft zu beschäftigen. Zerstörung ist sinnlos, wenn wir kein besseres Gebäude errichten. Und da in der Medizin der Grundstein für das neue Gebäude bereits gelegt ist, wollen wir uns darauf konzentrieren, diesem Tempel einen oder zwei weitere Steine hinzuzufügen. Auch eine negative Kritik an dem Berufsstand der Ärzte von heute ist wertlos. Es ist das System, was in der Hauptsache falsch ist, nicht die Menschen. Denn es ist ein System, das dem Arzt aus rein wirtschaftlichen Gründen nicht die Zeit läßt, eine ruhige, friedliche Behandlung durchzuführen oder ihm die Gelegenheit gibt, die notwendige Zeit für Meditation und die gedankliche Beschäftigung mit dem Patienten zu geben, die das Geburtsrecht derjenigen sein sollte, die ihr Leben dem Dienst an den Kranken widmen. Wie Paracelsus sagte, behandelt der weise Arzt fünf und nicht fünfzehn Patienten pro Tag – ein Ideal, das für den durchschnittlichen praktischen Arzt in unserem Zeitalter nicht durchführbar ist.
Wir stehen vor der Morgendämmerung einer neuen und besse-

ren Heilkunst. Vor hundert Jahren war die Homöopathie von Hahnemann der erste Sonnenstrahl am Morgen nach einer langen Nacht der Finsternis, und sie könnte in der Medizin der Zukunft eine große Rolle spielen. Darüber hinaus ist die Aufmerksamkeit, die augenblicklich der Verbesserung der Lebensumstände und der Versorgung mit reinerer und saubererer Nahrung gewidmet wird, ein Fortschritt in Richtung auf die Verhütung von Krankheit. Und die Bewegungen, welche die Menschen auf die Verbindung zwischen spirituellen Fehlern und Krankheit sowie auf die Heilung, die durch eine Vervollkommnung des Geistes erzielt werden kann, aufmerksam machen wollen, weisen den Weg zu dem leuchtenden Sonnenschein, in dessen strahlendem Licht die Dunkelheit der Krankheit verschwinden wird. Erinnern wir uns daran, daß Krankheit unser gemeinsamer Feind ist, und daß jeder von uns, der einen Teil davon besiegt, damit nicht nur sich selbst, sondern der ganzen Menschheit hilft. Dafür müssen wir eine bestimmte, aber begrenzte Menge Energie aufwenden, bevor sie völlig besiegt ist. Wir wollen alle auf dieses Ziel hinarbeiten und diejenigen, die weiterentwickelt und stärker sind als andere, sollen nicht nur ihren Teil dazu beitragen, sondern ihre schwächeren Mitmenschen auch materiell unterstützen.

Offensichtlich besteht die erste Möglichkeit, die Verbreitung und Zunahme von Krankheit zu verhindern, darin, daß wir aufhören, die Fehler zu begehen, die ihr noch mehr Macht geben. Die zweite Möglichkeit ist, unsere eigenen Fehler in uns auszumerzen, die zukünftiger Krankheit Tür und Tor öffnen. Wenn wir dies erreichen, ist uns der Sieg gewiß. Denn da wir uns selbst befreit haben, haben wir die Freiheit, anderen zu helfen. Und es ist nicht so schwer, wie es zunächst erscheinen mag. Es wird von uns nur erwartet, unser Bestes zu tun, und wir wissen, daß dies jedem von uns möglich ist, wenn wir nur auf die Gebote unserer Seele hören. Das Leben verlangt von uns keine unvorstellbar großen Opfer. Es bittet uns, unsere Lebensreise mit Freude im Herzen zu machen und ein Segen für unsere Mitmenschen zu sein, so daß

wir, wenn wir die Welt nur ein bißchen besser wieder verlassen, unsere Aufgabe erfüllt haben.
Wenn wir es richtig deuten, bitten uns die Lehren der Religionen: »Entsage allem und folge Mir«, was bedeutet, daß wir uns den Geboten unseres Höheren Selbst ganz hingeben sollen, aber nicht, wie manche es sich vorstellen, sein Heim und seine Bequemlichkeit, Liebe und Luxus aufzugeben. Dies wäre sehr weit von der Wahrheit entfernt. Ein Prinz eines Königreichs mit allen Herrlichkeiten des Palastes kann tatsächlich ein Gottgesandter und ein Segen für sein Volk, sein Land, ja sogar für die ganze Welt sein. Wieviel hätten wir womöglich verloren, wenn es der Prinz für seine Pflicht gehalten hätte, in ein Kloster einzutreten. Die Aufgaben in jedem Lebensbereich, von den niedrigsten bis zu den höchsten, müssen erfüllt werden, und die göttliche Führung unseres Schicksals weiß, welche Aufgabe sie uns zu unserem größten Vorteil aufgibt. Von uns allen wird erwartet, daß wir diese Pflicht mit Freude und gut erfüllen. Es gibt Heilige, die in einer Fabrik am Fließband stehen oder als Heizer auf einem Schiff arbeiten sowie unter den Würdenträgern religiöser Orden. Von keinem von uns hier auf Erden wird mehr verlangt als das, was in seiner Kraft steht, und wenn wir danach streben, das Beste in uns zur Entfaltung zu bringen und uns immer von unserem Höheren Selbst leiten zu lassen, wird Gesundheit und Glück für jeden einzelnen erreichbar.
Die westliche Zivilisation hat während des größten Teils der letzten zweitausend Jahre ein Zeitalter des ausgeprägten Materialismus durchlaufen und die Erkenntnis der spirituellen Seite unserer Natur und unseres Lebens ging in der Geisteshaltung zum großen Teil verloren, die weltlichen Besitz, Ehrgeiz, Verlangen und Sinnesfreuden über die wahren Dinge des Lebens stellt. Der wahre Grund für die Existenz des Menschen auf der Erde wurde durch seine Angst überschattet, aus seiner Inkarnation nichts anderes als weltlichen Gewinn zu ziehen. Es war eine Zeitspanne, in der das Leben sehr schwer war, weil wahrer Trost, wahre Ermutigung und Inspiration fehlte, die mit der Erkenntnis der grö-

ßeren Dinge als der weltlichen hervorgebracht werden. Während der letzten Jahrhunderte haben die Religionen in vielen Menschen den Eindruck erweckt, weltfremde Legenden zu sein, die für ihr Leben keine Bedeutung haben, anstatt die wahre Essenz ihres Lebens zu sein. Die wahre Natur unseres Höheren Selbst, das Wissen um frühere und zukünftige Leben, unabhängig vom gegenwärtigen, hat nur sehr wenig Bedeutung für uns gehabt, anstatt uns bei jeder Handlung zu führen und anzuregen. Statt dessen haben wir die großen Aufgaben vermieden und versucht, uns das Leben so bequem wie möglich zu machen, indem wir das Überirdische aus unserem Geist verbannt haben und uns nur auf irdische Annehmlichkeiten verlassen haben, um uns für unsere schweren Prüfungen zu entschädigen. Daher sind die berufliche Stellung, der soziale Status, Wohlstand und weltliche Besitztümer in diesen Jahrhunderten zum Hauptziel geworden. Und da all diese Dinge vergänglich sind und nur mit viel Angst und Konzentration auf die materiellen Dinge erhalten werden können, sind wahrer innerer Frieden und Glück der vergangenen Generationen unendlich viel geringer gewesen, als es der Menschheit zusteht.

Wahrer Friede der Seele und des Geistes wird uns zuteil, wenn wir spirituelle Fortschritte machen, und er kann nicht durch Anhäufung von Wohlstand allein erreicht werden, egal wie groß dieser ist. Aber die Zeiten ändern sich und es gibt viele Anzeichen dafür, daß diese Zivilisation am Übergang vom Zeitalter des reinen Materialismus zu einer Sehnsucht nach den wahren Gegebenheiten und Wahrheiten des Universums steht. Das weitverbreitete und rasch zunehmende Interesse, das heutzutage an spirituellen Wahrheiten besteht, die wachsende Zahl derjenigen, die Informationen über ihre Existenz vor und nach diesem Leben erhalten wollen, die Entdeckung von Methoden, mit denen man Krankheit mit Hilfe des Glaubens und der Spiritualität besiegen kann, die Erforschung alter Lehren und der Weisheit des Ostens – all dies sind Zeichen dafür, daß die Menschen der heutigen Zeit einen kurzen Blick von der Realität der Dinge erhascht haben. Wenn wir uns daher den Problemen der Heilkunst zuwenden, können wir verstehen, daß auch diese mit dem Wandel der Zeit und der Methoden Schritt halten muß, die sich vom reinen Materialismus ab- und Methoden einer Wissenschaft zuwenden, die auf der Realität der Wahrheit gründet und auf denselben göttlichen Gesetzen basiert, die auch uns beherrschen. Die Heilkunst wird von den rein physischen Behandlungsmethoden am physischen Körper zum spirituellen und geistigen Heilen übergehen, die, indem sie Harmonie zwischen der Seele und dem Geist herstellt, die Ursache für Krankheit beseitigt und dann solche physischen Mittel verwendet, die notwendig sind, um eine vollständige Heilung des Körpers zu erzielen.

Es erscheint durchaus möglich, daß, wenn die medizinischen Berufe diese Tatsachen und Fortschritte im spirituellen Wachstum der Menschen nicht erkennen, die Heilkunst in die Hände der religiösen Orden oder geborener Heiler fällt, die es in jeder Generation gibt, und die nur mehr oder weniger unbeachtet lebten, und durch die Einstellung der orthodoxen Mediziner daran gehindert wurden, ihrer natürlichen Berufung zu folgen. Der Arzt der Zukunft wird zwei große Ziele haben. Das erste wird sein, dem Patienten zu helfen, sich selbst zu erkennen, und ihm seine grundlegenden Fehler, seine Charakterschwächen und Unzulänglichkeiten zu zeigen, die ausgemerzt und durch die entsprechenden Tugenden ersetzt werden müssen. Ein solcher Arzt muß die Gesetze, welche die Menschheit und die menschliche Natur beherrschen, gründlich studiert haben, so daß er bei allen, die ihn konsultieren, die Elemente erkennen kann, die einen Konflikt zwischen der Seele und der Persönlichkeit hervorrufen. Er muß in der Lage sein, dem Leidenden zu raten, wie die erforderliche Harmonie am besten hergestellt werden kann, welche Verstöße gegen die Einheit er nicht mehr begehen darf und welche Tugenden er entwickeln muß, um seine Fehler zu beseitigen. Jeder Fall wird ein gründliches Studium erforderlich machen, und es werden nur diejenigen sein, die einen Großteil ihres Lebens der Erforschung der Menschheit gewidmet haben und deren Herzenswunsch es ist zu helfen, die in der Lage sein werden, diese ruhmvolle und göttliche Aufgabe für die Menschheit erfolgreich zu bewerkstelligen, dem Leidenden die Augen zu öffnen und ihm den Sinn seines Lebens zu offenbaren, und ihm Hoffnung, Trost und Vertrauen zu geben, das ihm ermöglicht, seine Krankheit zu besiegen.

Die zweite Pflicht des Arztes besteht darin, solche Heilmittel zu verschreiben, die dem physischen Körper dazu verhelfen, wieder Kraft zu bekommen und den Geist darin unterstützen, ruhig zu werden, den Horizont des Patienten zu erweitern und ihn dazu zu bringen, nach Vollkommenheit zu streben, wodurch in der ganzen Persönlichkeit Frieden und Harmonie hergestellt wird. Solche Heilmittel kommen in der Natur vor, wo sie durch die Gnade des göttlichen Schöpfers für die Heilung und den Trost der Menschheit wachsen. Einige dieser Heilmittel sind bekannt, und im Augenblick werden von Ärzten in verschiedenen Teilen der Welt andere gesucht, besonders in Indien, und es besteht kein Zweifel daran, wenn diese Forschungen weiterentwickelt worden sind, daß wir viel von dem Wissen zurückgewinnen, das vor mehr als zweitausend Jahren bekannt war. Und der Heiler der Zukunft wird die wunderbaren Naturheilmittel zur Verfügung haben, die dem Menschen von Gott gegeben wurden, um ihn von seiner Krankheit zu erlösen.

Damit wird die Beseitigung von Krankheit davon abhängen, daß die Menschheit die Wahrheit der unveränderlichen Gesetze unseres Universums erkennt und sich mit Demut und Gehorsam in diese Gesetze fügt, wodurch der Mensch Frieden zwischen seiner Seele und sich selbst herstellt und wahre Lebensfreude und Glück erlangt. Die Aufgabe des Arztes wird darin bestehen, jeden Leidenden darin zu unterstützen, das Wissen dieser Wahrheit zu erlangen und ihn auf die Mittel hinzuweisen, mit denen er Harmonie herstellen kann, ihm das Vertrauen in seine Göttlichkeit zu geben, die alles überwinden kann, und solche physischen Heilmittel zu verordnen, die dazu beitragen werden, die Persönlichkeit zu harmonisieren und den Körper zu heilen.

Kapitel 7

Und nun kommen wir zu dem wichtigsten Problem überhaupt: Wie können wir uns selbst helfen? Wie können wir unseren Geist und unseren Körper in einem Zustand der Harmonie halten, welcher es der Krankheit erschweren oder unmöglich machen wird, uns anzugreifen, denn es ist sicher, daß die konfliktfreie Persönlichkeit immun gegen Krankheit ist.
Als erstes wollen wir uns mit dem Geist beschäftigen. Wir haben bereits ausführlich die Notwendigkeit besprochen, diejenigen Fehler in uns selbst zu suchen, die verursachen, daß wir uns gegen die Einheit wenden und aus der Harmonie mit den Geboten unserer Seele geraten, sowie die Notwendigkeit, diese Fehler auszumerzen, indem wir die entgegengesetzten Tugenden entwickeln. Dies kann anhand der bereits dargelegten Richtlinien geschehen, und eine aufrichtige Selbstprüfung wird uns die Natur unserer Irrtümer enthüllen. Unsere spirituellen Führer, wahrhaftige Ärzte und enge Freunde sollten in der Lage sein, uns zu helfen, ein genaues Bild von uns selbst zu erlangen, aber die vollkommene Methode, dies zu lernen, besteht in geistigem Frieden und Meditation und darin, daß wir uns in eine solche Atmosphäre des Friedens versetzen, daß unsere Seele in der Lage ist, durch unser Gewissen und unsere Intuition zu uns zu sprechen und uns gemäß ihren Wünschen zu führen. Wenn wir uns nur jeden Tag ein wenig Zeit nehmen, in der wir alleine und an einem Ort sind, der so ruhig wie möglich ist, wo wir ungestört sind und nur ruhig sitzen oder liegen, entweder an gar nichts oder ruhig an unser Lebenswerk denken, werden wir nach einer Weile feststellen, daß uns in solchen Augenblicken große Hilfe beispielsweise in Form von Erkenntnisblitzen und Führung zuteil wird. Wir erkennen, daß die Fragen auf die schwierigen Lebensprobleme unmißverständlich beantwortet werden, und wir werden in die Lage versetzt, vertrauensvoll den richtigen Weg zu wählen. In diesen Zeiten sollten wir den aufrichtigen Wunsch in unserem Herzen tragen, der

Menschheit zu dienen und gemäß den Geboten unserer Seele zu wirken.

Wir sollten uns daran erinnern, daß, wenn der Fehler erst einmal gefunden ist, das Heilmittel nicht darin besteht, gegen ihn anzukämpfen, sowie auch nicht in dem Einsatz von Willenskraft und Energie, um das Falsche zu unterdrücken, sondern vielmehr in einer beständigen Entwicklung der entgegengesetzten Tugend. Auf diese Weise werden automatisch alle Spuren des Angreifers aus unserem Wesen entfernt. Dies ist die wahre und natürliche Methode des Fortschritts und des Sieges über das Falsche, die weitaus einfacher und wirkungsvoller ist, als einen besonderen Fehler zu bekämpfen. Gegen einen Fehler zu kämpfen, verstärkt seine Macht, konzentriert unsere Aufmerksamkeit auf seine Gegenwart und verursacht auf diese Weise tatsächlich einen Kampf, und der größte Erfolg, den wir in diesem Fall erwarten können, ist ein Sieg durch Unterdrückung, was völlig unbefriedigend ist, da der Feind immer noch in unserer Nähe ist und in einem schwachen Moment wieder auftaucht. Den wahren Sieg erringen wir dann, wenn wir den Fehler vergessen und bewußt danach streben, die Tugend zu entwickeln, die unser früheres falsches Verhalten unmöglich macht.

Wenn wir beispielsweise einen grausamen Wesenszug haben, können wir uns beständig sagen: »Ich will nicht grausam sein«, und uns auf diese Weise daran hindern, in diese Richtung abzuirren. Aber der Erfolg dieser Methode hängt von der Kraft des Geistes ab und, falls dieser einmal schwach wird, könnten wir für einen Augenblick unseren guten Vorsatz vergessen. Aber wenn wir andererseits wirkliches Mitgefühl für unsere Mitmenschen entwickeln, wird diese Eigenschaft ein für allemal Grausamkeit unmöglich machen, denn wir würden jede grausame Handlung aufgrund unserer Nächstenliebe mit Schrecken meiden. Dies hat nichts mit Unterdrückung zu tun, und kein verborgener Feind kann in Momenten, wo wir nicht auf der Hut sind, auftauchen, weil unser Mitgefühl jede Handlung, die einen anderen verletzen könnte, unmöglich macht und aus unserem Wesen ausgemerzt hat.

Wie wir bereits an früherer Stelle gesehen haben, wird die Art unserer körperlichen Krankheiten uns in materieller Weise dazu verhelfen, die geistige Disharmonie auszumachen, welche die grundlegende Krankheitsursache darstellt. Und ein weiterer wichtiger Faktor für den Erfolg ist, daß wir Lebenslust brauchen und unsere Existenz nicht nur als eine Pflicht betrachten, die wir mit möglichst viel Geduld tragen müssen, sondern vielmehr wirkliche Freude am Abenteuer unserer Reise durch diese Welt entwickeln.

Vielleicht ist die Entstehung von Langeweile und der Verlust wahren inneren Glücks eine der größten Tragödien des Materialismus. Er lehrt die Menschen, Zufriedenheit und Ausgleich für ihre Schwierigkeiten in irdischen Freuden und Vergnügungen zu suchen, und diese können niemals etwas anderes bringen als das vorübergehende Vergessen unserer Schwierigkeiten. Wenn wir erst einmal damit beginnen, unsere schweren Prüfungen durch den bezahlten Spaßvogel kompensieren zu wollen, setzen wir einen Teufelskreis in Gang. Amüsement, Unterhaltung und Oberflächlichkeit sind für uns alle gut, aber nicht, wenn wir ständig auf sie angewiesen sind, um unsere Probleme zu erleichtern. Weltliche Vergnügungen jeder Art müssen in ihrer Intensität ständig verstärkt werden, damit sie ihre Wirkung behalten, und was uns gestern noch begeistert hat, wird morgen zur Langeweile. So suchen wir nach ständig neuen und größeren Aufregungen, bis wir befriedigt sind, und doch können uns diese keine Erleichterung mehr verschaffen. Auf die eine oder andere Weise macht das Vertrauen auf weltliche Unterhaltung aus jedem von uns einen Faust, und obwohl wir dies in unserem bewußten Selbst vielleicht noch nicht in vollem Umfang erkennen, wird das Leben für uns nur wenig mehr als eine zu erduldende Pflicht, und wir verlieren die wahre Lust und Freude am Leben, die das Erbe jeden Kindes sein und bis an unser Lebensende bestehen sollten. Heute haben wir mit den wissenschaftlichen Bemühungen, Verjüngung, Verlängerung des natürlichen Lebens und Steigerung des sinnlichen Vergnügens mittels teuflischer Praktiken zu erzielen, ein extremes Stadium erreicht.

Der Zustand der Langeweile ist verantwortlich dafür, daß wir in uns selbst vielmehr Krankheit zulassen, als dies allgemein erkannt wird. Und da heutzutage die Tendenz herrscht, daß dies bereits sehr früh in unserem Leben geschieht, entstehen auch die damit verbundenen Krankheiten in einem jüngeren Alter. Ein solcher Zustand kann nicht eintreten, wenn wir die Wahrheit unserer Göttlichkeit, unsere Aufgabe in der Welt anerkennen, und dadurch die Freude besitzen, Erfahrung zu sammeln und anderen Menschen zu helfen. Das Gegenmittel gegen Langeweile ist ein aktives und lebendiges Interesse an unserer Umwelt, das Leben während des ganzen Tages zu erforschen, von unseren Mitmenschen und den Ereignissen im Leben zu lernen und die Wahrheit zu erkennen, die hinter allen Dingen steht, uns in der Kunst, Wissen und Erfahrung anzusammeln, zu verlieren, und nach Gelegenheiten Ausschau zu halten, wenn wir diese zum Nutzen eines Mitreisenden anwenden können. Damit geht jeder Augenblick unserer Arbeit und unserer Freizeit mit dem Bedürfnis zu lernen einher, dem Wunsch, wirkliche Dinge, echte Abenteuer und sinnvolle Taten zu erfahren, und indem wir diese Fähigkeit entwickeln, werden wir feststellen, daß wir die Macht wiedererlangen, Freude aus den kleinsten Vorfällen zu beziehen, sowie Ereignisse, die wir früher als alltäglich und langweilig betrachtet haben, werden zu einer Gelegenheit zu forschen und zu einem Abenteuer. Die wahre Freude finden wir in den einfachen Dingen des Lebens – den einfachen Dingen, weil sie der großen Wahrheit näher sind.

Resignation, durch die wir nur zu einem unaufmerksamen Passagier auf der Lebensreise werden, öffnet unzähligen schädlichen Einflüssen die Tür, die niemals Gelegenheit gehabt hätten, eingelassen zu werden, solange unser tägliches Leben von dem Geist und der Freude des Abenteuers getragen wird. In welcher Situation auch immer wir uns befinden, ob wir ein Arbeiter in einer von Menschen wimmelnden Großstadt sind oder ein einsamer Schafhirte in den Bergen, wollen wir danach streben, die Eintönigkeit in Interesse zu verwandeln, stumpfsinnige Pflicht in eine erfreuliche Gelegenheit, Erfahrung zu sammeln, und den Alltag in ein intensives Studium der Menschheit und der großen, fundamentalen Gesetze des Universums. An jedem Ort gibt es ausreichend Gelegenheit, die Gesetze der Schöpfung zu beobachten, entweder in den Bergen oder Tälern oder unter unseren Mitmenschen. Als erstes wollen wir das Leben zu einem Abenteuer machen, das unser Interesse fesselt, wo Langeweile nicht länger möglich ist, und aus dem auf diese Weise erlangten Wissen heraus wollen wir versuchen, unseren Geist mit unserer Seele und der großen Einheit der Schöpfung Gottes in Einklang zu bringen.

Eine weitere grundlegende Hilfe für uns besteht darin, jegliche Angst abzulegen. Angst hat in Wahrheit keinen Platz im natürlichen Reich der Menschheit, da die Göttlichkeit in uns, die wir selbst sind, unbesiegbar und unsterblich ist, und wir als Kinder Gottes vor nichts Angst zu haben brauchen – wenn wir dies nur erkennen könnten. In den Zeitaltern des Materialismus nimmt die Angst natürlich in demselben Maße zu, wie die Bedeutung wächst, die wir irdischen Besitztümern beimessen (seien es körperliche Besitztümer oder äußere Reichtümer), denn wenn diese Dinge unsere Welt sind, rufen sie in uns die größte Angst hervor, daß wir eine Gelegenheit verpassen könnten, sie uns anzueignen, da sie so vergänglich, so schwierig zu erlangen und so unmöglich für länger als nur einen kurzen Augenblick zu behalten sind. Notwendigerweise müssen wir bewußt oder unbewußt in einem ständigen Zustand der Angst leben, weil wir in unserem inneren Selbst wissen, daß diese Besitztümer uns in jedem Moment wieder genommen werden können und wir sie höchstens für die kurze Dauer unseres Lebens behalten können.

In der heutigen Zeit hat sich die Angst vor Krankheit so stark entwickelt, daß sie zu einer großen Macht geworden ist, Schaden anzurichten, weil sie den Dingen die Tür öffnet, die wir fürchten und ihnen den Zutritt erleichtert. Diese Furcht ist in Wahrheit das Interesse an uns selbst, denn wenn wir ernsthaft um das Wohlergehen anderer besorgt sind, haben wir keine Zeit, uns vor unseren persönlichen Krankheiten zu fürchten. Zur Zeit spielt Angst eine große Rolle dabei, Krankheit zu verstärken, und die moderne Wissenschaft hat ihre Schreckensherrschaft dadurch vergrößert, daß sie ihre Entdeckungen, die bis jetzt doch nichts anderes sind als Halbwahrheiten, der breiten Öffentlichkeit zugänglich macht. Das Wissen um die Bakterien und die verschiedenen Krankheitserreger hat im Geist von Abertausenden von Menschen verheerende Wirkungen hinterlassen, und durch die Furcht, die dieses Wissen in ihnen geweckt hat, sie wiederum anfälliger für Krankheiten gemacht. Obwohl niedrige Lebensformen wie Bakterien im Zusammenhang mit körperlicher Krankheit eine Rolle spielen oder mit ihr verbunden sein können, stellen sie keineswegs die ganze Wahrheit des Problems dar, wie wissenschaftlich oder durch alltägliche Ereignisse gezeigt werden kann. Es gibt einen Faktor, den die Wissenschaft auf einer rein physischen Basis nicht erklären kann, und dies ist der Grund, warum einige Menschen von Krankheit heimgesucht werden, während andere verschont bleiben, obwohl beide derselben Möglichkeit der Infektion ausgesetzt sind. Der Materialismus vergißt, daß es einen Faktor über der physischen Ebene gibt, der im normalen Lauf des Lebens jeden einzelnen Menschen in Hinsicht auf Krankheit schützt oder ihn anfällig macht, um welche Krankheit auch immer es sich dabei handelt. Durch ihre bedrückende Wirkung auf unsere Mentalität, wodurch wiederum Disharmonie in unseren physischen und magnetischen Körpern verursacht wird, ebnet die Furcht dem Eindringen von Krankheitskeimen den Weg, und wenn Bakterien und andere physische Mittel die sichere und alleinige Ursache von Krankheit wären, dann gäbe es in der Tat nur wenig Grund, keine Angst zu haben. Aber wenn wir erkennen, daß sogar während der schlimmsten Epidemien nur ein Teil jener, die der Infektionsgefahr ausgesetzt sind, von der Krankheit heimgesucht werden, und daß, wie wir bereits gesehen haben, die wahre Krankheitsursache in unserer eigenen Persönlichkeit liegt und wir sie unter Kontrolle haben, dann haben wir allen Grund, ohne Furcht und Angst zu leben, in dem Wissen, daß das Heilmittel in uns selbst liegt. Wir können jede Angst vor physischen Mitteln als alleinige Ursache für Krankheit aus unserem Denken verbannen, da wir wissen, daß uns diese Angst nur anfällig für Krankheit macht, und daß, wenn wir uns bemühen, Harmonie in unserer Persönlichkeit herzustellen, wir Krankheit nicht mehr fürchten müssen, als von einem Blitz oder einem Bruchstück eines herabstürzenden Meteors getroffen zu werden.

Nun wollen wir uns dem physischen Körper zuwenden. Wir dürfen niemals vergessen, daß er nur die irdische Wohnstätte der Seele ist, in der wir uns nur für eine kurze Zeit aufhalten, um mit der Welt in Berührung zu kommen zu dem Zweck, Wissen und Erfahrung zu sammeln. Ohne uns allzusehr mit unserem Körper zu identifizieren, sollten wir ihn mit Respekt und Sorgfalt behandeln, so daß er gesund ist und wir ihn um so länger behalten, um unsere Aufgabe zu erfüllen. Niemals sollten wir auch nur für einen Augenblick lang ganz von ihm in Anspruch genommen oder überängstlich werden, sondern wir sollten lernen, uns seiner Existenz so wenig bewußt wie möglich zu sein und ihn nur als ein Vehikel unserer Seele und unseres Geistes und als Diener zu benutzen, der unseren Willen ausführt. Äußere und innere Reinlichkeit sind von großer Bedeutung. Was das erstere anbelangt, benutzen wir im Westen zu heißes Wasser. Dies öffnet die Poren und ermöglicht das Eindringen von Schmutz. Darüber hinaus macht der übertriebene Gebrauch von Seife die Hautoberfläche klebrig. Kühles oder lauwarmes Wasser, entweder in Form einer Dusche oder als mehr als einmal gewechseltes Badewasser, entspricht der natürlichen Reinigungsmethode mehr und hält auch den Körper gesünder. Man sollte außerdem nur soviel Seife benutzen, wie notwendig ist, um offensichtlichen Schmutz zu entfernen, und die Seife sollte nach dem Waschen mit frischem Wasser abgewaschen werden.

Innere Reinlichkeit hängt von der Ernährung ab, und wir sollten die Nahrungsmittel auswählen, die rein, gesund und so frisch wie möglich sind, hauptsächlich Früchte, Gemüse und Nüsse.

Tierisches Fleisch sollte auf jeden Fall vermieden werden. Erstens, weil sich durch den Genuß von Fleisch physische Gifte im Körper bilden. Zweitens, weil es einen unnormalen und übermäßigen Appetit anregt, und drittens, weil es erfordert, daß wir grausam gegen das Tierreich sind. Um den Körper zu reinigen, sollten wir viel Flüssigkeit zu uns nehmen, wie Wasser und natürliche Weine und Naturprodukte, wobei wir die künstlich destillierten Getränke vermeiden sollten.
Wir sollten auch nicht übermäßig viel schlafen, da viele von uns mehr Kontrolle über sich selbst haben, während sie wach sind, als wenn sie schlafen. Das alte Sprichwort »Wenn man sich noch einmal umdrehen möchte, ist es Zeit aufzustehen«, ist eine ausgezeichnete Richtlinie, wann man aufstehen sollte.
Die Kleidung sollte vom Gewicht her so leicht sein, wie es der Wärme angemessen ist. Sie sollte ermöglichen, daß Luft an den Körper kommt, und Sonnenlicht und frische Luft sollten zu jeder Gelegenheit mit der Haut in Berührung kommen können. Wasser- und Sonnenbäder sind der Gesundheit und Vitalität besonders zuträglich.
Bei allem, was wir tun, sollten wir unseren Frohsinn unterstützen, und wir sollten uns weigern, uns von Zweifel und Depression niederdrücken zu lassen. Statt dessen sollten wir uns daran erinnern, daß diese ihren Ursprung nicht in uns selbst haben, denn unsere Seele kennt nur Freude und Glück.

Kapitel 8

Wir sehen also, daß unser Sieg über Krankheit hauptsächlich von folgendem abhängt: Erstens, der Erkenntnis der Göttlichkeit in unseren Wesen und unserer konsequenten Bemühung, alles Falsche zu überwinden. Zweitens, dem Wissen, daß die grundlegende Ursache von Krankheit in der Disharmonie zwischen der Persönlichkeit und der Seele liegt. Drittens, unserer Bereitschaft und Fähigkeit, den Fehler zu entdecken, der einen solchen Konflikt verursacht. Und viertens, der Beseitigung eines jeden derartigen Fehlers, indem wir die entgegengesetzte Tugend entwickeln.

Die Aufgabe der Heilkunst wird darin bestehen, uns zu dem notwendigen Wissen und den Mitteln zu verhelfen, durch die wir unsere Krankheiten überwinden können, und zusätzlich solche Heilmittel zu verschreiben, die unseren geistigen und physischen Körper stärken und uns eine bessere Gelegenheit geben, sie zu besiegen. Dann werden wir tatsächlich in der Lage sein, Krankheit mit einer wirklichen Hoffnung auf Erfolg an ihrer Wurzel zu bekämpfen. Die medizinische Schule der Zukunft wird sich nicht besonders für die letztendlichen Auswirkungen und Ergebnisse von Krankheit interessieren, noch wird sie den aktuellen körperlichen Erkrankungen allzu große Aufmerksamkeit schenken oder Medikamente und chemische Präparate verschreiben, nur um der Linderung unserer Symptome willen. Sondern vielmehr wird sie ihre Bemühungen darauf konzentrieren, Harmonie zwischen Körper, Geist und Seele herzustellen, da sie um die wahre Ursache von Krankheit weiß und sich bewußt ist, daß die offensichtlichen körperlichen Auswirkungen nur sekundär sind, was zur Linderung und Heilung der Krankheit führt. Und in solchen Fällen, wo die Korrektur des Geistes früh genug herbeigeführt wird, wird die drohende Krankheit nicht zum Ausbruch kommen.

Unter den verschiedenen Arten von Heilmitteln, die verwendet werden, werden diejenigen enthalten sein, die aus den schönsten Pflanzen und Kräutern gewonnen werden, die in der Apotheke der Natur zu finden sind, und zwar solche, die von der göttlichen Schöpfung mit heilenden Kräften für den Geist und den Körper des Menschen versehen worden sind.

Wir unsererseits müssen Frieden, Harmonie, Individualität und Zielstrebigkeit üben und zunehmend das Wissen entwickeln, daß wir unserem Wesen nach göttlichen Ursprungs sind, Kinder des Schöpfers, und daher die Kraft in uns wohnt, Vollkommenheit zu erreichen – wenn wir sie nur entwickeln, was wir schließlich mit

Sicherheit tun müssen. Und diese Wirklichkeit muß in uns wachsen, bis sie zum herausragendsten Merkmal unserer Existenz wird. Wir müssen beharrlich Frieden üben, indem wir uns unseren Geist als einen See vorstellen, der immer ruhig bleiben muß, ohne Wellen, ja nicht einmal seine Oberfläche sollte vom Wind gekräuselt werden, um seine Stille zu stören. Allmählich sollten wir diesen Zustand des Friedens entwickeln, bis kein Ereignis des Lebens, kein Umstand, keine andere Persönlichkeit mehr in der Lage ist, unter irgendwelchen Umständen die Oberfläche dieses Sees aufzuwühlen oder in uns Gefühle der Reizbarkeit, Depression oder des Zweifels zu wecken. In physischer Hinsicht wird es uns helfen, wenn wir uns jeden Tag etwas Zeit nehmen, um in Ruhe über die Schönheit des Friedens und den Nutzen der Ruhe nachzudenken, und zu erkennen, daß wir weder durch Sorge noch durch Eile am meisten erreichen, sondern durch ruhiges Denken und Handeln in allem, was wir in Angriff nehmen, erfolgreicher werden. Unser Verhalten in diesem Leben in Übereinstimmung mit den Wünschen unserer eigenen Seele in Harmonie zu bringen und einen solchen Zustand des Friedens aufrechtzuerhalten, daß uns die Prüfungen und störenden Einflüsse der Welt unberührt lassen, ist in der Tat eine große Leistung und bringt uns den Frieden, der mit Verständnis einhergeht. Und obwohl dies zunächst unsere Träume zu übersteigen scheint, liegt es in Wirklichkeit in der Reichweite eines jeden von uns, wenn wir Geduld haben.

Es wird nicht von uns allen verlangt, daß wir Heilige oder Märtyrer oder berühmte Persönlichkeiten sind. Den meisten von uns sind weniger auffällige Pflichten zugedacht. Aber von uns allen wird erwartet, daß wir die Freude und das Abenteuer des Lebens begreifen und die besondere Aufgabe mit Freude erfüllen, die unsere Göttlichkeit für uns bestimmt hat.

Für diejenigen, die krank sind, ist geistiger Frieden und Harmonie mit der Seele die größte Hilfe zur Genesung. Die Medizin und Krankenpflege der Zukunft wird der Entwicklung dieses inneren Zustands des Patienten viel mehr Aufmerksamkeit schenken als heutzutage, wo wir, unfähig den Fortschritt eines Krankheitsfalles mit anderen als materialistischen wissenschaftlichen Mitteln zu beurteilen, mehr an häufiges Temperaturmessen und andere zahlreiche Maßnahmen denken, die die Ruhe und Entspannung von Körper und Geist, die so wesentlich für die Genesung sind, eher stören als unterstützen. Es besteht kein Zweifel daran, daß zumindest bei Beginn unbedeutender Erkrankungen die Krankheit überwunden werden könnte, wenn wir nur ein paar Stunden vollständiger Entspannung erhalten und in Harmonie mit unserem Höheren Selbst gelangen könnten. In solchen Augenblicken müssen wir in uns nur einen Bruchteil dieser Ruhe herstellen, wie durch Christus symbolisiert wurde, als er während des Sturms auf dem See Genezareth befahl: »Friede, sei still!«

Unsere Lebenseinstellung hängt von der Nähe der Persönlichkeit zur Seele ab. Je enger die Verbindung, desto größer ist die Harmonie und der Friede, und je klarer wird das Licht der Wahrheit und das strahlende Glück, das den höheren Ebenen entstammt, leuchten. Diese werden dazu beitragen, daß uns die Schwierigkeiten und Schrecken der Welt nichts anhaben können, da sie ihren Ursprung in der ewigen Wahrheit Gottes haben. Das Wissen um die Wahrheit gibt uns auch die Gewißheit, daß, wie tragisch auch immer einige Ereignisse der Welt erscheinen mögen, sie nur ein vorübergehendes Stadium in der Evolution des Menschen darstellen, und daß sogar Krankheit an sich wohltätig ist und bestimmten Gesetzmäßigkeiten folgt, die dazu gedacht sind, letztendlich Gutes hervorzubringen und den beständigen Druck auszuüben, nach Vollkommenheit zu streben. Diejenigen, die dieses Wissen besitzen, können durch die Ereignisse, die für andere eine so große Last sind, nicht berührt, deprimiert oder erschreckt werden. Alle Unsicherheit, Angst und Verzweiflung verschwinden für immer. Wenn wir nur in ständiger Verbindung mit unserer eigenen Seele, unserem himmlischen Vater bleiben können, dann ist die Welt in der Tat ein Ort der Freude, und kein schädlicher Einfluß kann auf uns ausgeübt werden.

Es ist uns nicht gestattet, die Großartigkeit unserer eigenen

Göttlichkeit oder die Macht unseres Schicksals und die glorreiche Zukunft, die vor uns liegt, zu erkennen. Denn wenn dies der Fall wäre, wäre das Leben keine Prüfung und würde keine Bemühung erforderlich machen und es wäre keine Bewährungsprobe. Unsere Stärke liegt darin, zum größten Teil in Unkenntnis jener großartigen Dinge zu leben, und doch das Vertrauen und den Mut zu haben, ein gutes Leben zu führen und die Schwierigkeiten dieser Erde zu meistern. Durch die Verbindung zu unserem Höheren Selbst können wir jedoch die Harmonie aufrechterhalten, die uns ermöglicht, alle weltlichen Widerstände zu überwinden und auf dem rechten Weg zu bleiben, der zur Erfüllung unseres Schicksals führt, unbeirrt durch die Einflüsse, die uns in die Irre führen wollen.

Als nächstes müssen wir unsere Individualität entwickeln und uns von allen weltlichen Einflüssen befreien, so daß wir unser eigener Meister werden, indem wir nur den Geboten unserer eigenen Seele folgen, und unberührt durch die Umstände oder andere Menschen unser Schiff durch die rauhe See des Lebens steuern, ohne jemals das Ruder der Rechtschaffenheit zu verlassen oder zu irgendeinem Zeitpunkt das Steuer unseres Schiffes den Händen eines anderen zu überlassen. Wir müssen absolut und vollständig unsere Freiheit erlangen, so daß alles, was wir tun, jede unserer Handlungen – ja sogar jeder unserer Gedanken – seinen Ursprung in uns selbst hat, was uns ermöglicht, allein aus unserem eigenen Antrieb heraus zu leben und freiwillig zu geben.

Unsere größte Schwierigkeit in dieser Richtung liegt womöglich bei den Menschen, die uns in dieser Zeit am nächsten sind, wo die Angst vor der Konvention und falsche Pflichtauffassung so schrecklich ausgeprägt sind. Aber wir müssen unseren Mut stärken, der bei so vielen von uns ausreicht, um sich den scheinbar großen Problemen des Lebens zu stellen, jedoch bei den mehr persönlichen Prüfungen versagt. Wir müssen in der Lage sein, in unpersönlicher Weise zu bestimmen, was richtig und falsch ist, und auch in der Gegenwart von Freunden oder Verwandten furchtlos zu handeln. Wie viele von uns sind Helden in der äußeren Welt, aber Feiglinge zu Hause! Obwohl die Mittel, die verwendet werden, um uns an der Erfüllung unseres Schicksals zu hindern, in der Tat sehr subtil sein mögen, wie die Vorspiegelung von Liebe und Zuneigung oder falsches Pflichtgefühl, Methoden, uns zu versklaven und zu Gefangenen der Wünsche und Bedürfnisse anderer zu machen, so müssen wir uns doch rücksichtslos über sie hinwegsetzen. Was unsere Pflicht anbelangt, müssen wir nur der Stimme unserer eigenen Seele und nur ihr allein folgen, wenn wir uns nicht durch unsere Mitmenschen behindern lassen wollen. Wir müssen unsere Individualität bis zum äußersten entwickeln und lernen, durchs Leben zu gehen, ohne uns auf irgend jemanden anderen als auf unsere Seele zu verlassen, wenn es um Führung und Hilfe geht, uns unsere Freiheit zu nehmen, um uns jedes erdenkliche Wissen und jede nur mögliche Erfahrung anzueignen.

Gleichzeitig müssen wir darauf achten, daß wir jedem anderen Menschen seine Freiheit gewähren, nichts von anderen erwarten, sondern im Gegenteil jederzeit bereit sein, anderen eine hilfreiche Hand zu reichen, um sie in Zeiten der Not und Schwierigkeiten aufzurichten. Somit wird jede Persönlichkeit, der wir in diesem Leben begegnen, sei dies unsere Mutter, unser Ehemann, Kind, ein Fremder oder Freund, zu einem Mitreisenden, und jeder von ihnen kann in Hinsicht auf die spirituelle Entwicklung auf einer höheren oder niedrigeren Stufe stehen als wir.

Aber wir alle sind Mitglieder einer Gemeinschaft der Menschen und Teil einer noch größeren Gemeinschaft, welche dieselbe Reise mit demselben glorreichen Ziel in Aussicht macht.

Wir müssen in unserer Bestimmtheit zu gewinnen beharrlich sein, den festen Willen haben, den Berggipfel zu erklimmen. Wir wollen es keinen Augenblick lang bedauern, wenn wir einmal einen Fehltritt machen. Kein großer Aufstieg wurde jemals ohne Fehler und Stürze gemacht, und sie müssen als Erfahrungen betrachtet werden, die uns dazu verhelfen, in der Zukunft weniger zu stolpern. Niemals dürfen uns Gedanken an vergangene Irrtümer deprimieren. Sie sind vergangen und vorbei, und das Wissen, das wir auf diese Weise erlangt haben, wird dazu beitragen, eine Wiederholung dieser Fehler zu vermeiden. Beständig müssen wir vorwärts und aufwärts streben, niemals etwas bedauern oder zurückblicken, denn die Vergangenheit selbst einer einzigen Stunde zuvor liegt bereits hinter uns, und die glorreiche Zukunft mit ihrem strahlenden Licht ist immer vor uns. Wir müssen jegliche Angst ablegen. Sie sollte im menschlichen Geist niemals bestehen und ist nur möglich, wenn wir unsere Göttlichkeit aus den Augen verlieren. Sie ist uns fremd, weil wir als Söhne des Schöpfers, als Funken des göttlichen Lebens, unbesiegbar, unzerstörbar und unüberwindbar sind. Krankheit ist scheinbar grausam, weil sie die Strafe für falsches Denken und Handeln ist, was Grausamkeit gegenüber anderen zur Folge haben muß. Daher die Notwendigkeit, Liebe und Brüderlichkeit in unserem Wesen bis zum äußersten zu entwickeln, da dies Grausamkeit in der Zukunft unmöglich machen wird.

Die Entwicklung der Liebe bringt uns zu der Erkenntnis der Einheit, der Wahrheit, daß wir alle ein Teil der einen großen Schöpfung sind.

Die Ursache all unserer Probleme ist das Selbst und die Getrenntheit, und diese löst sich auf, sobald Liebe und das Wissen um die größere Einheit zu einem Teil unseres Wesens werden. Das Universum ist Gott in objektiver Gestalt, bei seiner Geburt ist es die Wiedergeburt Gottes, bei seinem Ende eine Höherentwicklung Gottes. Dasselbe gilt für den Menschen: Sein Körper ist seine äußere Verkörperung, eine objektive Manifestation seines inneren Wesens. Er ist der Ausdruck seiner selbst, die Verkörperung der Qualitäten seines Bewußtseins.

In unserer westlichen Zivilisation haben wir das berühmte Beispiel, das große Vorbild für Vollkommenheit und die Lehren Christi, um uns zu führen. Er dient uns als Mittler zwischen unserer Persönlichkeit und unserer Seele. Seine Aufgabe auf Erden bestand darin, uns zu lehren, wie wir Harmonie und Kommunion mit unserem Höheren Selbst erlangen können, mit unserem

Vater, der im Himmel ist, und wie wir dadurch Vollkommenheit in Einklang mit dem Willen des großen Schöpfers aller Dinge erreichen.
So lehrten auch Buddha und andere große Meister, die von Zeit zu Zeit hinab auf die Erde kommen, um den Menschen den Weg zur Erlangung der Vollkommenheit zu weisen. Für die Menschheit gibt es keinen halben Weg. Die Wahrheit muß anerkannt werden, und der Mensch muß sich selbst mit dem unendlichen Plan der Liebe seines Schöpfers vereinen.
Und so kommt hinaus, meine Brüder und Schwestern, in den herrlichen Sonnenschein des Wissens um unsere Göttlichkeit, und macht euch ernsthaft und beharrlich daran, euch an dem großen Plan, glücklich zu sein und Glück zu verbreiten, zu beteiligen, euch mit der großen Schar der Weisen Bruderschaft zu vereinen, die ihr ganzes Leben dem Ziel widmet, dem Wunsch ihres Gottes zu gehorchen, und deren große Freude im Dienst an ihren jüngeren Mitmenschen liegt.

7. Einige grundlegende Betrachtungen über Krankheit und Heilung

(Homoeopathic World, 1930)

Um Krankheit, ihr Ziel, ihr Wesen und ihre Heilung zu verstehen, müssen wir zum Teil den Grund unseres Seins und die Gesetze unseres Schöpfers in bezug zu uns begreifen.

Es ist von wesentlicher Bedeutung zu erkennen, daß der Mensch zwei Aspekte hat, nämlich einen spirituellen und einen physischen. Und daß von diesen beiden Faktoren der physische unendlich viel weniger bedeutend ist.

Unter der Führung unseres spirituellen Selbst, unseres unsterblichen Lebens, ist der Mensch dazu geboren, Wissen und Erfahrung zu sammeln, und sich als physisches Wesen zu vervollkommnen.

Der physische Körper allein ohne Verbindung zu der spirituellen Dimension ist eine leere Hülle, ein Korken auf dem Wasser, aber wenn er mit dem Spirituellen vereint ist, ist das Leben eine Freude, ein Abenteuer, das unser Interesse vollkommen in Anspruch nimmt, eine Reise, die uns Glück, Gesundheit und Wissen bringt.

Unsere Evolution begann als neugeborener Säugling ohne Wissen, dessen ganzes Interesse auf sich selbst gerichtet war. Unsere Bedürfnisse waren auf unser Wohlergehen, Nahrung und Wärme begrenzt. Mit dem Heranwachsen entsteht dann der Wunsch nach Macht und daher bleiben wir für eine Weile immer noch auf uns selbst bezogen, wobei wir nur auf unseren eigenen Gewinn und weltliche Ziele bedacht sind.

Dann kommt der Wendepunkt: Die Geburt des Wunsches, sich in den Dienst unserer Mitmenschen zu stellen, und dann beginnt der Kampf, denn im Verlaufe unserer weiteren Evolution müssen wir unsere Selbstbezogenheit in Selbstlosigkeit verwandeln, Getrenntheit in Einheit, und all das Wissen und die Erfahrung sammeln, die uns die Welt lehren kann. Und wir müssen alle menschlichen Qualitäten in ihre entgegengesetzten Tugenden umwandeln.

Wir lernen jedoch langsam, immer nur eine Lektion auf einmal, aber wir müssen die besondere Lektion lernen, die unser spirituelles Selbst uns auferlegt, wenn wir glücklich und gesund sein wollen.

Wir lernen nicht alle zur gleichen Zeit dieselbe Lektion. Der eine überwindet seinen Stolz, der andere seine Angst, wieder ein anderer seinen Haß usw., aber der wesentliche Faktor für Gesundheit besteht darin, daß wir die Lektion lernen, die für uns bestimmt ist.

Das Stadium unseres Fortschritts spielt keine Rolle, ob wir nun auf der Stufe eines Eingeborenen oder eines Jüngers stehen, ist in Hinsicht auf unsere Gesundheit bedeutungslos. Aber es ist von Bedeutung, daß wir in Harmonie mit den Geboten unserer Seele leben. Ob es nun darum geht, Wohlstand zu erlangen oder das aufopfernde Leben eines Märtyrers zu führen, Gesundheit hängt davon ab, die Befehle unseres eigenen spirituellen Selbst zu befolgen und in Einklang mit ihnen zu leben.

Unsere Seele stellt uns in die Lebenssituation hinein und stellt uns die Aufgabe, sei dies nun Schuhputzer oder Herrscher, Prinz oder Bettler, die für unsere Evolution am besten geeignet ist, und wo wir die notwendige Lektion am besten lernen können. Welche Position auch immer wir haben, besteht die einzige Notwendigkeit darin, die besondere Aufgabe zu erfüllen, die uns zugedacht ist, und alles wird gut sein.

Krankheit ist die Folge eines Konfliktes, wenn sich die Persönlichkeit weigert, den Geboten der Seele zu gehorchen, wenn eine Disharmonie, Krankheit, zwischen dem höheren oder spirituellen Selbst und der niedrigeren Persönlichkeit, die wir als uns selbst kennen, besteht.

Niemandem von uns wird mehr aufgegeben, als wir leisten können, noch wird mehr von uns verlangt, als in unserer Macht liegt. Dann entscheidet sich das Leben selbst für die Bemühung, die niedrigen Qualitäten des Selbst in die höheren Tugenden der selbstlosen Einheit zu verwandeln. Nicht indem es drastische Maßnahmen ergreift, sondern durch eine langsame, allmähliche und glückliche Evolution.

Während unserer Reise auf der Suche nach Vollkommenheit gibt es verschiedene Stadien. Selbstbezogenheit in Selbstlosigkeit, Wunschdenken in Wunschlosigkeit, Getrenntheit in Einheit zu verwandeln, kann nicht in einem einzigen Augenblick geschehen, sondern durch eine allmähliche, beständige Evolution, und wir müssen eine Stufe nach der anderen meistern, während wir voranschreiten. Einige Stufen sind womöglich vergleichsweise einfach, andere außerordentlich schwierig, und dann kann es sein, daß Krankheit auftaucht, weil es uns in diesen Zeiten nicht gelingt, unserem spirituellen Selbst zu folgen, und der Konflikt entsteht, der wiederum Krankheit hervorbringt.

Entsprechend der jeweiligen Entwicklungsstufe, auf der wir einen Fehler machen, entwickelt sich auf der physischen Ebene eine bestimmte Mentalität, die ihre entsprechenden Resultate sowohl auf den Patienten als auch auf die Menschen, die in Beziehung zu ihm stehen, hat. Es ist diese Gemütsverfassung, die dem Arzt die wahre, fundamentale Ursache des Problems enthüllt und ihm den Schlüssel für eine erfolgreiche Behandlung liefert.

Von hier aus kann die Anstrengung ermittelt werden, die der Patient machen muß, wenn er fehlgeht, und auf diese Weise kann die richtige Behandlung für sein Wohlergehen abgeleitet werden.

Hahnemann lehrte, daß ›Gleiches Gleiches heilt‹. Dies ist bis zu einem bestimmten Punkt wahr, aber das Wort ›heilt‹ ist ein wenig irreführend. Gleiches weist Gleiches ab, wäre zutreffender.

Krankheit an sich ist Gleiches, das Gleiches heilt, oder besser, Gleiches, das Gleiches zurückweist.

Die Ursache für Krankheit liegt darin, uns zu veranlassen, eine

falsche Handlungsweise aufzugeben – die effektivste Methode, um unsere Persönlichkeit in Einklang mit unserer Seele zu bringen. Gäbe es keinen Schmerz, wie könnten wir wirklich wissen, daß Grausamkeit schmerzt? Wenn wir niemals einen Verlust erleiden, wie könnten wir jemals das Leid erkennen, das durch Raub verursacht wird? Zwar sollten wir unsere Lektionen auf der geistigen Ebene lernen und uns so körperliches Leiden ersparen, aber vielen von uns gelingt dies nicht. Und daher wird uns Krankheit geschickt, um unsere Evolution zu beschleunigen. So grausam Krankheit bei oberflächlicher Betrachtung auch scheinen mag, ist sie ihrem Wesen nach in Wirklichkeit wohltätig. Es ist die Methode, die von unserer eigenen väterlichen, liebenden Seele angewandt wird, um uns auf den Weg zum Verständnis zu bringen.
Darüber hinaus sollten wir uns daran erinnern, daß Leiden (obwohl wir so klug sein sollten, es zu vermeiden) in gewisser Weise ein Privileg ist, da es darauf hinweist, daß die Persönlichkeit ein Entwicklungsstadium erreicht hat, wo eine Korrektur möglich ist. Kleine Babys werden nicht bestraft.
Daraus wird sofort ersichtlich, wie man Krankheit vermeiden kann. Wenn wir nur auf die Stimme unseres spirituellen Selbst hören könnten, wenn wir nur in Harmonie mit unserer Seele bleiben würden, wäre keine so schwere Lektion nötig, und wir könnten ohne Krankheit leben.
Daher besteht die Aufgabe des Arztes darin, dem Patienten zu diesem Ziel zu verhelfen, indem er ihm spirituelle, geistige und körperliche Unterstützung zukommen läßt.
Das Genie Hahnemann erkannte die Natur und die Ursache von Krankheit, verwendete ähnliche Heilmittel, die, indem sie die Krankheit vorübergehend verstärkten, dieses Ziel beschleunigten. Er verwendete ähnliche Gifte, um die Gifte aus dem Körper zu beseitigen.
Aber nun, nachdem wir darüber nachgedacht haben, wo uns sein Genie verlassen hat, wollen wir einen Schritt weitergehen, und wir werden erkennen, daß es sogar einen neuen und noch besseren Weg gibt.

Wenn ein Patient einen geistigen Irrtum begeht, resultiert daraus ein Konflikt zwischen dem spirituellen und physischen Selbst und das Endergebnis wird Krankheit sein. Der Fehler mag beseitigt, das Gift aus dem Körper entfernt werden, aber es bleibt ein Vakuum zurück, eine schädliche Kraft ist fort, aber dort, wo diese Kraft lokalisiert war, bleibt ein Leerraum zurück.
Die vollkommene Methode besteht nicht so sehr darin, den schädlichen Einfluß zu beseitigen, als vielmehr darin, sich seine entgegengesetzte Tugend anzueignen, und den Fehler mittels dieser Tugend auszumerzen. Dies ist das Gesetz der Gegensätze, von Positiv und Negativ.
Nehmen wir folgendes Beispiel: Ein Patient hat Schmerzen, weil in seinem Wesen Grausamkeit vorhanden ist. Er kann diese Eigenschaft unterdrücken, indem er sich ständig vornimmt: »Ich will nicht grausam sein«, aber dies bedeutet einen langen und anstrengenden Kampf, und sollte es ihm gelingen, die Grausamkeit zu eliminieren, bleibt eine Lücke zurück, ein Leerraum. Aber sollte sich der Patient auf die positive Seite konzentrieren, nämlich Mitgefühl zu entwickeln und diese Tugend in sein Wesen aufzunehmen, wird die Grausamkeit ohne irgendeine weitere Anstrengung ersetzt und wird für alle Zeiten unmöglich.
Daher lehrt und hilft die vollkommene Wissenschaft des Heilens dem Patienten, die Tugend zu entwickeln, die ihn ein für allemal gegen die schädliche Eigenschaft immun macht, die auszulöschen sein besonderer Kampf ist.
Diese Form des Heilens steht nicht unter dem Motto: »Du sollst nicht«, sondern: »Gesegnet sind sie.«
Ein anderes großes Prinzip, das Hahnemanns Genie entsprang, soll hier in Betracht gezogen werden: nämlich die Lehre von der Heilung von innen heraus.
Zunächst muß der Geist geheilt werden, und dann wird der Körper folgen. Den Körper und nicht den Geist zu heilen, kann sehr schwerwiegende Folgen für den Patienten haben, da der Körper auf Kosten der Seele gewinnt. Es wäre besser, einen Körper zu verlieren, als die Lektion zu verpassen.

Deshalb besteht die Arbeit des Arztes in zweierlei Hinsicht, nämlich seinem Patienten zu helfen, seinen spirituellen Fehler zu korrigieren, und ihm diejenigen Heilmittel zu verschreiben, die ihm helfen, dies auf der physischen Ebene zu bewirken, so daß der gesündere Geist eine Heilung des Körpers herbeiführen wird.

Für das letztere ist es von wesentlicher Bedeutung, daß die gewählten Heilmittel lebensspendend und aufbauend sind und solche Schwingungen in sich tragen, die eine erhebende Wirkung haben.

In der Wahl dieser Mittel müssen wir ihren evolutionären Status in Hinsicht auf den Menschen berücksichtigen.

Metalle befinden sich auf einer Stufe unter dem Menschen. Die Verwendung von Tieren würde Grausamkeit erfordern, und in der göttlichen Heilkunst darf keine Spur von Grausamkeit vorkommen. Daher bleibt uns das Pflanzenreich. Es gibt drei Arten von Pflanzen. Die erste Gruppe befindet sich in ihrer Evolution auf einer etwas niedrigeren Stufe als der Mensch. Dazu zählen die primitiven Arten, die Seegräser, der Kaktus, der Teufelszwirn usw. Dazu gehören auch diejenigen, die für falsche Zwecke verwendet worden sind, wovon einige giftig sind: Bilsenkraut, Belladonna und die Orchideen sind einige Beispiele hierfür.

Eine zweite Kategorie, die auf derselben Stufe wie der Mensch steht und unschädlich ist, kann als Nahrung verwendet werden.

Aber es gibt noch eine dritte Gruppe, die sich auf einer relativ hohen oder höheren Evolutionsstufe befindet als die durchschnittliche Menschheit. Unter diesen Pflanzen müssen wir unsere Heilmittel wählen, denn sie besitzen die Kraft, zu heilen und Segen zu bringen.

Darüber hinaus macht dies keine Grausamkeit erforderlich, denn da diese Pflanzen den Wunsch haben, zum Nutzen der menschlichen Natur benutzt zu werden, wird ihnen ein Segen zuteil, während sie dem Menschen dienen.

Da die erste Pflanzengruppe die Schwingungen des Körpers herabsetzt, macht sie ihn als Wohnstätte für das spirituelle Selbst ungeeignet, und daher kann sie den Tod verursachen.
Aber die letzte Gruppe besitzt die Macht, unsere Schwingungen zu heben, und daher kann sie uns die spirituelle Kraft verleihen, die Geist und Körper reinigt und heilt.
Unsere Arbeit als Ärzte stellt sich daher in groben Zügen folgendermaßen dar: die menschliche Natur zu erforschen, so daß wir in der Lage sind, unseren Patienten zu einem Wissen über sich selbst zu verhelfen, und ihnen zu raten, wie sie ihre Persönlichkeit mit ihrer Seele in Harmonie bringen können, und darüber hinaus die wohltätigen Heilmittel zu verschreiben, welche die Schwingungen der Persönlichkeit heben. Auf diese Weise wird die Tugend entwickelt, die erforderlich ist, die Harmonie zwischen dem höheren und dem niederen Selbst herzustellen, die vollkommene Gesundheit zur Folge hat.
Und nun wollen wir den praktischen Aspekt in Hinsicht auf Diagnose und Behandlung betrachten.
In erster Linie gibt es sieben Hauptunterteilungen, in die wir unsere Patienten einordnen müssen.
Entsprechend der besonderen Lektion, die gelernt werden muß, kann ein Mensch in einem der folgenden fundamentalen Prinzipien fehlgehen:

1. Macht
2. Intellektuelles Wissen
3. Liebe
4. Gleichgewicht
5. Dienst
6. Weisheit
7. Spirituelle Vollkommenheit

Bevor wir fortfahren, sei noch einmal betont, daß das Vorhandensein von Krankheit ein Hinweis darauf ist, daß die Persönlichkeit sich in Konflikt mit der Seele befindet.

Qualitäten und Tugenden sind relativ, und was bei dem einen eine Tugend ist, kann bei einem anderen ein Fehler sein. Nach Macht zu streben, kann bei einer jungen Seele richtig sein und muß keinen Konflikt zwischen der Persönlichkeit und dem spirituellen Selbst hervorrufen, aber was in diesem Fall richtig ist, wäre in dem fortgeschritteneren Stadium der Jüngerschaft fehl am Platze und daher falsch, wenn die Seele für die Persönlichkeit beschlossen hat, zu geben anstatt zu nehmen.
Daher kann eine Eigenschaft an sich nicht nach richtig oder falsch beurteilt werden, ohne die evolutionäre Stufe des Individuums zu berücksichtigen.
Was wir als böse kennen, ist Gutes am falschen Platz.
Aber das Vorhandensein von Krankheit weist darauf hin, daß Eigenschaften in der Persönlichkeit verankert sind, die zu beseitigen sich die Seele bemüht, weil diese Eigenschaften unter dem evolutionären Niveau dieses Menschen sind.
Darüber hinaus muß sich der Patient hartnäckig weigern, auf die Stimme des Gewissens zu hören, seine Erfahrung auf der geistigen Ebene zu sammeln, und daher besteht die Notwendigkeit für eine noch schwierigere Lektion, die ihm die Krankheit erteilt.
Aus der Mentalität unserer Patienten können wir den Fehler erkennen, aufgrund dessen es der Persönlichkeit nicht gelingt, mit dem evolutionären Standard Schritt zu halten, den die Seele wünscht.
Aus den Irrtümern, die in jedem der sieben Prinzipien begangen werden, ergeben sich folgende Typen:

1. Macht: Tyrann, Autokrat, Effekthascher
2. Intellekt: Magier, Zerstörer, Satyr
3. Liebe: Inquisitor, Haß, Wut
4. Gleichgewicht: ekstatisch, Wetterfahne, hysterisch
5. Dienst: selbstgerecht, Egoist, Flirt
6. Weisheit: Agnostiker, Narr, Clown
7. Spirituelle Vollkommenheit: Enthusiast, Puritaner, Mönch

Es spielt keine Rolle, an welcher physischen Krankheit unser Patient leidet, vielmehr müssen wir verstehen, zu welchem der oben genannten Typen er gehört.
Noch dürfen wir erwarten, daß die Charaktermerkmale immer so deutlich hervortreten, denn in vielen Fällen ist nur noch eine Spur von der schädlichen Eigenschaft in ihren Wesen vorhanden, aber dennoch ist es wesentlich, ihren grundlegenden Irrtum genau zu verstehen, um eine erfolgreiche Behandlung zu gewährleisten.
Darüber hinaus wird die Persönlichkeit von vielen Patienten, die uns konsultieren, von irgendeinem dominanten Verwandten oder Freund ausgepreßt, und bei manchen von ihnen ist es leichter, eine Diagnose von dem dominierenden Menschen zu erhalten, denn er wird der gleiche Typ sein wie der Patient. Denn auch hier ist es wieder ein Fall, Gleiches mit Gleichem zurückzuweisen, denn wir begegnen denjenigen, die unsere eigenen Fehler in noch deutlicher ausgeprägter Form haben, so daß wir das Leiden erkennen können, das solch schädliche Handlungen verursachen.
Bevor wir die oben dargelegten Typen detaillierter betrachten und soweit die Forschung die damit verbundenen Heilmittel bereits gefunden hat, wollen wir die Methoden der Dosierung erörtern.
Hier wiederum hat das Gesetz von Hahnemann Gültigkeit, nämlich nicht zu wiederholen, während eine Verbesserung stattfindet.
Die nachfolgend beschriebenen Heilmittel sind in ihrer Wirkungsweise wohltuend und verursachen weder eine Verschlimmerung noch eine Reaktion, denn ihre Wirkung besteht darin zu heben. Sie werden in der dritten, vierten und siebten Potenz zubereitet.
Zu Beginn einer Behandlung kann man eine Dosis der dritten Potenz zwei- oder dreimal täglich geben, bis eine deutliche Verbesserung zu verzeichnen ist, dann hört man auf. Solange ein Fortschritt gemacht wird, gibt man das Mittel nicht weiter, aber

wenn der Patient einen Rückfall erleidet, verschreibt man drei oder vier Gaben mehr usw., jedesmal sollte eine geringere Dosis erforderlich sein. Man sollte nur zu der vierten oder siebten Potenz greifen, wenn die niedrigere Potenz keine Wirkung zeigt.
Wenn Sie einen Freund hätten, der einen großen Verlust erlitten hat, hätten Sie ihn zunächst oft besucht, um ihn aufzuheitern und zu trösten. Aber sowie er sich wieder erholt, werden Ihre Besuche sicherlich weniger.
In der gleichen Weise verwenden wir diese Potenzen. Sie sind Freunde und ein Segen für den Leidenden, aber, wie Hahnemann vorhersah, muß sogar der Kranke seinen Kampf allein austragen und darf nicht einmal von wohltätigen Arzneimitteln abhängig werden. Wenn es ihm daher bessergeht, ist es notwendig, alleine weiterzukämpfen, soweit dies möglich ist, ohne wieder um Hilfe zu bitten, bis dies wirklich nötig ist.
Und natürlich, je mehr der Patient danach strebt, den Fehler zu korrigieren, der hinter seiner Krankheit steckt, um so länger wird die Potenz vorhalten.
Und nun kommen wir zu einer Beschreibung von einigen der mit Krankheit verbundenen Typen und den Heilmitteln, die verabreicht werden, um diese Krankheiten zu heilen.
An dieser Stelle möchte ich Dr. F. J. Wheeler aus Southport meinen Dank für seine große Hilfe in Hinsicht auf die klinischen Resultate aussprechen, die er mit diesen Heilmitteln erzielt hat, sowie für seine Zusammenarbeit aus ganzem Herzen über eine beträchtliche Zeitspanne hinweg und seine finanzielle Großzügigkeit in großem Umfang, die alleine die Entdeckung vieler dieser Heilmittel möglich gemacht hat.

Die Heilmittel und ihre Typen

Der vollständige botanische Name der einzelnen Heilmittel lautet folgendermaßen:

1. Agrimonia	*Agrimonia eupatoria*
2. Cerato	*Ceratostigma willmottiana*
3. Cichorium	*Cichorium intybus*
4. Clematis Flora	*Clematis erecta flora*
5. Cotyledon	*Cotyledon umbilicus*
6. Centaurium	*Erytrea centaurium*
7. Impatiens	*Impatiens glandulifera*
8. Mimulus	*Mimulus guttatus*
9. Scleranthus	*Scleranthus annuus*
10. Arvensis	*Sonchus arvensis*
11. Verbena	*Verbena officinales*

Agrimonia

Der Inquisitor
Dieser Typ ist nicht immer leicht zu diagnostizieren, da diese Menschen ihre Schwierigkeiten verbergen.
Oftmals haben sie eine zwanglose Erscheinung, sind genial und voller Interesse am Leben und entschieden sympathische Leute. Sie trinken oftmals stark, obwohl nicht offensichtlich im Übermaß. Es kann sein, daß sie drogenabhängig sind und den Wunsch nach Aufregungen und einem vollbeschäftigten Leben haben. Daher verbergen sie ihr Leid in sich.
Man spürt, daß sich hinter ihrer Oberfläche eine Tragödie verbirgt, obwohl sie dies nur selten und nicht einmal vor ihren besten Freunden zugeben. Innerlich leiden sie unter aufgewühlten Gefühlen: Einer großen Angst vor der Gegenwart und besonders der Zukunft, die sie zum Selbstmord treiben kann. Sie scheuen keine Gefahr und sind in jeder Hinsicht leichtsinnig. Sie haben keinen Frieden. Sie sind aktiv, ruhelos, immer in Bewegung, brauchen wenig Schlaf und setzen sich erst spät zur Ruhe.
Gewöhnlich haben sie ein großes Interesse an Okkultismus und Magie. In Wirklichkeit sind sie gepeinigte Seelen, die ihres Leidens müde sind und den Tod als eine bessere Alternative vorzie-

hen würden, obwohl sie nach außen hin tapfer kämpfen und eine gezwungene Heiterkeit an den Tag legen.
Häufig stellt man fest, daß sie von irgendeinem Menschen gequält werden, obwohl ihr Peiniger auf einer anderen Ebene sein kann.
Das Heilmittel bringt ihnen Frieden, beseitigt ihren inneren Aufruhr, vermindert ihr Verlangen nach Stimulanzien und gibt ihnen Ruhe.

Cerato

Der Narr
Für diejenigen, die vorwärtskommen möchten, doch verwirrt und unfähig sind, zwischen richtig und falsch zu unterscheiden. Mangelndes Wissen macht sie in ihrer Wahl der Freunde, bei ihrer Arbeit, ihrem Vergnügen und den Einflüssen, die sie in ihr Leben eindringen lassen, unbedacht. Es handelt sich um diejenigen, deren Absichten gut, aber deren Besonnenheit und Klugheit schlecht ausgeprägt sind.
Sie konzentrieren sich zu sehr auf die Details des Lebens und übersehen die Hauptprinzipien: Die Konvention und Kleinigkeiten zählen mehr als die wichtigen Themen. Häufig verpassen sie Gelegenheiten aufgrund von unbedeutenden Einflüssen. Sie werfen ihr Lebenswerk weg, weil sie irgendein Verwandter oder Gefährte in negativer Weise davon überzeugt hat. Sie übertreiben ihre Pflichten, die sie gegenüber einem Mitmenschen haben, zu stark, und fesseln sich selbst an eine dominante Persönlichkeit, wenn sie statt dessen vielen Menschen dienen sollten.
Sie sind schwach und entschuldigen sich für ihren Peiniger, so wie eine Frau ihren betrunkenen Ehemann verteidigen wird, der sie schlägt. Sie sind innerlich unglücklich, weil sie unbewußt erkennen, daß sie ihre Zeit verschwenden. Sie sind im stillen mit ihren eigenen Bemühungen unzufrieden. Wenn man sie nur wirklich davon überzeugen könnte, die Wahrheit ihrer Dumm-

heit zu erfassen, könnten sie sich zum Besseren verändern.
ser Persönlichkeitstyp ist das Opfer des Egoisten und des Ze.
rers.

Dieses Heilmittel bringt die Weisheit, die Wahrheit zu verstehen, die Urteilsfähigkeit, zwischen richtig und falsch zu unterscheiden, und verleiht Kraft und die Fähigkeit, auf dem rechten Weg zu bleiben, wenn man ihn erkannt hat.

Cichorium

Der Egoist

Diese Menschen benutzen andere gerne für ihre eigenen Zwecke. Sie sind besitzergreifend, das Gegenteil von der liebenden, sich aufopfernden Mutter. Sie sind redselig und sprechen schnell und unaufhörlich und ermüden andere mit ihrem Geschwätz. Sie sind schlechte Zuhörer, die das Gespräch immer wieder zurück auf ihre eigenen Interessen bringen. Sie versetzen andere wegen trivialen Dingen in Aufregung und Sorge. Sie scheinen anderen keinen Frieden und keine Ruhe zu gönnen. Sie sind egozentrisch, hart und nur mit ihren eigenen Angelegenheiten beschäftigt. Ihre Lebhaftigkeit, die vielleicht zunächst unterhaltsam und anziehend wirkt, ermüdet ihre Mitmenschen schon bald.

Sie lieben Gesellschaft und hassen es, alleine zu sein, ja in der Tat fürchten sie die Einsamkeit, da sie von anderen abhängig sind, weil diese ihnen Vitalität geben. Durch Geschichten voller Selbstmitleid und ihre Krankheiten verschaffen sie sich Mitgefühl und Aufmerksamkeit. Sie machen sehr viel Aufhebens um ihre Probleme und täuschen Krankheit vor, wenn sie meinen, daß sie auf diese Weise die Fürsorge von anderen erhalten.

Wenn es bei wichtigen Angelegenheiten nicht nach ihrem eigenen Kopf geht, sind sie gehässig, rachsüchtig, nachtragend und grausam. Sie sind sehr hartnäckig und berechnend, wenn es darum geht, ihre eigenen Ziele zu erreichen.

Als Verwandte oder Freunde sind sie fordernd, und, obwohl dies nicht immer erkannt wird, ziehen sie anderen Menschen viel Vitalität ab.
Oftmals sind sie dünn und blaß, haben fettige Haut und sind kälteempfindlich. Sie leiden unter chronischen Kopfschmerzen, Verdauungsstörungen, Verstopfung, Katarrh, Erkältungen sowie Nervosität. Sorgen regen sie sehr stark auf und verursachen oftmals Unwohlsein oder Bauchschmerzen. Der Appetit ist groß.
Das Heilmittel lindert die Symptome dieser Patienten und erweckt darüber hinaus ihr Mitgefühl für andere Menschen, was ihre Lektion ist. Somit wird ihre Aufmerksamkeit mehr von sich selbst abgelenkt, und daher hört ihre Aggression aus Mitgefühl für ihre Opfer auf. So können sie denjenigen dienen, denen sie früher die Lebensenergie genommen haben. Die Lektion besteht darin, durch die Hingabe an andere Menschen selbstlos zu werden.

Clematis flora

Der Ekstatische
Für diejenigen, die ›Träume zu ihrem Meister‹ machen. Sie leben in ihren Idealen, tun aber wenig für die praktische Seite. Oftmals lieben sie Bücher und verlieren sich im Lesen, besonders in jungen Jahren.
Sie lassen sich von religiösen oder patriotischen Bewegungen hinreißen und werden vorübergehend völlig von ihnen in Anspruch genommen, wobei sie ihre Alltagspflichten vernachlässigen. Sie wenden ihre Aufmerksamkeit sehr schnell von einer Unternehmung ab und wenden sich einer anderen zu.
Sie neigen dazu, allzustarke Bindungen an andere Persönlichkeiten einzugehen, und unterwerfen sich ihrer Macht. Dies geschieht freiwillig und ohne Angst und kann mit tiefer Zuneigung und dem Wunsch in Verbindung gebracht werden, niemals getrennt zu werden. Die stärkere Persönlichkeit benutzt ihren Ein-

fluß während des Lebens womöglich in nachteiliger Weise. Oder sie ruft nach ihrem Tod ihren Partner zu sich. Das ist der Grund dafür, daß dieser Persönlichkeitstyp nicht gegen Krankheit kämpft.

Diese Menschen halten nicht besonders stark am Leben fest. Es bedeutet ihnen nicht besonders viel. Sie zeigen nur wenig Widerstand gegenüber Krankheit und scheinen keine Angst vor dem Tod, noch den Wunsch zu haben, wieder gesund zu werden. Sie sind gelassen, ruhig, finden sich mit ihrer Krankheit ab, nicht weil sie mutig sind, sondern aufgrund ihrer Gleichgültigkeit.

Daher gibt es in diesem Fall zwei Phasen: die Ekstase in Hinsicht auf die Ideale und die Phase der Krankheit und stillen Resignation.

Das Heilmittel bringt Stabilität und versetzt den Patienten auf eine praktischere Ebene. Es bringt sie ›hinab auf die Erde‹ und ermöglicht ihnen, ihre Aufgabe in dieser Welt zu erfüllen.

Cotyledon

Der Hysteriker

Diese Patienten sind emotional instabil. Sie sind erregbar, nervös, in Notfällen unbrauchbar und regen sich über Banalitäten auf. Sie sind unzuverlässig aufgrund ihrer Unsicherheit und mangelnden Kontrolle. Sie möchten es gerne gut machen, aber versagen gänzlich, was auf ihre verantwortungslose Natur zurückzuführen ist. Ihre Schwäche verursacht große Angst, besonders ihre Unfähigkeit, ihre Fehler zu überwinden.

Hier finden wir viele Fälle von Hysterie: Hysterische Epilepsie und hysterische Lähmungen fallen in diese Gruppe.

Das Heilmittel regt ihre Fähigkeit zu Standhaftigkeit, ruhigen Mut und die ruhige Zielstrebigkeit zu gewinnen an.

Es verleiht die Charaktereigenschaften des römischen Zenturio: »Treu bis in den Tod«, so wie Scleranthus die Eigenschaften des Befehlshabers entwickelt.

Centaurium

Der Autokrat
In ihrem Streben nach Macht haben diese Menschen ihr Gefühl für das richtige Maß ihrer eigenen relativen Stellung und Bedeutung in der Welt verloren.
Ihre Sprache und Bewegung sind laut. Sie fordern Aufmerksamkeit, sind ungeduldig, besonders in bezug auf die Details ihrer eigenen Wünsche und ihres Wohlergehens. Sie sind anmaßend und völlig von ihren eigenen Leistungen in Anspruch genommen.
Gewöhnlich sind sie großgewachsen, haben eine rote Gesichtsfarbe und neigen zu hohem Blutdruck und den damit verbundenen Beschwerden.
Das Heilmittel verleiht diesen Charakteren Sanftheit und Nachsichtigkeit und vermindert sowohl die geistige als auch körperliche Spannung.

Impatiens

Der Enthusiast
Dieses Heilmittel wirkt bei akutem Schmerz, egal welche Ursache er hat. Seine Indikation ist die Heftigkeit des Schmerzes. In manchen Fällen brachte es Erleichterung, nachdem Morphium versagt hatte.
Es ist auch bei akutem geistigen Leiden angezeigt. Auch hier ist die Intensität maßgebend.
Es ist nützlich für diejenigen, die (egal, welchen scheinbaren Status sie haben) große Anstrengungen machen, irgendeine negative Eigenschaft zu überwinden. Daher die Intensität des Leidens, wenn sie fürchten zu versagen.
Darüber hinaus bringt das Heilmittel Frieden und wirkt entschieden hebend auf den Geist, was den Patienten gewöhnlich sehr bewußt ist.

Mimulus

Haß
Dieser Persönlichkeitstyp leidet unter Erschöpfung, Ermüdung und ist leicht zu ermüden. Diese Menschen haben verschwommene Ängste, die Furcht vor Unbekanntem, was sie nervös macht. Sie schlafen schlecht, und der Schlaf bringt ihnen keine Erholung.
Sie haben eine Abneigung gegen Lärm, Sprechen und dagegen, daß man ihnen Fragen stellt, und sind sehr erschöpft davon. Sie wollen alleine sein und ihre Ruhe haben.
Oftmals interessieren sie sich für Spiritismus und sind medial veranlagt.
Ihre Erschöpfung und Entkräftung steht in keinem Verhältnis zu einer körperlichen Ursache.
Diesen Zustand findet man oftmals nach einer Grippeerkrankung. Das Heilmittel bringt wieder Ruhe und nimmt dem Patienten darüber hinaus die Angst. Es weckt das Mitgefühl in diesem Persönlichkeitstyp, was die erforderliche Lektion darstellt.

Scleranthus

Die Wetterfahne
Der Schlüssel zu diesem Persönlichkeitstyp ist mangelnde Stabilität und mangelndes Vertrauen. Sie besitzen kein Selbstvertrauen, weshalb sie immer den Rat anderer suchen und zwischen den verschiedenen Meinungen ihrer Freunde hin- und hergerissen sind. Sie sind unfähig, Entscheidungen zu treffen, und infolgedessen leiden sie unter geistiger Qual.
Sie sind nervös, ruhelos, scheuen Verantwortung und meiden Menschen, außer wenn sie Hilfe suchen. Ihr Fehler besteht darin, daß sie sich völlig auf den Intellekt und überhaupt nicht auf ihre Intuition verlassen. Es fällt ihnen schwer, sich geistig zu konzentrieren, da der Geist von einem Thema zum anderen schweift.

Sie sind Beispiele für Extreme: zunächst Depression, dann Freude, in einem Augenblick sind sie optimistisch, im nächsten pessimistisch. Sie sind unzuverlässig und unsicher, weil sich ihre Einstellung ständig ändert. An einem Tag sind sie ein guter Gefährte, an einem anderen launisch. Manchmal sind sie gütig und extravagant, ein andermal geizig und knickerig.
Ihre Symptome, ihr Temperament usw. kommen und gehen, steigen und fallen in raschen Schwankungen, wobei sie dem Beispiel des geistigen Zustands folgen.
Das Heilmittel bringt ihnen Klarheit der geistigen Vision und verleiht ihnen die Fähigkeit, schnelle Entscheidungen zu treffen, sowie Entschlossenheit und Ruhe angesichts von Schwierigkeiten. Es entwickeln sich die Charaktermerkmale des effizienten Befehlshabers, so wie Cotyledon die Qualitäten eines guten Soldaten hervorbringt.

Arvensis

Der Zerstörer
Diese Menschen befinden sich in den Tiefen der düsteren Schwermut. Kein Licht, keine Freude, kein Glück. Sie sind äußerst unglücklich, was man an ihrem Gesicht erkennen kann. Und sie bringen Dunkelheit über andere.
Sie haben eine schmutzige Gesichtsfarbe, und ihr Teint ist gelblich oder orangebraun.
Sie sehen immer nur die dunkle Seite der Dinge und sind verzagt. Sie weigern sich, die Gelegenheiten wahrzunehmen, Vergnügen zu haben. Sie grübeln immer über die dunkle Seite des Lebens nach. Sie suhlen sich in allem, was morbid ist, und stecken andere mit ihrer Schwermut an und deprimieren sie.
Das Heilmittel bringt Sonnenschein in ihr Leben und verhilft ihnen, andere aufzuheitern.

Verbena

Der Puritaner

Dieses Heilmittel ist für diejenigen gedacht, die hohe Ideale haben und danach streben, ein gehobenes Leben zu führen, doch an irgendeinem Punkt versagen.

Es kann sein, daß der Patient zu streng, zu starr in seinen Prinzipien, zu engstirnig in seiner Einstellung ist und sich bemüht, die Welt zu sehr nach seinen eigenen Idealen zu formen. Er lebt nach den höchsten Prinzipien und ist doch intolerant gegenüber den Fehlern anderer. Er ist zu hart gegenüber sich selbst, und seine Entsagung ist zu übertrieben und nimmt seinem Leben jegliche Freude. Er versagt in der Großzügigkeit, Güte oder Ritterlichkeit. In schwierigen Zeiten kann es sein, daß diese Menschen von ihren Maßstäben abweichen.

Dieses Heilmittel besänftigt die Natur, erweitert die Perspektive, verstärkt die Großzügigkeit und Geduld und unterstützt die Standfestigkeit angesichts von schweren Prüfungen.

Die Lektion dieses Persönlichkeitstyps ist folgende: Toleranz, Geduld, Weitherzigkeit.

Obenstehend wurden bestimmte Persönlichkeitstypen beschrieben. Es gibt jedoch noch weitere Heilmittel, die notwendig sind, um diese Aufzählung zu vervollständigen, die hoffentlich gefunden und zur gegebenen Zeit veröffentlicht werden.

In der Medizin müssen wir die großen Prinzipien des Lebens erforschen, wenn wir für unsere Mitmenschen hilfreich sein wollen. In dieser Welt sind wir alle auf demselben Weg, Mitreisende auf dem Weg zur Vollkommenheit. Wir müssen schließlich all das Wissen und die Erfahrung sammeln, die auf Erden gelernt werden können. Wir müssen unsere Selbstbezogenheit vollständig in Selbstlosigkeit verwandeln und all die Tugenden bis zur äußersten Reinheit entwickeln.

Die besondere Lektion der Gegenwart ist der Schlüssel für unseren Persönlichkeitstyp. Wir werden nicht in den Luxus eines Pa-

lastes hineingeboren, um tapfer die Härten des Lebens zu überwinden. Noch kommen wir als Bettler auf die Welt, um die kluge Handhabung von Wohlstand zu lernen. Die Umstände, die Umgebung und die Menschen, unter denen wir leben, sollten dem weisen Arzt alle als Hinweise dienen, welchen Kampf der Patient bestehen muß. Unsere Fehler und Mißerfolge sind das Gegenteil der Tugend, nach der wir streben. Um unsere Begierde zu überwinden, werden wir womöglich in eine Familie hineingeboren, wo Trunkenheit üblich ist. Um unseren Haß zu besiegen, sind wir womöglich unter Menschen geboren, die grausam sind. In der Tat sind oftmals die negativen Eigenschaften, die wir geerbt haben, diejenigen, die wir insbesondere ausmerzen müssen. Und wenn es uns nicht gelingt, unsere Lektion auf der geistigen Ebene zu lernen, müssen wir unter den Folgen unseres Versagens leiden, bis der Fehler in uns selbst vollständig ausgemerzt ist.
Daher sind unsere Fehler und unsere negativen Gefährten und Lebensumstände das Gegenteil der Tugenden, die uns anzueignen wir versuchen.
In der Behandlung ist es von wesentlicher Bedeutung, den Persönlichkeitstyp zu diagnostizieren und die Tugend, die zu vervollkommnen er sich bemüht. Bis zu der Zeit, wo wir in der Lage sind, spirituelle Heilung zuteil werden zu lassen, müssen wir das Heilmittel verschreiben, das die Kraft besitzt, den Patienten in seinem Kampf zu unterstützen.
Daher beurteilen wir nur die Fehler und Verfehlungen der negativen Umstände eines Patienten als Hinweise für das Gute, das zu entwickeln er sich bemüht. Im Gegensatz hierzu müssen wir ernsthaft nach dem positiven Guten suchen. Wir müssen irgendeine Tugend finden, besonders eine herausragende Tugend, die unser Patient besitzt, wenn er sein Bestes herauskehrt, und ihm das Heilmittel verschreiben, das diese Tugend verstärkt, so daß sie seine Fehler aus seinem Wesen beseitigt.
Unsere Arbeit als Ärzte besteht darin, nach dem Besten zu suchen, entweder durch direkte Mittel oder indem wir die Fehler erforschen, die überwunden werden müssen. Und wir müssen das

Beste mit aller Kraft, die wir aufbieten können, entwickeln und herauskehren. Es sollte unser Bemühen sein, unsere Patienten mit Hilfe der uns zur Verfügung stehenden Mittel auf ihrem höchsten Standard zu halten und sie auf diese Weise befähigen, vorwärts zu schreiten.

Und nun, meine geschätzten Kollegen, gibt es eine einfache und noch vollkommenere Methode der Potenzierung der Heilmittel, als wir bisher verwendet haben.

Lassen Sie sich von der Einfachheit dieser Methode nicht von ihrer Verwendung abbringen, denn Sie werden feststellen, je weiter Ihre Forschung fortschreitet, um so besser werden Sie die Einfachheit der ganzen Schöpfung erkennen.

Die Heilmittel*, die in diesem Artikel beschrieben werden, wurden folgendermaßen zubereitet.

Ein Glasgefäß, so dünn wie möglich, wurde fast bis zum Rand mit reinem Wasser gefüllt, vorzugsweise Quellwasser. Nun wurde eine ausreichend große Menge der Blüten von der Pflanze in das Gefäß gelegt, bis die Wasseroberfläche völlig bedeckt war. Man wählte einen wolkenlosen Tag, und die Blüten wurden gepflückt, nachdem die Sonne ungefähr zwei Stunden lang auf sie geschienen hatte. Das Gefäß wurde dann in die Sonne gestellt, und von Zeit zu Zeit wurde seine Position verändert, so daß das Sonnenlicht direkt über der Öffnung schien und das ganze Gefäß im Sonnenlicht badete.

Nach drei, vier und sieben Stunden wurde ungefähr ein Viertel der Flüssigkeit abgegossen und zu jeder Flüssigkeitsmenge ungefähr 20 Prozent reiner Alkohol hinzugefügt. Diese Flüssigkeiten können nun direkt als dritte, vierte und siebte Potenz verwendet werden.

An dieser Stelle sei darauf hingewiesen, daß die vier Elemente an diesem Prozeß beteiligt sind. Die Erde, um die Pflanze zu

---

* Erstveröffentlichung 1933. Neue und überarbeitete Auflage 1934* Mit Ausnahme von Impatiens, Mimulus und Cytoledon, die früher durch Pulverisierung hergestellt wurden.

nähren. Die Luft, aus der sie Nahrung bezieht. Die Sonne oder das Feuer, um ihr die Fähigkeit zu geben, ihre Kraft zu verleihen. Und Wasser, um die wohltuenden, magnetischen Heilkräfte der Pflanze aufzunehmen und damit angereichert zu werden.

Es gibt zwei Arten von Irrtümern: die Fehler der Unterlassung und die Fehler, die wir aktiv begehen.

Wenn wir eine Tugend besitzen, die wir nicht entwickeln, ist dies eine Unterlassungssünde. Es ist wie bei einem Menschen, der sein Talent versteckt. Und dieser Fehler ist mit einer latenten Krankheit verbunden. Einer Krankheit, die wie eine Wolke über uns hängt, doch niemals auf uns herabkommen muß, wenn wir unseren Fehler rechtzeitig erkennen und dann die erforderliche Tugend entwickeln.

Aktiv falsch zu handeln, ist mit aktiver Krankheit verbunden. Wenn wir gegen unser Gewissen Dinge tun, von denen wir wissen, daß sie im Gegensatz zu den Gesetzen der Einheit und Brüderlichkeit der Menschen stehen.

Daher ist es die Aufgabe des wahren Arztes, in der Lage zu sein, seinen Patienten zu helfen, indem er ihnen entweder die latente Tugend aufzeigt, die sie nicht entwickeln, oder die negativen Eigenschaften, die sie gegen die Gebote ihres besseren Selbst entfalten. Und es ist auch an uns, diejenigen Heilmittel zu verschreiben, die ihrem Wesen nach so wohltätig sind, daß sie die Kraft besitzen, dem Menschen dazu zu verhelfen, sein Verhalten in diesem Leben in Harmonie zu bringen, so daß es für das göttliche Wesen, aus dem alles Gute entspringt, annehmbar wird.

Schließlich wollen wir bei unserer Arbeit daran denken, daß Krankheit dazu gedacht ist, daß der Mensch sie besiegt, und daß sie der Menschheit unter der göttlichen Führung gegeben wurde, um alles Negative zu überwinden, wenn wir nur danach streben. Denn die Liebe und Wahrheit unseres Schöpfers ist allmächtig, und das Gute muß letztendlich den völligen Sieg erringen.

Wenn wir diese Wahrheit in all ihrer Hinlänglichkeit nur erkennen könnten, könnten wir den Sieg über die Krankheit womöglich jetzt in diesem Augenblick erringen.

8. Masonic Lecture

(Oktober 1936)

Vortrag vor einer Versammlung von Freimaurern

Heute abend überbringe ich Ihnen eine wunderbare Botschaft, die vielleicht fast unglaublich erscheint. Und doch ist es die Wahrheit und sollte sehr vielen Hoffnung und Trost bringen.
Die Botschaft lautet: Krankheit ist heilbar.
Mit Hilfe der Heilkräuter, von denen ich heute abend sprechen möchte, gibt es keine normale Krankheit, die in diesem Land bekannt ist, die bisher noch nicht geheilt worden ist.
Hunderte und Tausende von Menschen, die an Krankheiten litten, die Beschwerden hatten, von denen sie glaubten, sie würden den Rest ihres Lebens bestehen bleiben, sind geheilt worden.

Einführung

Heute abend möchte ich nicht versuchen, Ihnen Details über die wunderbaren Heilpflanzen mitzuteilen, die das Thema dieses Vortrags sind. All diese Informationen können Sie aus dem Buch entnehmen.

Die Hauptprinzipien sind folgende:

1. Es ist absolut kein medizinisches Wissen erforderlich.
2. Die Krankheit an sich ist von keinerlei Bedeutung.
3. Der Geist ist der sensibelste Teil unseres Körpers und daher der beste Führer, um herauszufinden, welches Heilmittel erforderlich ist.

4. Daher wird allein die Art und Weise berücksichtigt, wie ein Patient auf eine Krankheit reagiert. Nicht die Krankheit an sich.
5. Daher sind Angst, Depression, Zweifel, Hoffnungslosigkeit, Reizbarkeit, der Wunsch nach Gesellschaft oder Alleinsein sowie Unentschiedenheit die wahren Führer, die uns Aufschluß darüber geben, in welcher Weise ein Patient von seiner Krankheit beeinflußt wird, sowie zu dem Heilmittel, das er braucht.

Es besteht keine Notwendigkeit, Ihnen über die großartigen Heileigenschaften dieser Heilmittel mehr zu berichten, als Ihnen mitzuteilen, daß Abertausende von Menschen wieder gesund geworden sind, die keine Hoffnung mehr auf etwas anderes als lebenslange Krankheit hatten.
Und Unzählige sind von normalen Krankheiten schnell geheilt worden. Und Unzählige haben Krankheit in ihren frühen Stadien verhindert.
Darüber hinaus sind diese Heilpflanzen so berühmt, daß sie nicht nur in Großbritannien verwendet werden, sondern in den meisten Ländern der Welt.
Das ganze Prinzip der Heilung mit dieser Methode ist so einfach, daß es von fast jedem verstanden werden kann, und sogar die Heilpflanzen selbst können von jedem, der Freude daran hat, gesammelt und zubereitet werden.

Teil 2

Brüder, wir werden darüber belehrt, daß in uns ein lebendiges und unsterbliches Prinzip wohnt.
Über all die Jahrhunderte der Menschheitsgeschichte hinweg hat der Mensch daran geglaubt, daß in ihm selbst etwas Größeres und Wunderbareres als sein Körper existiert und seinen Tod überdauert.
Seit unerdenklichen Zeiten hat der Mensch diesen Glauben in seinem Kopf.
Wir sind uns alle bewußt, daß es nicht unser Körper alleine ist, der

unsere Schwierigkeiten verursacht. Wir sagen nicht: »Mein Körper ist besorgt oder ängstlich oder deprimiert«, sondern vielmehr: »Ich bin besorgt oder ängstlich oder deprimiert.« Wir sagen nicht: »Meine Hand fügt sich Schmerz zu«, sondern vielmehr: »Meine Hand tut mir weh.«

Wenn wir nur unser Körper wären, bestünde unser Leben aus nichts anderem als unseren eigenen Interessen und dem Streben nach unserem eigenen Gewinn, wir wären nur um unser eigenes Wohlergehen und die Erfüllung unserer eigenen Bedürfnisse besorgt.

Aber dies ist nicht der Fall. Jedes freundliche Lächeln, jeder gutgesinnte Gedanke und jede wohlmeinende Handlung, jede Tat, die aus Liebe oder Mitgefühl oder Mitleid mit anderen vollbracht wird, beweist, daß etwas Größeres in uns ist als das, was wir sehen. Daß wir einen Funken des Göttlichen in uns tragen und in uns ein lebendiges und unsterbliches Prinzip wohnt.

Und je mehr dieser göttliche Funken in uns leuchtet, um so mehr strahlt unser Leben sein Mitgefühl, sein Mitleid und seine Liebe aus, um so mehr werden wir von unseren Mitmenschen geliebt und sie deuten mit ihren Fingern auf uns und sagen: »Dort geht ein gottähnlicher Mensch.«

Darüber hinaus hängt die Menge des Friedens, des Glücks, der Freude, der Gesundheit und des Wohlbefindens, das wir in unserem Leben erfahren, davon ab, in welchem Maße der göttliche Funke in unsere Existenz eindringen und sie überstrahlen kann.

Seit unvordenklichen Zeiten hat sich der Mensch zwei großen Quellen der Heilung zugewandt. Nämlich seinem Schöpfer und den Heilpflanzen der Natur, die sein Schöpfer erschaffen hat, um den Leidenden Linderung zu verschaffen.

Doch eine Wahrheit wurde meistens vergessen. Und zwar die Wahrheit, daß die Heilpflanzen der Natur, die zum Heilen erschaffen wurden, indem sie Trost bringen, besänftigen, uns unsere Sorgen und Ängste nehmen, uns der Göttlichkeit in unserem Inneren näherbringen. Und daß es dieser Zuwachs an Göttlichkeit in uns ist, der uns heilt.

Es ist ein wundervoller Gedanke, aber es ist die absolute Wahrheit, daß bestimmte Heilkräuter, indem sie uns Trost spenden, uns unserer Göttlichkeit näherbringen. Und dies zeigt sich immer wieder darin, daß die Kranken nicht nur von ihrer Krankheit geheilt werden, sondern mit ihrer Genesung Frieden, Hoffnung, Freude, Mitgefühl und Mitleid in ihr Leben einkehren. Oder, wenn diese Eigenschaften schon vorher vorhanden gewesen sind, werden sie um ein Vielfaches verstärkt.

Daher wird im Körper bei der Heilung mit diesen Heilpflanzen in keinster Weise das berücksichtigt, was sie uns geben, weil die Hilfe nicht nur unseren Körper heilt, sondern unserem Leben und unserem Charakter die Eigenschaften unserer Göttlichkeit hinzufügt.

Daher wird bei der Heilung mit diesen Heilpflanzen in keinster Weise das berücksichtigt, was auch immer mit unserem Körper nicht in Ordnung ist. Denn alles, was wir suchen, sind diejenigen Eigenschaften des Leidenden, die in Disharmonie mit der Quelle des Friedens in seiner Seele sind.

Daher werden die gewöhnlichen Symptome des Leibes ignoriert, und wir konzentrieren uns ausschließlich auf Dinge wie Depression, Ungeduld, Sorge, Furcht, Unentschlossenheit, Angst, Zweifel, Intoleranz, Verachtung usw. All diese Eigenschaften, die in der Stille, der Sicherheit, dem Mitgefühl unseres inneren Selbst nicht vorhanden sind.

Und so wie diese negativen Eigenschaften durch die Behandlung mit den göttlichen Heilpflanzen verschwinden werden, wird sich der Körper mit ihrem Verschwinden, egal um welche Krankheit es sich gehandelt hat, wieder erholen.

Es ist so, als ob in dieser riesigen Zivilisation von heute, einer Zivilisation von großem Streß und großer Spannung, der innere Aufruhr so stark geworden ist, daß wir uns von der wahren Quelle des Heilens, unserer Göttlichkeit, zu weit entfernt haben. Doch unser Schöpfer, der um diese Dinge weiß, hatte Mitleid mit uns, und in seiner Gnade lieferte er uns einen Ersatz, um unsere Krankheiten zu heilen, bis die Zeit wieder gekommen oder die Umstände wieder eingetreten sind, wo das wahre und direkte Heilmittel wieder eingesetzt werden kann.

Doch diese Ersatzmittel sind eine wunderbare Hilfe. Denn wenn man die Freude, das Glück, die Güte betrachtet, die in ein Leben nach dem anderen einkehren, wenn sie von den Heilpflanzen geheilt werden, beweist dies zweifellos, daß nicht nur dem Körper alleine Segen zuteil wurde.
Darüber hinaus ist es sicher, daß die verstärkte Harmonie zwischen dem Höheren Selbst in unserem Inneren und unserem äußeren Körper die Heilung bewirkt hat.
Es besteht keine Notwendigkeit, detaillierter auf die gesamten 38 Heiler einzugehen. Die Details über die Heilpflanzen können Sie dem Buch entnehmen. Hier genüge es zu sagen, daß es für jede Stimmung, die einen Gegensatz zu unserem glücklichen, freudevollen Selbst darstellt, eine Heilpflanze gibt. Es ist nur notwendig, die Stimmung oder die Gemütszustände zu kennen, in denen sich der Patient befindet, und ihm das Heilmittel oder die Heilmittel zu verabreichen, welche sie beseitigen.
Es spielt keine Rolle, ob die Krankheit nur ein paar Minuten oder viele Jahre andauert, das Prinzip ist dasselbe.
Darüber hinaus sollten Sie einmal darüber nachdenken, was dies für unseren Alltag bedeutet. Fast jeder von uns besitzt irgendeinen Charakterzug, der aus der Harmonie geraten ist, wie zum Beispiel Depression, Sorge, Furcht usw. Diese Heilpflanzen beseitigen diese Zustände und verwehren Krankheit dadurch nicht nur den Eintritt, sondern machen unser Leben glücklicher, freudevoller und sinnvoller.
Und welche unter all den edlen Künsten ist größer als die des Heilens. Und was ist für die Menschheit schicklicher als – wie einige der Orden der Alten – den Schmerzgepeinigten Linderung, denjenigen, die vor einer schweren Prüfung stehen oder Kummer haben und allen Leidenden Trost und Hoffnung zu bringen.
Diese Heilmittel verleihen jedem von uns die Macht, diese Wohltaten zu vollbringen. Nicht aus ihrer eigenen Kraft heraus, sondern mit Hilfe der Kraft, die der große Schöpfer diesen Heilpflanzen verliehen hat.

Mechthild Scheffer
Wolf-Dieter Storl

NEUE EINSICHTEN IN DIE BACH-BLÜTENTHERAPIE

Vom Erbe der Blütengöttin

Inhalt

Vorwort

Das Werk des englischen Arztes Dr. Edward Bach wird von immer mehr Menschen als zukunftsweisend erkannt, und es wächst das Bedürfnis, Näheres über die Ursprünge und Hintergründe der von ihm gefundenen Blütentherapie zu erfahren. Das vorliegende Buch möchte die Gelegenheit bieten, aus einer neuen Perspektive noch tieferen Zugang zu dieser innovativen und dennoch auf ältesten Erkenntnissen gegründeten Form der Heilkunde zu finden. Wir hoffen, daß es auch jene anspricht, die dem Werk Edward Bachs, aus welchem Grund auch immer, bisher mit verhaltener Skepsis gegenüberstehen.

Die formale Einfachheit seiner Methode wird oft als ›rührend naiv‹ bezeichnet. Dieses jedoch ist Absicht.[1] Hinter der Bach-Blütentherapie verbirgt sich eine uralte, auf Erfahrung und Inspiration beruhende Heiltradition. Der Kulturanthropologe vermag die Hintergründe über die Kelten hinaus bis zu den einheimischen europäischen Megalithkulturen zurückzuverfolgen. Insbesondere in Wales blieben wesentliche Elemente dieser Heiltradition erhalten. Bei näherer Betrachtung offenbart sich hier eine holistisch orientierte Sehweise, die ihre wesentlichen Erkenntnisse in die Sprache der Mythologie faßte. Ihre Einsichten bezog sie weder aus der formalen Logik noch aus dem Experiment, sondern aus einer meditativen, synoptischen Schau großer Zusammenhänge, welche die subtilen geistig-seelischen, magischen und energetischen Wechselwirkungen zwischen Mensch, Pflanze, terrestrischen und kosmischen Kräften einbezog.

Auch das vorliegende Buch nähert sich seinem Thema nicht analytisch-wissenschaftlich. Durch den Versuch, Parallelen und Zusammenhänge, vielfältige Informationen und komplexes Wissen weniger linear zu verknüpfen, sondern vielmehr assoziativ zu

vernetzen, wird ein mehr intuitives Erfassen der Bachschen Blütentherapie möglich gemacht.
Edward Bach, selbst walisischen Ursprungs, kehrte im Verlauf seiner Entwicklung der positivistischen, reduktionistischen Wissenschaft den Rücken und wandte sich der makrokosmischen Natur zu. Dabei entdeckte er eine für unsere Zeit neue Ebene der Pflanzenheilkunde. Die Reihenfolge der Heilmittelfindung spiegelt die Stufen seiner eigenen geistigen Entwicklung wider. So wurde dieser Arzt ein Pionier des sich gegenwärtig vollziehenden Paradigmawechsels in der Medizin.[2]
Im Licht der Bachschen Erkenntnisse erhalten auch die Pflanzen wieder die ihnen gebührende Stellung. Nur der materialistischen Botanik erscheinen sie als geist- und seelenlose Zufallsprodukte der Evolution. Dem meditativ Schauenden dagegen offenbaren sie sich als Persönlichkeiten, die auf verschiedensten Ebenen mit dem Menschen in Beziehung treten können. Die gegenseitige Fähigkeit zum Dialog zwischen Menschenwelt und Pflanzenwelt auf diesen Ebenen – von der biologischen bis zur metaphysischen – soll auf den folgenden Seiten beleuchtet werden. Die Autoren hoffen, daß dieser Ansatz – gerade im gegenwärtigen Zeitalter der Naturzerstörung – Anregungen zu einer neuen Sicht der stillen Mitbewohner unseres Planeten geben kann. Gerade jetzt haben uns die Pflanzen viel zu sagen. Sie selbst suchen sich ihre ›Vermittlungskanäle‹ unter den dafür geeigneten Menschen aus. Edward Bach war einer von ihnen.

Wahrnehmung von Pflanzen in neuer Dimension

Wahrnehmung ist ein kulturelles Phänomen. Schon unsere Sprache ordnet und gestaltet Wahrnehmungskategorien und schafft somit eine Art kulturellen Filter, durch den wir sehen. In dieser sozusagen genormten Perzeption jedoch gibt es Lücken, die wir gelernt haben zu übersehen. Diese Lücken werden offenbar, sobald man sich von den kulturell vorgeprägten Wahrnehmungskategorien etwas entfernt.

Das Abstandnehmen, das Lückenfinden, das neue Sehen kann z. B. durch Meditationspraktiken zustande kommen. Unter Umständen können es auch extreme Zustände sein – hohes Fieber, Intoxikation, plötzliche Panik oder überwältigende Freude –, die vorübergehend ein andersartiges Sehen und Wahrnehmen auslösen.

Unser heutiger Wahrnehmungsmodus wurde im Prinzip in der Renaissance festgelegt. Damals lernten wir die Gegenstände unserer Welt nüchtern, naturalistisch und in räumlicher, dreidimensionaler Perspektive zu sehen. An diese Wahrnehmung haben wir uns derart gewöhnt, daß der Durchschnittsbetrachter andere Wahrnehmungsmodi z. B. als flach, kindisch, wirr, verzerrt oder dergleichen wertet.

Man braucht nur die gefällig schematisierten Kräuter-Illustrationen mittelalterlicher Manuskripte mit den Skizzen und Holzschnitten eines Dürer oder Hans Weiditz zu vergleichen, um zu erkennen, was mit der Renaissance-Perspektive gemeint ist. Die Bildchen, welche die Mönche eifrig voneinander abmalten, scheinen der Zeit und dem Raum enthoben, zweidimensional, flach, ohne irdischen Bezug. Sie entsprechen eher platonischen Urbildern als den real auf der Erde vorhandenen Gewächsen. Für die Mönche hatten die vergänglichen Pflänzlein keinen Wert an

sich – sie galten lediglich als Zeichen und Symbole, welche der Schöpfer einer sündigen Menschheit gesetzt hatte. So hatte Gott das Veilchen als Sinnbild der Demut, die Rose als Zeichen der Leiden Christi, die Lilie als Ausdruck der Keuschheit geschaffen. Wie anders in der Renaissance! Künstler offenbarten einen nie zuvor gesehenen sinnlich-materiellen Aspekt der Schöpfung und stellten ihn mit unübertroffener Genauigkeit dar. Kräuter wurden in ihrer materiellen, räumlich-zeitlichen Gestalt ernst genommen. Auch die Blumigkeit des Barock oder der schöngeistige Hauch der Romantik änderten wenig an der neuen Perspektive. Dieses neue Sehen wies auch den Weg für künftige Generationen von Pflanzenforschern, die schließlich die Heilkraft der Kräuter nur noch in materiellen Wirkstoffen suchten.
Aber die Renaissance hatte nicht das letzte Wort, auch heute vollzieht sich wieder ein Wandel im Wahrnehmungsmodus. Die Pflanzen werden zunehmend mit neuen Augen gesehen: man kann sie als Energiegebilde, als Energiewirbel betrachten. Bilder der neueren Elektronenmikroskopie oder auch die Kirlian-Hochfrequenzablichtungen deuten in diese Richtung. Man kann aber auch – und dazu bedarf es eines meditativen Bewußtseins – die Pflanze sich selbst darstellen und ihre Botschaft überbringen lassen.
Wenn man in meditativer Verfassung eine Meta-Ebene erreicht und genau in dem Moment, in dem sich eine Lücke im vorprogrammierten Wahrnehmungsmodus auftut, auf den Auslöser einer Kamera drückt, dann kommt es in einer Art *Meta-Fotografie* zu völlig neuen Bildern, in denen sich die Pflanzen so darstellen, wie sie noch nie gesehen worden sind. Es sind Bilder ohne kulturellen Filter, die man auch als Zen-Fotos bezeichnen könnte. Sie entspringen eher einer echten Wahrnehmung als das, was sich aus den alten Gewohnheiten ergibt, die uns achtlos an den Pflanzen vorbeigehen lassen und uns suggerieren, wir haben sie ja schon einmal gesehen, wir wissen ja, was sie sind. Was wir in den Meta-Fotos von Kai Felch und Wolfgang Weitzel sehen, ist jedenfalls das Gegenteil von jenen seicht-lieblichen Blüten-

elfen- und Pflanzendeva-Darstellungen, in denen echtes *Wahrnehmen* von vorgeprägten Vorstellungen überlagert wird. Verblüffend ist, daß diese beiden Fotografen, die im ersten Teil des Buches zu Bild kommen, nie etwas voneinander gehört haben und doch ähnliche Bilder eingefangen haben. Dies zeigt sich besonders eindrucksvoll in der Bildgegenüberstellung auf den Fotoseiten 2 (Felch) und 3 (Weitzel). Beide sind offensichtlich in der Lage, die gleiche Botschaft aus der Pflanzenwelt zu empfangen und uns eine neue, objektive Wahrnehmungsdimension der blühenden Vegetation zu erschließen. Vielleicht hat Edward Bach die Pflanzen auch so gesehen – denn auch er hatte die Ebene einer materialistischen Betrachtungsweise verlassen, um zu einer mehr geistigen Wahrnehmung der Pflanzenwelt zu gelangen. Sicherlich hätte er an diesen Bildern seine Freude gehabt.
Der Dank der Autoren gilt den Fotografinnen und Fotografen, die ihre Arbeiten für dieses und das folgende Buch (»Die Seelenpflanzen des Dr. Edward Bach«, in Vorb.) zur Verfügung gestellt haben. Sie alle vereint die Absicht, durch ihre Bilder auch andere an ihrer Begeisterung für die Pflanzenwelt teilhaben zu lassen. Vier von ihnen – keiner davon ist Berufsfotograf – sollen hier kurz zu Wort kommen.

KAI FELCH

»Vor meinen Augen verschenkt sich nicht nur die Pflanze in ihrer leuchtenden Schönheit, sondern das Leben selbst offenbart sich Blatt für Blatt in seiner ganzen Fülle. Jeder Blick durch meine Kamera – ein kostbarer Augenblick der Stille – den ich dankbar annehme.«

R. V. LEONHARDI

»So, wie wir den Menschen in die Augen sehen, um ihr Wesen, ihre Persönlichkeit zu ergründen, können wir durch die Blüten der Pflanzen, Sträucher und Bäume – gleichsam wie Augen – die einzelnen Persönlichkeiten begreifen, die Dr. Bach erspürte.

Es ging mir darum, Energie, Sanftheit, Geduld und Güte, die uns von den Wesen der Natur vorgelebt und dargestellt werden, als Vorbild, als Hoffnungs- und Heilungsprinzip in meinen Fotografien zu erfassen und sie mitzuteilen.«

WOLFGANG WEITZEL

»Seit 1982 widme ich mich nebenberuflich mit Hingabe fast ausschließlich der Pflanzen-Fotografie und habe in den Jahren meine eigene Pflanzenmärchenwelt entdeckt – Landschaften voller Gnome und feenhafter Pflanzenwesen. Der Einstieg in diese Zauberwelt ereignete sich rein ›zufällig‹. Noch heute fühle ich, daß ich erst am Anfang der Erkundung dieser für die meisten Menschen noch nicht faßbaren Welt stehe, deren verborgene Schönheiten und Geheimnisse ich mit meiner Kamera einfangen und meinen Mitmenschen vor Augen führen möchte.«

RENATE WOLLENWEBER

»Auch beim Fotografieren hilft das Sonnenlicht, die Gestalt einer Blüte und damit etwas von den spezifischen Kräften einer Pflanze auf den Film, die Trägersubstanz, zu übertragen. Eigene Erfahrungen mit der Bach-Blütentherapie intensivieren auch meine inneren Blütenbilder und das tiefere Verständnis für diese. Oft stehe ich unvermutet vor der gesuchten Pflanze und versuche dann, die Blütengestalt – in Korrespondenz mit dem Licht – im Foto festzuhalten. Vor allem geht es mir darum, die transformierende Kraft, die jeder Blüte innewohnt, auch über die Augen wirksam werden zu lassen.«

Einleitung

Die frühen siebziger Jahre verbrachte ich* als biologisch-dynamischer Gärtner in einer Camphill-Gemeinschaft südlich von Genf. Eines schönen Tages kam die ›Königin‹ auf Besuch. Die freundliche alte Dame kleidete sich bunt wie ein Schmetterling in fließenden Seidengewändern und erzählte voll aufrichtiger Begeisterung von einem gewissen Dr. Edward Bach, der frische Blüten in sonnengetränktes Quellwasser gelegt habe und diese dann, zur leiblichen und seelischen Harmonisierung, tröpfchenweise einnehmen ließ. Der alte Gärtnermeister konnte sein Schmunzeln kaum verkneifen, und einige andere Zuhörer schüttelten mitleidig den Kopf. Nein, das ging nun wirklich zu weit! Wir arbeiteten weiter, rührten unsere biodynamischen Kräuterpräparate und waren froh, daß wenigstens wir uns auf dem Boden einer soliden Realität befanden.

Inzwischen schmunzelt auch der Gärtner nicht mehr, und immer häufiger begegnet man Menschen, welche die Begeisterung der alten Dame teilen. Keineswegs nur Laien oder schöngeistige Naturheilkundler, sondern auch viele Ärzte wenden die Bach-Blüten mit Erfolg an, ohne jedoch tiefer zu verstehen, wieso diese Blütenwässer helfen.

In letzter Zeit wird der Versuch gemacht, die Bach-Blütentherapie mit allen möglichen anderen Methoden zu verweben, oft auf eher fragwürdige Weise. Aus der Sicht von Edward Bach sind das allerdings nur komplizierte Umwege: Einfachheit war seine Devise. Jeder Mensch mit gesundem Empfinden sollte die Blütenmittel leicht anwenden können. Edward Bach war überzeugt, daß er mit seinen 38 Blütenessenzen alle archetypischen, seelischen Negativzustände der menschlichen Natur erfaßt hatte.

---

* Wolf-Dieter Storl

Obwohl die nunmehr fast 60jährige Erfahrung der Bach-Blütentherapeuten dies bestätigt, erscheinen, wie schon zu Bachs Lebzeiten, immer wieder ›Weiterentwicklungen‹ der Therapie.[3] Ein System, das vor kurzem in Colorado entwickelt wurde, umfaßt bereits 300 Blütenessenzen. Es ist allerdings höchst fraglich, ob sich die Epigonen die Indikationen ihrer Mittel einfach ausdachten oder ob sie den schwierigen Weg der Intuition, der tieferen Einsicht, gegangen sind: jenen oft steinigen Initiationsweg, den Edward Bach ging und den wir hier im Zusammenhang mit den einzelnen Pflanzen schildern wollen.
Befragt, ob er die Bach-Blütenessenzen kenne und sie in der Behandlung einsetze, antwortet ein Arzt: »Selbstverständlich, ich muß das wohl. Viele Patienten würden mir sonst weglaufen, denn sie erwarten heute sanfte, nicht toxische Heilmittel.« Ja, gute Erfolge erziele er damit, aber er könne sich nicht wirklich vorstellen, wie sie wirken. Dieser Mediziner ist nicht allein in seiner Perplexität. Die konventionelle Wissenschaft ist um eine Erklärung der therapeutischen Wirkung der Blüten verlegen. Sie hat kaum das methodologische Werkzeug, sich mit den schwer zu quantifizierenden, geistig-seelisch-energetischen Wechselwirkungen auseinanderzusetzen. Hier kann es nicht gelingen, im herkömmlichen chemisch-analytischen Verfahren molekulare Wirkstoffe zu isolieren und dingfest zu machen. Etwas näher kommt man dem Phänomen mit den Erkenntnissen der *Psychoneuroimmunologie,* die sich mit den Zusammenhängen von Gefühlsimpulsen im Gehirn, mit Nervenfunktionen, Hormonspiegelveränderungen sowie Immunreaktionen beschäftigt, wenngleich auch diese noch in den Kinderschuhen steckt. Untersucht wird der neuro-endokrine Schaltkreis, der die Psyche mit der Physis verbindet. Es lohnt sich, diese Zusammenhänge in bezug auf die Bach-Blütentherapie vereinfacht etwas näher zu erläutern.

Die von der Großhirnrinde (*Kortex*) registrierten inneren und äußeren Eindrücke werden in bestimmten Regionen des Endhirns (*limbisches System*) in Gefühle und Emotionen umgesetzt.

Diese wiederum werden durch Impulse des *Hypothalamus* in biochemische, körperliche Reaktionen umgewandelt. Zu den von außen einflutenden Eindrücken gehören all die Signale und Symbole, mit denen uns die Kultur überflutet: Funk, Fernsehen, Werbung, bis hin zu den Geräuschen des Alltags. Zu den inneren Eindrücken gehören Erinnerungen, Phantasien und Träume – auch sie erzeugen Gemütswallungen, Stimmungen und Gefühle, die ebenfalls zu körperlichen Reaktionen führen.

Die Großhirnrinde ist die neurologische Basis für erlerntes kulturelles Verhalten, Ego- und Zeitgefühl. Sie ist entwicklungsgeschichtlich viel jünger als das Althirn, das wir mit Reptilien und niederen Säugern gemeinsam haben und welches mit Reflexen, Instinkten (Freßtrieb, Fortpflanzungstrieb, Flucht- oder Angriffsreaktion) und den Lebensrhythmen (biologische Uhr) zu tun hat. Oft liegt dieses von der Kultur programmierte Neuhirn mit seinen abstrakten, moralisierenden Forderungen mit dem Althirn in Konflikt. Die Spannung zwischen dem inneren Tier (Instinkt) und der verinnerlichten Zivilisation (Kultur) kann zu somatischen Verstimmungen aller Art führen: Verdauungsstörungen, Schlaflosigkeit, Herzklopfen, Rückenverspannungen, samt seelischen Wechselwirkungen.

Die Schaltzentrale zwischen nicht-materiellen, seelischen Impulsen und körperlichen Reaktionen ist der *Hypothalamus,* das ›Hirn des Hirns‹. Bei Schreck, Angst, Furcht oder vermeintlicher Gefahr mobilisiert er das autonome Nervensystem. Wir alle haben Erfahrung damit: Die Muskeln, auch die der Blutbahnen, spannen sich. Die Pupillen erweitern sich, so daß man kaum sehen kann, die Kehle schnürt sich zu, ein Schauer läuft über den Rücken, die Haare stehen zu Berge, die Atmung wird flach und schnell, die Verdauung wird abgestellt, die Spucke bleibt weg, ein Kloß sitzt im Magen, der Aftermuskel verschließt sich. Finger und Füße werden kalt. Die Haut erblaßt. Das Herz jagt. Zittern, kalter Schweiß, verkrampftes Zwerchfell, Impotenz und ähnliche Symptome zeigen sich.

Gleichzeitig schickt der Hypothalamus Botschaften an das endokrine Drüsensystem. Die Hirnanhangdrüse (*Hypophyse*) empfängt die Signale vom Hypothalamus und leitet sie an alle anderen Drüsen weiter. Dabei werden vielfältige Reaktionen in Gang gesetzt. Zu den Drüsen, die auf diese Weise gesteuert werden, gehören die Schilddrüse (die u. a. den Kalorienverbrauch reguliert), die Nebenschilddrüsen (die u. a. das Kalk/Phosphat-Verhältnis im Körper überwachen, wichtig für gesunde Knochen und Zähne), die Thymusdrüse (die eng mit dem Immunsystem verbunden ist), die Nebennierenrinde (sie erzeugt verschiedene Hormone, wie z. B. Kortisone und Steroidhormone, die Entzündungen bekämpfen und mit der Zellenregeneration zu tun haben), das Nebennierenmark (das u. a. bei Erregung Adrenalin ins Blut pumpt) und die Geschlechtsdrüsen, von denen die Erneuerung der Generationen abhängt.

Ist der auslösende Impuls vorbei, beruhigen sich alle diese äußerst komplexen, ineinander verwobenen Reaktionen. Leider kann sich in unserer modernen Industriegesellschaft der Mensch kaum mehr richtig abreagieren und wirklich tief entspannen. Im Inneren unterbewußt schwelend, durch viele Ablenkungen überdeckt, betäubt durch Alkohol und Tranquilizer, herrscht Alarm! Das tägliche Sich-abfinden-Müssen mit dem schwierigen Vorgesetzten, dem streitsüchtigen oder gefühllosen Partner, den Hiobsbotschaften aus Funk und Fernsehen, den dröhnenden Tieffliegern, dem Verkehrsstau und vielem anderen, versetzt das alte Reptilienhirn in einen Dauerzustand der Spannung, der Flucht- oder Kampfbereitschaft. Es kommt lediglich auf den Persönlichkeitstypus an, ob man etwas ›nicht länger schlucken kann‹, es ›sich zu Herzen nimmt‹ oder es ›an die Nieren geht‹.
In traditionellen Gesellschaften wurden solche gefährlichen seelischen Spannungen im Rahmen schamanistischer Heilséancen durch Tanz, monotones Trommeln, Singen und Einnahme psychotroper Pflanzen abgebaut und so die potentiell zerstörerischen Energien ausbalanciert. Unter den Lebensbedingungen

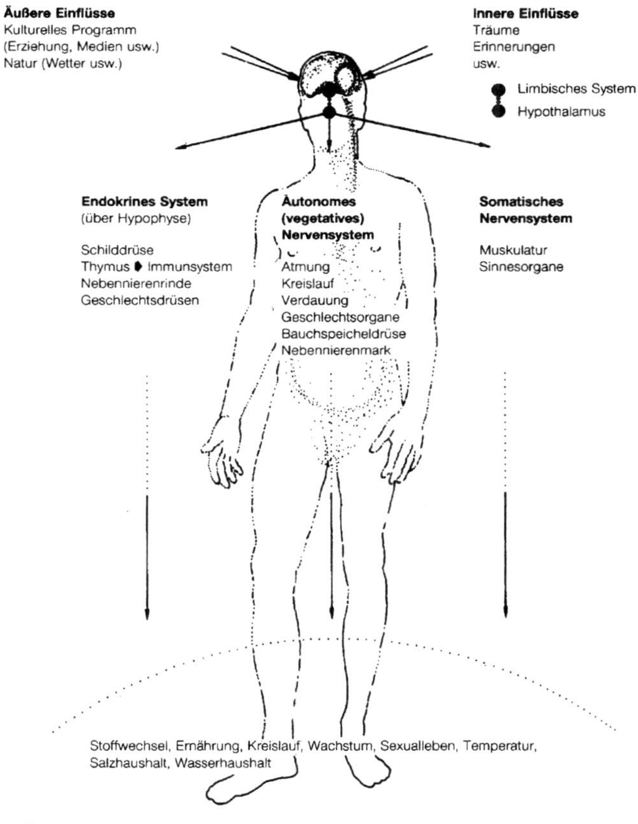

Ein Überblick, wie innere und äußere Einflüsse somatische Reaktionen auslösen können.

Das limbische System und der Hypothalamus sind die Steuerzentren, die die empfangenen Reize umsetzen und an die drei Steuerungssysteme (endokrines System, vegetatives und somatisches Nervensystem) weiterleiten, mit denen alle Prozesse im Körper reguliert und kontrolliert werden.

der modernen technisierten Gesellschaft wird dieser Ausgleich immer schwieriger, wenn nicht gar unmöglich.
Als Edward Bach seine Blütentherapie entwickelte, gab es noch keine Psychoneuroimmunologie. Es ist kein Wunder, daß die Ideen Bachs mit zunehmendem Verständnis der Zusammenhänge immer plausibler und gleichzeitig populärer werden. Er war, wie wir sehen werden, von der Inspiration geführt und hatte diese damals noch unbekannten Zusammenhänge in erster Linie intuitiv erfaßt.

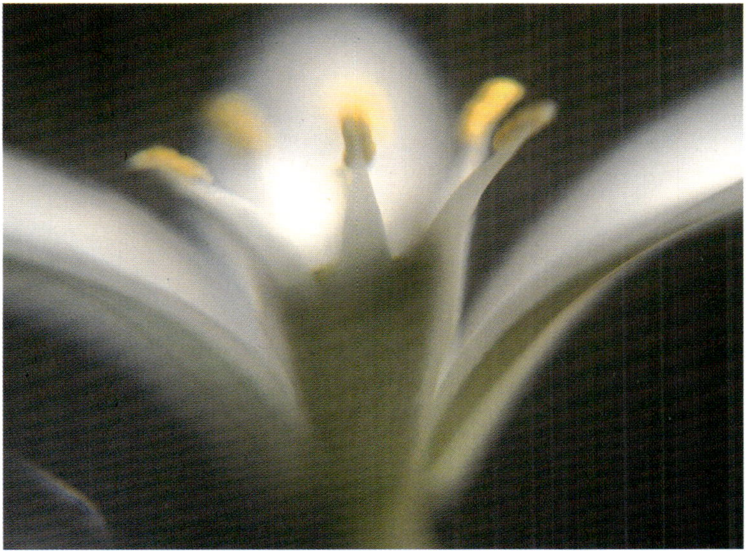

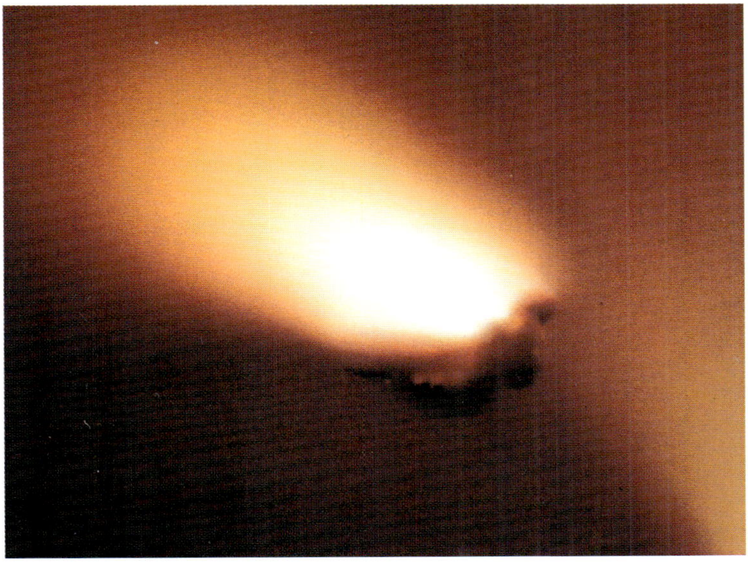

1

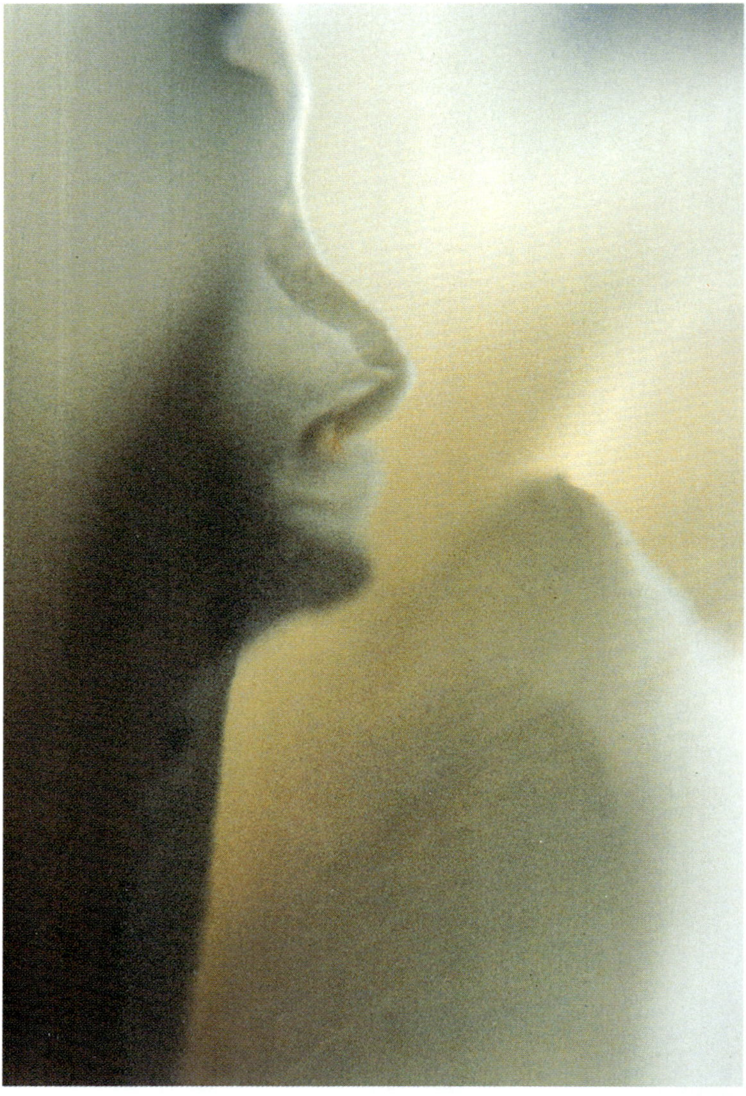

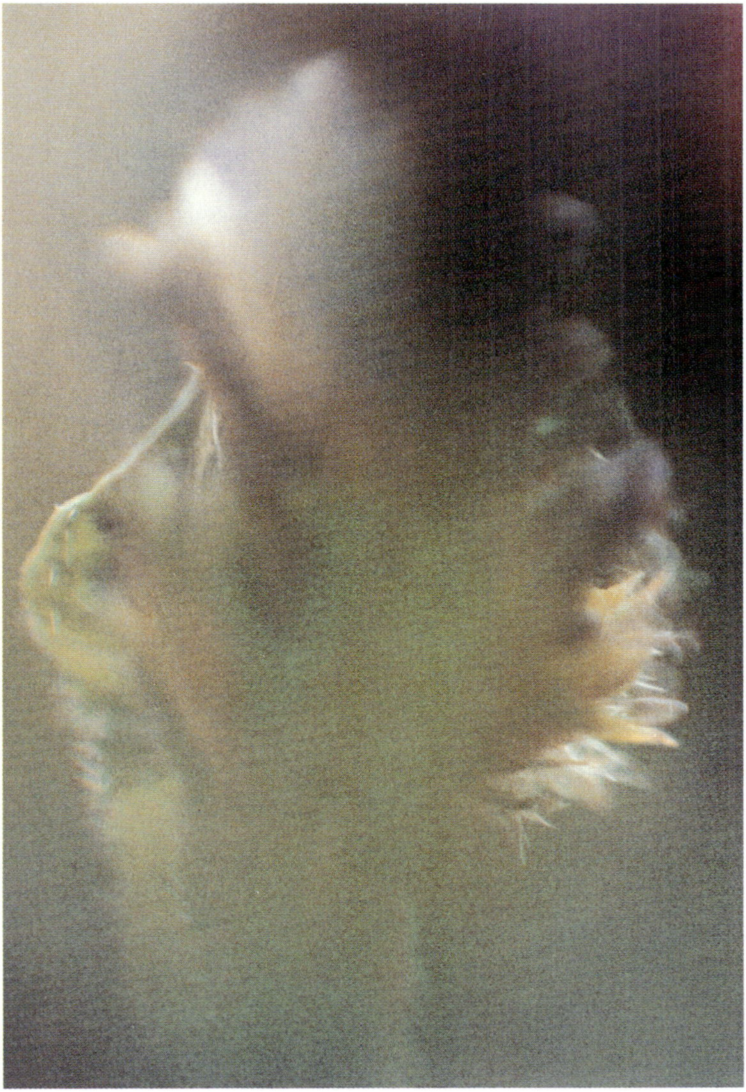

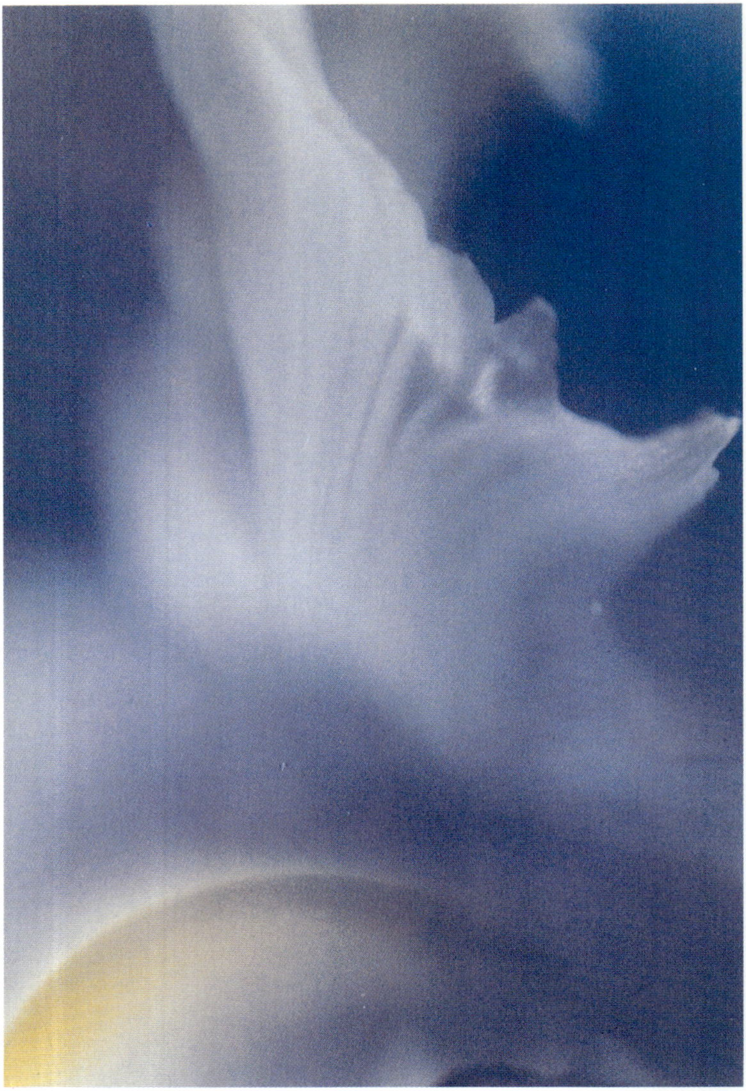

1. Der unzufriedene Arzt

Den Geheimnissen der Pflanzen, insbesondere der 38 ›Frohnaturen‹ (*happy fellows*) des Pflanzenreichs, die Edward Bach entdeckte, wollen wir in diesem Buch auf die Spur kommen. Dabei werden wir uns Bach anschließen, seine Schritte nachzeichnen und die Blüten in derselben Reihenfolge vorstellen, wie er sie entdeckte. Es ist wichtig, den Schöpfer der Blütentherapie und seine persönliche Entwicklung im Auge zu behalten, denn der Entdecker und sein Werk, aber auch die Landschaft, in der er seine Pflanzen fand, bilden eine Einheit. Folgen wir ihm nun vom Mikroskoptisch im engen Labor in die blühenden, sommerlichen Wiesen und Wälder, von Wales nach England, vom analytisch-quantitativen Tappen im Dunkeln zur intuitiven Einsicht, von der oberflächlichen medizinischen Behandlung von Symptomen zur wirklichen Heilung, vom mechanistischen Menschenbild zum Erkennen des Menschen als inkarnierte Geistseele. Der Weg des Edward Bach ist ein Initiationsweg, ein alchemistischer Weg, ein *Magnus Opus,* in dem er »gemeinen Kot tatsächlich schrittweise in das heilende Lebenselixier« transmutierte. Seine Suche war eine Odyssee, die ihn am Rande des Todes vorbeiführte und ihn die Gefilde der Ahnen sehen ließ, wo ihm Erkenntnis zuteil wurde.

Der wahre Heiler, sei es der Schamane oder die alte, weise Kräuterfrau, geht ›tief in den Wald‹, um das heilbringende Mittel zu finden. Dies ist symbolisch zu verstehen, denn meist findet der Heiler, genau wie Edward Bach, seine Pflanzen schließlich unmittelbar vor der Haustür, im Garten oder am nahen Wegrand. Dennoch dringt er ›tief in den Wald‹ vor, in jene wilden, unbekannten Gebiete des Bewußtseins, die für die meisten das dunkle Unbewußte darstellen. Durch schmerzhafte Einweihungen und ungewöhnliche Erfahrungen ist der Heiler mit diesen Regionen

jenseits des Zaunes der Zivilisation, der angelernten Verhaltensmuster und Vorstellungen, vertraut geworden. In anderen Worten, er ist sensibilisiert: Sein Panzer ist rissig geworden, so daß das Licht hineinströmen kann; er nimmt wahr, wo andere stumpf sind. Edward Bach hat sich sehr tief in den Wald gewagt, um die Heilquelle zu finden und das verborgene Heilkraut zu pflücken.
Edward Bach, geboren 1886, war der Sohn eines Eisengießereibesitzers; als Lehrling im väterlichen Betrieb kannte er die Probleme und Sorgen der Arbeiter um ihre Gesundheit. Er war gutherzig und wollte nichts weiter als seinen Mitmenschen helfen; also studierte er Medizin und wurde Arzt. Zunächst arbeitete er als Leiter der Unfallstation in der Londoner Universitätsklinik, dann für kurze Zeit als Unfallchirurg im National Temperance Hospital, bevor er schließlich in der Harley Street eine Allgemeinpraxis eröffnete.
Er war offen, feinfühlig und mit Nächstenliebe begabt, dabei kein missionierender Weltverbesserer, sondern ein ganz normaler Mediziner. Früher als seine Kollegen erkannte er die Schwächen der damaligen Schulmedizin. Zwar hatte man das ›heroische‹ Zeitalter der Aderlässe, der grausamen Purgierungen und Quecksilberanwendungen hinter sich gelassen und echte Fortschritte im Bereich der Aseptik, Anästhesie und Chirurgie errungen, aber von wirklicher Heilung der Kranken konnte selten die Rede sein. Symptombekämpfung, vorübergehende Abhilfe, Schmerzbetäubung und die Fixierung auf Krankheitsbilder kennzeichneten die Medizin. Bach empfand es als schmerzlich, daß dabei die Persönlichkeit des Leidenden völlig außer acht gelassen wurde. Mit medizinischer Flickschusterei wollte er sich nicht zufriedengeben. Ihn verlangte, die wirklichen Ursachen der Krankheiten zu erkennen, um echte Heilung zu bewirken. Der goldene Schlüssel dazu schienen ihm die Bakteriologie und Immunologie zu sein, stand doch die Medizin gerade unter dem Bann der epochemachenden Entdeckungen eines Louis Pasteur, Robert Koch oder Emil Behring. Überall war man den Bakterien, den unsichtbaren Übeltätern und angeblichen Verursachern

von Krankheiten, auf der Spur. Also schloß sich der junge Arzt der Reihe jener Forscher an, die, Detektiven gleich, ganze Stämme winziger Erreger entlarvten und mit Impfstoffen unschädlich machten.
Bach ergriff die Gelegenheit, sich als Assistent am bakteriologischen Institut der Universitätsklinik zu betätigen, und wandte sein Interesse den Darmbakterien zu. Er stellte fest, daß bestimmte Darmbakterien bei chronischen Krankheiten in erhöhter Zahl auftreten, und experimentierte mit Impfstoffen, die er aus den Darmbakterien von Patienten entwickelte. Aber bis zu seinen ›wundersamen‹ Blütenessenzen war noch ein langer Weg zu beschreiten.

2. Die Einweihungskrankheit

Bach hatte Erfolg mit seinen Impfstoffen. Bei vielen seiner Patienten verschwanden chronische Beschwerden ein für allemal. Sicherlich hätte er sich auf dem sanften Polster des Wohlstands und der professionellen Anerkennung gut ausruhen können. Aber das Schicksal hatte anderes mit ihm vor.

Als der Erste Weltkrieg wütete, hatte er 400 Betten mit Verwundeten zu betreuen. Gerade in dieser angespannten Zeit, im Mai 1917, traf ihn ein harter Schicksalsschlag: Seine Frau starb an Diphtherie. Die körperliche Konstitution des erschöpften Mediziners war noch nie die beste gewesen. So ist es nicht besonders verwunderlich, daß er zwei Monate später mit schwerem Blutsturz zusammenbrach und in ein tiefes Koma fiel. Diagnose: bösartiger Milztumor. Er wurde sofort operiert, und man stellte die düstere Prognose, er habe nur noch drei Monate zu leben. Drei Monate – und sein Lebenswerk eben erst begonnen! Kaum konnte er sein Bett verlassen, begab Bach sich wieder in sein Labor. Die wenigen Wochen, die ihm noch blieben, wollte er seiner Forschung widmen; er nahm keine Rücksicht mehr auf sich selbst und arbeitete bis tief in die Nacht hinein. Es war ja sowieso egal! Seltsamerweise schöpfte er durch seine Arbeit neue Kraft. Er fühlte sich zunehmend wohler. Als ein Arzt, der bei seiner Operation anwesend gewesen war, ihm Wochen später zufällig begegnete, rief er erschrocken, als sähe er ein Gespenst: »Aber mein Gott, Bach. Du bist doch tot!«[4]

Die heilige Krankheit der Schamanen

Im gewissen Sinn war Bach tatsächlich ein vom Tode Auferstandener. Die Naturvölker, das berichten die Ethnologen, erkennen an derartigen ›Einweihungskrankheiten‹ ihre Heiler, ihre Schamanen. Sie wissen, daß Todesnähe das Bewußtsein läutert, transformiert und sensibler macht. Die ›Krankheit bis zum Tode‹ ist der Menschenseele nicht fremd, sondern kann das Tor zur Selbstfindung sein. Der Betroffene wird dabei von den Geistern der Ahnen, von den Göttern oder anderen heiligen Wesenheiten dazu aufgerufen, sein ganzes Dasein dem Wohle der anderen zu widmen. Akzeptiert er, dann wird ihm das Leben wieder geschenkt.

Der sibirische Schamanenanwärter – bei den Indianern, Australiern und anderen Völkern ist es nicht viel anders – liegt oft tagelang im Koma, schäumt und blutet aus dem Mund, während sich seine Seele in einer unsichtbaren Welt aufhält. Er befindet sich auf der ›anderen Seite‹, in der geistigen Welt, dort, wo die Ahnen und Vorfahren sind und wo sich ebenfalls – auch das wird in fast allen Traditionen anerkannt – die Geister der Pflanzen befinden, die ihn nun läutern, belehren und in ihre Geheimnisse einweihen.

»Nicht wir Menschen suchen die Heilpflanzen und erfinden die Rituale des Sammelns und des Präparierens der Medizin, sondern die *Hematosooma* (die Pflanzengeister) selber sind es, die den Auserwählten rufen, ihn als Sohn oder Neffen adoptieren und leiten!« erzählte mir der Cheyenne-Medizinmann Bill Tallbull, als ich mit ihm Heilkräuter sammelnd durch die Berge Wyomings wanderte.[5] Nicht der Intellekt, der Verstand, sondern die durch Leiden und Todesnähe sensibilisierte Seele erfährt die Einsichten, die zum Heil führen. Diese Sensibilität erlaubt es auch, die Krankheiten der anderen zu diagnostizieren und zu heilen. Oft erlebt der Schamane die Symptome der Leidenden vorübergehend an sich selbst. Diese höchste Form der Krankheit, die ›heilige Krankheit‹, die Berufungskrankheit, geschieht oft ohne Rücksicht auf das Empfinden oder Wünschen des zukünftigen Heilers.[6] Traumatische Erfahrungen dieser Art sprengen die Tore auf, öffnen sie zu einer für sterbliche Augen nicht sichtbaren Seinsebene. Durch eine gezügelte Lebensführung, peinlich eingehaltene Speisevorschriften und genau ausgeführte Rituale bleibt die erlangte gesteigerte Empfänglichkeit der Seele erhalten oder läßt sich leicht wieder herstellen. In diesem Zustand erhöhten Bewußtseins finden Schamanen die geeigneten Heilpflanzen. Bill Tallbull, der Cheyenne, fastet vier Tage, opfert Tabak, reinigt sich im Schwitzbad und singt seine Medizinlieder, um mit der ›Großmutter‹, der unterirdischen Herrin der Kräuter, in Verbindung zu treten. Erneuerung der Reinheit und Unschuld, sagt er, ist Voraussetzung des Sehens. Sein Seelenauge nimmt dann den Seelenleib der Pflanzen wahr, und die Pflanze verleiht ihm die Kraft, kranke Menschen und Tiere wieder gesund zu machen. Berufungskrankheiten findet man aber keineswegs ausschließlich bei den Naturvölkern, auch in unserer Gesellschaft gibt es Menschen, die solche Erlebnisse hatten und haben. Wir wollen zwei Beispiele herausgreifen: den ›Wasserdoktor‹ von Wörishofen und eine bekannte Kräuterfrau.

Der Wasserarzt und die Kräuterfrau

Als junger Theologiestudent wurde Sebastian Kneipp (1821 bis 1897), Sohn armer allgäuischer Weber, plötzlich von Lungentuberkulose befallen. Heftiges Seitenstechen und blutiges Sputum galten zu damaliger Zeit als sicheres Todesurteil. Dennoch gab er die Hoffnung nicht auf. Zufällig fand er in der Bibliothek ein altes Buch, ›Unterricht über die Kraft und Wirkung des frischen Wassers auf die Leiber der Menschen‹, geschrieben 1738 von einem gewissen Dr. Johann Sigmund Hahn. Kneipp ließ nichts unversucht und badete in den Winternächten – er wollte nicht gesehen werden – in der eiskalten Donau, wickelte sich dann warm ein, legte sich ins Bett und schlief tief. Seine Genesung erregte Aufsehen. Nicht nur war er wie vom Tode auferstanden, sondern er hatte die auch heute noch sehr geschätzte Wasserheilkur samt Anwendung verschiedener Heilkräuter – als Gottes Geschenk an die Menschheit – wiederentdeckt. Wie Ed-

ward Bach erkannte er den Zusammenhang von Leib und Seele und mußte schon deshalb mit dem Neid und den Anfeindungen einer etablierten, aber wenig inspirierten, im Materialismus verfangenen Ärzteschaft rechnen.
Meistens vergeht einige Zeit zwischen der sogenannten Berufungskrankheit und der Materialisierung der Inspiration. So war es auch bei Maria Treben. Die weltbekannte, wenn auch nicht unangefochtene Kräuterfrau erlebte ihre Einweihungskrankheit, als sie 1946 als ausgehungerter Flüchtling aus dem Sudetenland, nach einer Irrfahrt durch verschiedene Flüchtlingslager, an Typhus erkrankte. In dieser hoffnungslosen Lage erschien an ihrem Krankenlager eine fremde Alte, die ihr einige Bittertropfen schenkte. Damals erwachte etwas in ihr, gleichzeitig mit ihrer Genesung: ihre Heilergabe.[7] Mit dem Tod ihrer Mutter, zu Lichtmeß 1961, verstärkte sich ihre Gewißheit, dazu berufen zu sein, das Wissen um Kräuter den Menschen näherzubringen. Sie schreibt: »Seither hatte ich das bestimmte Gefühl, in die Heilkräuterkunde hineingedrängt zu werden. Es kamen neue Erfahrungen hinzu, und allmählich wuchs ich mit einem sicheren Gefühl in die Heilkräuter aus der Apotheke Gottes hinein. Es war, als ob mich eine höhere Macht lenken, vor allem die Gottesmutter, die große Helferin aller Kranken, mir den sicheren Weg weisen würde.«[8]
Wir sollten nicht übersehen, daß Lichtmeß das alte Fest der keltischen Brigitte war, der dreifachen Göttin der Heilkunst, der Heilkräuter und der Redekunst. Ihre Gestalt war dem Volk so lieb, daß sie als die heilige Brigida, am Vorabend zu Maria Lichtmeß, in den Heiligenkalender der Kirche gelangte. Auch in den Lebensdaten Edward Bachs werden wir die alten keltischen Feiertage, die ja so viel mit der Kräutertradition zu tun haben, wiederfinden. Berufene Heiler gelten fast immer irgendwie als sonderbar. Sie sind spirituell offen, heimat- und naturverbunden und kennen sich in der Folklore, den Legenden und Sagen ihres Volkes oder Stammes bestens aus. Durch ihre äußere Erscheinung, Ernährungsgewohnheiten und Lebensweise stehen sie oft

etwas abseits, denn sie leben nicht nur in dieser Welt, sondern sind gleichzeitig auf das Jenseitige bezogen. Sie sind mit den Ahnen, mit der kollektiven Seele verbunden. Bach war in dieser Hinsicht keine Ausnahme.[9]

Auch bei ihm verging viel Zeit zwischen der Einweihungskrankheit, die den Ego-Panzer durchbricht und das Licht der Inspiration in die Seele einfließen läßt, und dem Zeitpunkt, an dem er den endgültigen Entschluß faßte, der ihn nach Wales, in das geliebte Land seiner Vorfahren, führte, wo sich die Inspiration zur praktischen Anwendung herauskristallisierte. Bis zu diesem Punkt – ja, ehe ihm überhaupt bewußt werden sollte, welche Richtung er einzuschlagen habe – gab es noch viel zu lernen und zu erforschen. Vorerst stärkte die eigene traumatische Krankheitserfahrung seinen Entschluß, den wahren Ursachen des Leidens auf den Grund zu gehen. Er erkannte zunehmend, daß eine wahre Heilung nicht so sehr das Ergebnis virtuoser Chirurgie oder der Erkenntnisse der Chemie ist, sondern die Folge einer seelischen Harmonisierung. Als Arzt und auch als Patient hatte er erfahren, wie innig Leib und Seele zusammenhängen und wie ein seelischer Schock die Gesundheit unterminieren kann. Dabei erhellten sich ihm die grundlegenden Erkenntnisse der modernen *Psychosomatik,* während er unverdrossen an seinen Impfstoffen weiterarbeitete. Gleichzeitig wurde ihm jedoch die Universitätsklinik zu eng; unnötige Vorschriften und Bevormundungen hatte er nie gemocht. Als sei Vorsehung am Werk, wurde die Stelle eines Pathologen und Bakteriologen am Londoner Homöopathischen Krankenhaus frei. Dort begegnete dem jungen, sensibilisierten Arzt geistig der Mentor, der ihn auf dem Weg vorwärts bringen sollte, der letztendlich zu den Blütenmitteln führte.

3. Begegnung mit der Homöopathie

Ist der Sucher bereit, dann begegnet er dem Meister«, heißt es in den östlichen Weisheitslehren. So erging es Edward Bach, als er in den Werken Samuel Hahnemanns, dem Begründer der homöopathischen Medizin, einen geistigen Bruder und Mitstreiter entdeckte. Viele seiner eigenen Vermutungen und Intuitionen fand er bestätigt, als er dessen Hauptwerk, das *Organon,* zuerst zögernd und skeptisch, dann mit wachsender Begeisterung zu lesen begann. Es lohnt sich, Hahnemann näher zu betrachten, um Bachs Blütentherapie besser verstehen zu können.

Zweifel an der heroischen Medizin

Der sächsische Landarzt Samuel Hahnemann (1755–1844) behandelte Kranke zu einer Zeit, da es als modern, also aufgeklärt und wissenschaftlich galt, den menschlichen Körper als Chemieretorte oder als Maschine mit Pumpen und Hebeln zu betrachten. Der Arzt fand sich dabei in der Rolle eines Mechanikers oder Chemikers. Geist oder Seele schienen mit diesen harten, ›objektiven‹ Realitäten wenig zu tun zu haben, so daß man sie getrost in den Bereich der Subjektivität abschieben oder bestenfalls Priestern und Poeten überlassen konnte. Und was die alten Kräuterweiber und Pflanzenheiler betraf, so durfte man ihren unwissenschaftlichen Aberglauben allemal mit Verachtung strafen. Es herrschte eine ›heroische‹ Medizin: Man hantierte mit Giften wie Arsen, Vitriol oder Quecksilber, die die matten, lahmen Biomaschinen, diese Gebilde aus reizbarem Gallert, zu ›heldenhaften‹ Reaktionen antreiben und ihnen Konvulsionen,

Schweißausbrüche, Brechanfälle und Durchfälle abtrotzen konnten. Denn, so lautete das Dogma, solange der Körper reagiert, besteht noch Hoffnung. Dazu gesellten sich die unumgänglichen Aderlässe, das Blasenziehen mit hautreizenden Beizen und unsaubere Chirurgie, die eher die experimentelle Neugier der Ärzte befriedigte als den Leidenden Hilfe brachte.
Goethe, dem der Zustand dieser ›fortschrittlichen‹ Medizin seiner Zeit nicht entgangen war, läßt seinen Faust, der ja auch Arzt war, erklären:

So haben wir mit höllischen Latwergen
In diesen Tälern, diesen Bergen
Weit schlimmer als die Pest getobt.
Ich habe selbst den Gift an Tausende gegeben:
Sie welkten hin, ich muß erleben,
Daß man die frechen Mörder lobt.[10]

Der Arzt Hahnemann war ein zutiefst ehrlicher, gewissenhafter, von Mitempfinden geprägter Mensch. Ähnlich wie Edward Bach ein Jahrhundert später, mußte er erleben, daß diese materialistisch eingestellte Heilkunde nicht heilen konnte. Fassungslos mußte er erleben, daß er, trotz seines umfangreichen Wissens, nicht einmal den eigenen Kindern helfen konnte, wenn Krankheit sie niederstreckte. Schließlich konnte er es seinem Gewissen nicht länger zumuten, sich weiterhin als Arzt zu betätigen. Er gab die Praxis auf und verdingte sich als Übersetzer, ein Schritt, der seine wachsende Familie – er hatte elf Kinder – in bittere Armut stürzte. Dieses vermeintliche Ende seiner ärztlichen Laufbahn war jedoch der Anfang einer medizinischen Reformation.
Beim Übersetzen eines Textes über Heilmittel des berühmten schottischen Gelehrten William Cullen kamen ihm Zweifel an der Richtigkeit der beschriebenen Wirkung der Chinawurzel. Spontan nahm Hahnemann einige Quentchen der bitteren Rinde ein, um ihre Wirkung an sich selbst zu erleben. Kalte Füße und Fingerspitzen, Zittern, Herzklopfen, Mattigkeit, Durst und alle

Symptome, die dem Wechselfieber ähnlich waren – doch ohne den charakteristischen Fieberschauer –, erschienen und klangen wieder ab. Da zündete es in ihm! Ein Arzneimittel, das wirklich wirkt, vermag im gesunden Menschen vorübergehend die gleichen Symptome hervorzurufen, die man sonst am Kranken beobachtet. Also nicht jene ›allopathischen‹ Mittel, die den Krankheitssymptomen entgegenwirken, sondern solche, die ähnliche Reaktionen auslösen, sind die wahren, spezifischen Heilmittel. So wurde der homöopathische Gedanke (griechisch *homöo* = gleichartig, *páthos* = Leiden) als Heilprinzip entdeckt.

Homöopathische Signaturen

Schon Hippokrates, der griechische Vater der Medizin, ebenso Paracelsus, erkannten grundsätzlich, daß das Heilmittel und die entsprechende Krankheit gemeinsame, erkennbare Eigenschaften aufweisen müssen. Auch die Naturvölker sowie die Chinesen, Inder und andere Erben großer Heilertraditionen sind davon überzeugt, daß die Natur, die Götter, die universelle Weisheit – wie immer man es auch nennen will – den Pflanzen, Steinen und Tieren Zeichen eingeprägt hat, die dem Heiler einen Fingerzeig geben. Als *Signaturenlehre* ging diese Art des Erkennens von Heilmitteln in die Ideengeschichte ein. So glaubte man zum Beispiel, daß behaarte Pflanzen wie die Brennessel gut für den Haarwuchs seien. Man erkannte, daß Weiden, die ihre Füße in feuchtkalte Böden tauchen und dennoch elastische, biegsame Finger haben, ein probates Mittel gegen die steifen Finger der Wäscherinnen sind. Kräuter wie die Wegwarte oder der Enzian, allesamt bitter wie Galle, helfen bei Leber- und Gallebeschwerden. Die knotigen Wurzeln der Feigwurz bieten sich förmlich zur Behandlung der ähnlich verknoteten Mastdarmkrampfadern an. Und ähnelt die Augentrostblüte nicht einem entzündeten Auge? Hartheu sieht aus, als seien seine Blätter durchlöchert, ein sicheres Zeichen dafür, daß die Pflanze Stichwunden heilt, hatte ihr

doch der Teufel mit der Nadel zugesetzt, weil ihm ihre Heilkraft so verhaßt war!
Im Spätmittelalter und vor allem in der Renaissance verstand man den inneren Sinn dieser Symbolik nicht mehr. Man nahm die Signaturen zu oberflächlich, zu grob, als seien sie Warenetiketten und nicht Gedächtnisstützen, denen ein wahrhaft intuitives Erkennen vorausgegangen war. Denn meistens – das geben erstaunte Ethnobotaniker zu, die die Heilkunde der Naturvölker durchforsten, und auch die Laboranten, die diese Kräuter nach Wirkstoffen untersuchen – stimmt die Signatur mit der angedeuteten Wirkung überein. Und doch wurde die Signaturenlehre, samt Pflanzengeistern, Astrologie, Wünschelruten und den Gebräuen der Kräuterhexen und Medizinmänner in die Rumpelkammer des Aberglaubens verwiesen. Man suchte materielle Erklärungen und jagte schließlich den Bausteinchen nach, die eine chemische Analyse erbrachte.
Unverhofft hatte Hahnemann die Signaturen neu entdeckt, aber nicht aufgrund der äußeren Ähnlichkeit mit den Organen oder Krankheitserscheinungen, sondern vor allem nach ihrer innerlichen Wirkung. Er erkannte, daß die Symptome, die ein Mittel im gesunden Organismus auszulösen vermag, den Krankheitssymptomen ähneln müssen, und entwickelte so eine Methode, die nicht um die chemisch-mechanische Analyse der Heilmittel besorgt zu sein brauchte. Nicht um die stoffliche Dimension ging es ihm bei den sogenannten Selbsterprobungen, sondern um die geistigen, gemüthaften, sowie die leiblichen Veränderungen, die ein Mittel bewirken kann. Damit schuf er den Ansatz zu einer *ganzheitlichen* Heilkunde.
In Selbstversuchen erprobte Hahnemann vielerlei Präparate, hauptsächlich Pflanzen, aber auch tierische und mineralische Stoffe, alle ›unverdorben aus Gottes Natur‹. Peinlich genaue Beobachtung und klare Intuition führten ihn. Er glaubte, die Krankheit werde durch das ähnlich wirkende, aber ›nichtkranke‹ Heilmittel beiseite gedrängt. Währenddessen könnten die Selbstheilungskräfte des Körpers zum Zuge kommen. Er

entdeckte daß Krankheit ein vielschichtiges Phänomen ist. Klangen die Symptome der einen Krankheitsbezeichnung ab, so stellte sich oft heraus, daß tiefer liegende Symptome, die sozusagen überdeckt waren, zum Vorschein gelangten. Auch diesen begegnete er mit einem *Similia,* also einem ähnlichen Mittel. Hahnemann erkannte, daß das Leiden während des Heilprozesses von der Psyche in die Physis wandert, von den inneren Schichten in die äußeren, von oben nach unten. Die homöopathischen Mittel unterstützen diesen Vorgang, damit er glatt und unkompliziert verläuft. Dabei kehren oft frühere Symptome in abgeschwächter Form wieder, aber in entgegengesetzter Reihenfolge. Die Schulmedizin, die nur immer die Symptome unterdrückt, so glaubte er, macht die Kranken kränker, denn sie treibt die Leiden von der Oberfläche wieder ins tiefe Innere zurück und schädigt letztendlich die seelische Verfassung des Patienten. Um die manchmal heftige Wirkung der künstlich hervorgerufenen Symptome zu mildern, verringerte er die Mengen der *materia medica,* verdünnte sie mit Wasser und schüttelte sie auf oder verrieb sie mit Milchzucker. Hatte nicht der große Paracelsus gesagt: »Allein die Dosis macht's, daß ein Ding kein Gift ist!« Nun konnte er giftige Pflanzen wie die Herbstzeitlose, den Fingerhut, die Tollkirsche, sogar Wespengift, Schlangengift, den Inhalt von Krätzebläschen und andere krankhafte Ausscheidungen und vieles mehr in so geringen Dosierungen präparieren, daß die Giftwirkung völlig zum Verschwinden gebracht werden konnte, die Heilwirkung aber erhalten blieb. Das Ganze entwickelte sich zu einem sorgfältigen System der Verschüttelung oder Verreibung, unter ständig fortschreitender Verdünnung. Dabei merkte er, daß sich die Wirkung dieser Heilmittel trotz extremer Verdünnung steigerte, tiefer ging und spezifischer agierte – vorausgesetzt, das Mittel wurde ganz genau gemäß der Ähnlichkeitsregel ausgewählt. Andernfalls war überhaupt keine Wirkung zu verzeichnen.

Durch das Schütteln oder Rühren fand eine ›Potenzierung‹, eine Dynamisierung statt. Dabei konnte von einer chemischen Wirkung tatsächlich nicht mehr die Rede sein. Das stoffliche Mittel wurde zunehmend ›entmaterialisiert‹, ›ätherisiert‹ und in einen energetischen Zustand erhoben. Nach der zwölften *Centesimal Solution* (C 12, d. h. zwölf mal 1 : 100 verdünnt und verschüttelt) ist die Verdünnung so groß, daß keine Spur der Ursubstanz mehr vorhanden ist. Realisten könnten sich eingedenk des Avogadroschen Gesetzes der Molekülvolumina getrost von derartigen ›Spielereien‹ distanzieren, hätte dieser Wunderdoktor nicht solche verblüffenden Heilerfolge mit seinen ›vergeistigten‹ Wässerchen erzielt. Nach Hahnemann war der Mensch eben keine roboterhafte Biomaschine, sondern ein geistig-seelisches Geschöpf, das es – Gleiches mit Gleichem – mit ebensolchen vergeistigten Mitteln zu behandeln galt. Das potenzierte Wasser oder die Milchzuckerkügelchen sind lediglich die physischen Träger dynamischer Kräfte. Bei der Formulierung des homöopathischen Herstellungsverfahrens leitete Hahnemanns Intuition ihn wieder auf vergessene Pfade alter Heilertraditionen zurück. Dort ist nicht das Stoffbild, sind nicht nur die chemischen Inhaltsstoffe ausschlaggebend, sondern ebenso die Art und Weise, wie ein Heilmittel gesammelt, präpariert und eingenommen wird. Viele Völker kennen das stundenlange Verschütteln, Verreiben, Quirlen, Besprechen und andere ›rituelle‹ Behandlungen, um den ›Geist der Medizin‹ zu wecken. Der Cheyenne-Medizinmann Bill Tallbull erklärte mir auf emphatische Weise, daß es immer nur der Geist der Pflanze ist, der heilt, nicht der Stoff, wie die Wissenschaftler meinen. Paracelsus spricht vom Herauspräparieren der *Quintessenz,* des unsichtbaren geistigen Prinzips, jenseits der sinnlich faßbaren Elemente.

Mit seinen Entdeckungen revolutionierte Hahnemann die Medizin. Die Homöopathie wurde von Indien bis Brasilien höchst populär und in den jungen Vereinigten Staaten zu einem wichtigen

Zweig der Medizin. Da die Schulmedizin zusehends an Popularität verlor, war sie gezwungen, die brutalen Aderlässe und Giftbehandlungen drastisch einzuschränken. Erst mit dem Fortschreiten der Antisepsis, durch neue Operationstechniken und im Verbund mit der chemischen Industrie konnte sie, gegen Ende des 19. Jahrhunderts, verlorenen Boden wieder zurückerobern.
Edward Bach war als Schulmediziner ausgebildet worden, und dennoch, trotz aller Fortschritte, nagten an ihm Zweifel, die sich gar nicht so sehr von denen Samuel Hahnemanns unterschieden. Wir können uns vorstellen, wie die Lektüre des *Organon* ihn angefeuert und in seinen Ansichten bestärkt haben muß. Er fühlte sich in der Einsicht bestätigt, daß zuerst der leidende Mensch und nicht die Krankheit zu behandeln sei und daß die seelische Stimmung – die Gemütslage, wie es Hahnemann ausdrückt – nicht als irrelevanter Faktor auszuklammern sei, wie es die Schulmedizin verlangte. Eine Therapiemethode, die ohne Skalpell und toxische Mittel auskam, sowie auf schmerzhafte, den Patienten entkräftende Untersuchungen verzichtete, konnte er ganzen Herzens begrüßen. Daß auch Hahnemann eine Beziehung zwischen chronischer Erkrankung und Giftabsonderung im Darm vermutete, muß Bach in seiner Forschung ermutigt haben. Er glaubte, daß die toxischen Abbauprodukte gewisser Darmbakterien mit der *Psora* identisch seien, die Hahnemann als eine Quelle chronischer Leiden identifizierte, und die sich in der Krätze ein letztes Symptom schafft.[11] Diesen Gedanken verfolgte Bach mit Eifer. Er begann seine Impfstoffe nach homöopathischer Manier zu potenzieren. Nun konnte er sie oral verabreichen und brauchte die Injektionsnadel, die er verabscheute, nicht mehr. Er entdeckte, daß dabei die Wirksamkeit der Präparate zunahm. Wie Hahnemann verabreichte er die Heilmittel nicht mehr routinemäßig, sondern je nach Bedarf des Patienten, und erst, wenn die Wirkung der vorhergehenden Dosis abgeklungen war.

4. Darmflora und Blütenstaub

Bach vertiefte sich in die bakteriologische Forschung, als sei er dem Geheimnis der ewigen Gesundheit auf der Spur. Er isolierte die mikroskopischen Darmbewohner auf Nährböden und prüfte, wie sie verschiedene Zucker (u. a. Traubenzucker, Milchzucker, Rohrzucker) verdauen, ob sie dabei Gas absondern, ob sie basisch oder sauer reagieren.[12] Die Tausende von Stämmen unterteilte er auf der Grundlage ihres Zuckerabbaus in sieben Gruppen: *Proteus, Dysenterie, Morgan, Faecalis Alkaligenes, Coli, Mutabile, Gaertner* und *Nr. 7.* Diese sieben Gruppen bildeten die Ausgangsbasis seiner homöopathisch präparierten *Nosoden* (griech. *nosos* = Krankheit). Getreu dem Grundsatz, Gleiches mit Gleichem zu behandeln, stellte er aus der vorherrschenden Bakterienart, die ein Patient beherbergte, eine sogenannte *autogene Vakzine* her. Sammelpräparate aus den Kulturen mehrerer Patienten bezeichnete er als *polyvalente Vakzinen;* diese wurden bei Bedarf oral verabreicht.

Die Wiederentdeckung der Psora

Dabei beobachtete er immer wieder, daß sich nicht nur die Darmflora verbesserte, sondern auch spezifische lokale Beschwerden abklangen, von den kleinen Wehwehchen bis zu schweren Leiden, und zwar ohne eine zusätzliche lokale Therapie. Das war eine wichtige Beobachtung; sie bestätigte Hahnemanns Behauptung, daß man nicht den einzelnen Krankheitserscheinungen nachforschen und diese behandeln soll, sondern versuchen, die ›Urkrankheit‹, die sogenannte *Psora*-Vergiftung, auszuheilen. Denn es sei nicht möglich, mehr als eine Krankheit zu haben; aufeinanderfolgende Erkrankungen seien nur verschiedene Maskierungen eines psoratischen Grundübels oder einer anderen heimtückischen Vergiftung, wie die der *Sykosis* oder der *Syphilis*. Diese Vergiftungen gelte es auszutrocknen, dann würden die wechselnden, vielfältigen sekundären Erscheinungen auch zum Versiegen gebracht.

Edward Bach war überzeugt, er habe den Sitz der Hahnemannschen Psora ausfindig gemacht: die Darmvergiftung, in der Fachsprache *intestinale Toxämie.* Eine Hauptursache dieser Vergiftung sah Bach damals in der zivilisierten Ernährungsweise. Ursprünglich verzehrten die Menschen tropische Früchte, Nüsse und andere Rohkost. Bei einer derartigen Ernährung hat die Darmausscheidung einen angenehmen Geruch, eine helle Farbe und, da die Milchsäurebakterien vorherrschen, eine leicht säuerliche Reaktion. Gar gekochte, fleischhaltige, eiweißüberschüssige Nahrung macht dagegen den Stuhl faulig, dunkel und hart und, da er weniger milchsäureabbauende Bakterien enthält, alkalisch und giftig. Der Darm ist mit über 200 Quadratmetern Oberfläche nicht nur die größte Kontaktfläche des Menschen mit seiner Umwelt, sondern er ist auch höchst sensibel. Wenn also die Ernährung falsch ist und der Stuhl zum Nährboden für pathologische Mikroorganismen wird, können Probleme entstehen. Jahrelang, meinte Bach, kann der Organismus diese Gifte abwehren, aber schließlich kommt es zu einem Versagen dieser Abwehr. Die aus den eigenen Bakterien potenzierten Nosoden säubern den Darmtrakt in kürzester Zeit. Sie ersetzen die pathologischen Keime nach dem Prinzip ›das Boot ist voll‹. Die potenzierten Bakterien, obwohl nur als Energie-›Schwingungen‹ vorhanden, ersetzen die aktuellen Bakterien und geben der Darmökologie eine Chance, sich zu harmonisieren. Eine Diät aus natürlichen Nahrungsmitteln wie Hafer, Nüssen und Obst würde diesen Heilvorgang unterstützen.

Bei der Anwendung der Nosoden machte Bach eine Reihe interessanter Beobachtungen. Da zeigte sich zum Beispiel, daß nach einer kurzen Latenzphase beim Patienten eine Reaktion eintritt, bei der es vorübergehend zu einer Verschlimmerung der Symptome kommt, so daß rücklaufend alte Symptome wieder erscheinen und dann abklingen. Das war die Heilkrise, die, genau wie auch Hahnemann beobachtet hatte, der echten Heilung vorausgeht. Eine noch interessantere, für Bach wegweisende Entdeckung war die der scheinbaren Wechselbeziehung zwischen den jeweils sieben vorherrschenden Darmbakteriengruppen und bestimmten charakteristischen Persönlichkeitsmerkmalen der Patienten.[13] Immer wieder stellte er fest, daß Kranke mit ungewöhnlichen Ängsten – z. B. Angst vor Menschenmassen, vor Feuer oder Höhen – typischerweise eine erhöhte Konzentration der Paratyphusbakterien-Gruppe im Stuhl beherbergten. Starr blickende, reizbar nervöse Typen waren dagegen meist mit der Proteus-Gruppe belastet. Wiederum gab es solche, die auf den ersten Blick gesund erschienen und dennoch chronische Leiden hatten, die typischerweise eine Überzahl an Coli-Bakterien aufwiesen. Bach erklärte: »Es ist möglich, die Anteile von Kleinstorganismen in täglichen Stuhlproben des Patienten in einer Tabelle aufzuzeichnen und die Verbindung zwischen dessen Befinden und den jeweils festgestellten Anteilen darzustellen.«[14] Derartige Beobachtungen machte er schon 1920. In den folgenden Jahren wuchs mit zunehmender Erfahrung die Überzeugung, daß es sieben grundlegende Persönlichkeitstypen geben müsse, welche die jeweils sieben verschiedenen Darmzustände widerspiegeln, daß also eine seelische Veränderung mit einer wechselnden Darmflora einhergeht.

Leben ist Verdauung

Ähnliche Beobachtungen haben Ärzte schon von alters her gemacht. Der wichtigste Teil der altägyptischen Heilkunde war die Darmhygiene. Wie der Nil, der in seiner jährlichen Überschwemmung das enge Tal von allem Unrat und Ungeziefer säubert, so sollten Abführmittel, Brechmittel und Klistierspritzen den Verdauungskanal reinigen.[15] Liest man die vor 4400 Jahren niedergeschriebene Abhandlung über Heilkräuter (›Ebers Papyrus‹),

dann sieht man, daß ein Großteil der aufgelisteten Heilpflanzen mit der Regelung der Verdauung zu tun hat.
Die alten ayurvedischen Ärzte Indiens sahen in der Verdauung den Feuergott *Agni* am Werk. Ist der innere *Agni* schwach, kommt es zu *Ama* (Unreife), Gärung und Fäulnis, zu endogenen Krankheiten und zu Unausgewogenheiten in Leib *und* Seele. *Agni* wird durch Diätfehler geschwächt, sowie durch negative seelische Zustände, wie Wut oder Trauer. Der große Arzt Charaka (1. Jh.) schrieb: »Was nicht verdaut wird – auch an seelischen Eindrücken –, wird zu Gift.« Als Heilmittel verschreibt er eine entgiftende, entschlackende Diät – hauptsächlich Körnerbrei, Gemüse, Obst und Bitterdrogen – sowie geistige Übungen.[16]
Auch Paracelsus meinte: »Leben ist Verdauung.« Was gibt es zu verdauen? Geistige und seelische Eindrücke, Sinneseindrücke, die Luft, die wir atmen, das Wasser, das wir trinken, sowie das tägliche Brot. Auch hier gilt sein Lehrsatz: »Alles ist Gift, allein die Dosis macht's!« Ist der *Archeus* (die Verdauung) schwach, kommt es zu physischen und seelischen Störungen.
Rudolf Steiner, ein Zeitgenosse Bachs, erkannte den Zusammenhang zwischen spezifischen Gedankenmustern, Gemütsstimmungen und den Ausscheidungsprozessen. In einem Vortrag vor Ärzten und Medizinstudenten erläuterte er, daß der Zustand der Darmflora das Verhältnis des oberen (bewußten) zum unteren (vegetativen) Menschen widerspiegelt.[17]
Trotz seiner Erfolge und der ständig wachsenden Beliebtheit der Nosodentheraphie – selbst unter überzeugten Allopathen – entwickelte sich Edward Bach nicht zu einem jener ›darmfixierten‹ Therapeuten, die aus Stuhlgang und Stuhlanalyse Kult und Ritual machen. Er wünschte sich nichts sehnlicher, als diese aus pathologischen Stoffen gewonnenen Mittel durch reine Stoffe aus der Natur zu ersetzen. Viele seiner Patienten hatten eine Abneigung gegen das Einnehmen von Präparaten, die so eng mit ihrer Krankheit verbunden waren. Bach stellte sich vor, daß es sieben Heilpflanzen geben müsse, rein und frisch aus sonniger Natur, welche die sieben Bakteriengruppen ersetzen könnten.

Die Dreckapotheke

Unversehens war Bach mit seinen Nosoden auf ein uraltes Heilprinzip gestoßen. Zwar hatte er diesem Prinzip eine wissenschaftliche Grundlage und akzeptable klinische Einkleidung gegeben, dennoch erinnern die Nosoden an die als ›Dreckapotheke‹ bezeichnete Therapie der alten Babylonier, Sumerer und Chaldäer. Diese sahen Krankheiten als Dämonen an, die den Menschen körperlich und seelisch auffressen wollen. Abscheuliche Gerüche aus Tiergiften, Kadavern und vor allem Kot sollten diese Teufel abschrecken[18], ebenso wie die Teufelsmasken der Tibeter oder der Irokesen krankheitsverursachende böse Geister und Stimmungen abbilden und sie gleichzeitig vertreiben sollten.

Auch die mittelalterlichen Alchemisten erkannten, daß der Stein des Weisen, das *Arkanum* oder universale Heilmittel mit Unflat beginnen muß, der stufenweise geläutert wird. Paracelsus spricht in diesem Sinn von der *Mumia* (ursprünglich der mit Balsamen durchsetzte Pech, mit dem die Ägypter ihre Mumien präparierten). *Mumiae,* aus abscheulichen Substanzen hergestellt, ziehen – nach dem Gesetz Gleiches mit Gleichem – die Gifte aus den siechen Körpern an, wie ein Magnet die Eisenspäne. Noch einmal, zu Beginn der Neuzeit, blühte die Dreckapotheke unter der Bezeichnung ›Paullinismus‹ auf. Der Arzt Christian Franz Paullini brachte 1696 das Buch heraus: ›*Neuvermehrte, heylsame Dreckapotheke,* wie nämlich mit Kot und Urin fast alle, auch schwerste giftigste Krankheiten und bezauberte Schäden vom Haupte bis zu den Füßen innerlich und äußerlich glücklich curieret worden‹. Das Einnehmen von gering dosierten Mengen des eigenen Urins ist in Südasien noch heute eine beliebte Methode zur Heilung akuter und chronischer Leiden.

Ebenso wie er das Skalpell, die Injektionsnadel und schmerzhafte Untersuchungen hinter sich gelassen hatte, wollte Bach auch die wenn auch noch so saubere und verfeinerte ›Dreckapotheke‹ aufgeben. Er wußte, daß die Natur, insbesondere die

Pflanzen, den Schlüssel dazu bargen. Alle großen Heiler, von Hippokrates bis Paracelsus, haben das erkannt. Die Frage war nur, wie er vorgehen sollte, wie und wo die sieben Wunderpflanzen, die seine Nosoden ersetzen sollten, zu finden seien. Er vermutete, daß es dabei weniger auf die physikalisch-chemisch analysierbaren Wirkstoffe der Pflanzen ankam als auf ihr spezifisches Schwingungsverhalten. Ein Ferment zum Beispiel, das auf eine Substanz einwirken soll, müsse ja auch mit dem Atomgewicht dieser Substanz in Resonanz schwingen können.[19] Oder Bakterien, die tierische Substanzen, wie Milchzucker, abbauen, müssen irgendwie in der Lage sein, sich schwingungsmäßig auf das tierische Gewebe einzustellen, denn sonst käme ja keine Veränderung zustande. Neben der Nosodenforschung hatte Bach in seiner Privatpraxis eifrig mit diversen Strahlungen, Strömungen und Schwingungen experimentiert und Versuche mit Elektrotherapie, Röntgentherapie und auch der *Abrams Box* angestellt, jedoch mit nicht allzu ermutigendem Erfolg. Professor Albert Abrams, wie Bach ein Pathologe, hatte diesen umstrittenen Apparat konstruiert, der angeblich die feinstofflichen Oszillationen abnormer Gewebe verändern oder blockieren konnte. Bach schwebte ähnliches vor, jedoch kein Apparat, sondern bestimmte Kräuter, deren harmonische Schwingungen sich auf den Patienten übertragen ließen.
Edward Bach war nun an dem Punkt angelangt, wo es keine Wegweiser mehr gab. Aus dem Schatten seines geistigen Mentors getreten, konnte ihn nur noch die Intuition führen. Spontan begann er verschiedene Pflanzen zu testen, um Entsprechungen zu den sieben bakteriellen Nosoden zu finden. Da war z. B. eine Meeresalge, die einigermaßen ähnliche Eigenschaften aufwies wie die Dysenterie-Bakteriengruppe; der zierliche Milchstern (*Ornithogalum*) zeigte im potenzierten Zustand ähnliche Schwingungsmuster wie die Morgan-Bakteriengruppe. Dennoch schien es nicht zu gelingen; die Polaritäten der Pflanzen waren denjenigen der Nosoden entgegengesetzt.[20] Dies bereitete ihm erhebliches Kopfzerbrechen.

Kleinstlebewesen am Ursprung des Lebens

Edward Bachs mehrjähriger Exkurs, seine Beschäftigung mit den Miasmen der Darmwelten, war jedoch kein Irrweg, wie man meinen könnte. Die sonnendurchflutete, farbenfrohe Welt der Blüten ist der faulenden, verwesenden Bakterienwelt näher, als es oberflächlich erscheint. Bakterien sind die ältesten Lebewesen; mit ihnen beginnt der Sprung zur Belebung des Erdplaneten.[21] Noch ehe es die Photosynthese gab, und noch ehe eine Sauerstoffatmosphäre den Himmel blau färbte, zersetzten Bakterien in den Schlamm- und Schlickmassen Nitrat-, Nitrit-, Schwefel- und Eisenverbindungen und gewannen dabei die Energie, die sie zum Leben brauchten. Ihr Lebensmilieu – schwefelig, feucht, sauerstoffarm – glich derjenigen Umwelt, in der sich die Darmbakterien wohl fühlen.

Bakterien, diese kleinsten selbständigen Lebewesen, gibt es natürlich fast überall, wo es etwas zu verdauen und zu zersetzen gibt: in den Labmägen der Kühe, wo sie Zellulose abbauen; in Seen und Meeren; in der Erdkrume, wo sie die organischen Verbindungen, die aus der Photosynthese hervorgegangen sind, wieder in einfache Elemente und in Energie spalten. Ihr jahreszeitlicher Höhepunkt kommt im Herbst, wenn die Sonne schwächer wird und in die tieferen Tierkreisregionen wandert. Alles, was an Lebenskraft verliert, was »ätherische Bildekräfte« (Steiner) verströmt, fällt ihnen anheim. Sie bauen das Entstandene so weit ab, bis es nicht mehr weiter abgebaut werden kann, und bringen es bis an die Nahtstelle, wo plötzlich der Aufbau von Neuem beginnt. Wie einst im Präkambrium, an der Schwelle zwischen einer unbelebten und belebten Erde, findet man sie noch heute an der Schwelle zwischen organischem Abbau und Aufbau, dort, wo Tod und Leben ineinandergreifen. Sie führen das Leben, wo es verbraucht, schwach und dekadent geworden ist, zurück zum Ausgangspunkt, zum Urzustand, an dem ein Neubeginn, eine Revitalisierung möglich wird. Daher sind Bakterien nichts Negatives, sondern ein wichtiges Glied in der Kette der Schöpfung.

Da diese Kleinstlebewesen der Quelle des Lebens so nahe sind, ist es nicht verwunderlich, daß sie selbst nur so vor Lebens- und Vermehrungskraft strotzen. Eine einzige Bakterie, die sich jede halbe Stunde teilt, könnte im Idealfall 300 Milliarden Nachkommen in 24 Stunden produzieren – nach einigen Wochen theoretisch eine Masse, die größer ist als die Erdkugel.[22] Sie stellen hochspezialisiertes Leben auf unkomplizierter Organisationsstufe dar, weswegen sie nicht nur diese ungeheure Vermehrungskraft haben, sondern auch die Fähigkeit zu mutieren, d. h. sich in Form und Habitus neuen Lebensbedingungen anzupassen. Sie sind nicht endgültig fixiert, sondern haben noch etwas von der Bildsamkeit der jungen Schöpfung. Wie Sperma und etliche Pollenarten sind diese Einzeller oft mit kleinen Geißeln ausgestattet, die ihnen die Fortbewegung, das ›Schwimmen‹ – wie einst im Urmeer – ermöglichen.
Eng beieinander liegen auch die Lebens- und Todesprozesse im Unterleib, wo Verdauung und Fortpflanzung ihren Sitz haben. Dieser Ort ist nach indischer Auffassung die Quelle der *Shakti*-Kraft (Lebenskraft), die Höhle der energiegeladenen, Trieb entfesselnden, alles zerstörenden und alles gebärenden *Kundalini*-Schlange.[23]
Um zu existieren, müssen Menschen und Tiere anderes Leben vernichten. Die Beute, sei es eine Kartoffel oder ein Kaninchen, wird getötet, zerkaut, eingespeichelt, mit Salzsäure, Enzymen und Fermenten bearbeitet, und so wird schließlich die in der Speise verschlüsselte Energie freigesetzt. Diese Energie, diese aus alten Bindungen befreite Lebenskraft, wird nun dem Organismus zur Verfügung gestellt.
Unmittelbar neben dem Verdauungstrakt – so als wollten sie an dieser Stelle die frische, freigewordene Energie aufsaugen – liegen die Geschlechtsorgane und Keimdrüsen. Hier findet die Vereinigung der beiden haploiden Zellen, die Verschmelzung von Ei- und Samenzelle, statt. Auch dieser Vorgang ist eine entwicklungsgeschichtliche Rekapitulation, eine kurze Rückkehr zu den Lebensursprüngen im warmen, energiegeladenen Urmeer. Nur hier ist die Vermehrung und Erneuerung des Lebens möglich.

Aber bei weitem nicht alle diese frische Lebenskraft wird im Geschlechtsleben verbraucht. Sie steigt nach oben, durchflutet alle Organe, alle feinstofflichen Lebenszentren (*Chakren*), bis sie den Kopf, den Bewußtseinspol des Organismus, erreicht, wo sich die ätherischen Energien in Bewußtseinsprozesse verwandeln. Hier oben werden all die Gefühlswallungen, die in sämtlichen Organen ihren energetischen Sitz haben, bewußt. Hier ist der kühle, stille Ort der Selbstreflexion, der Gegenpol zu den unbewußten, heiß brodelnden Lebensvorgängen im Unterleib. In diesem unteren Pol – lehrte der große indische, ayurvedische Arzt Charaka – hat *Agni,* das innere, biologische Feuer, seinen Sitz. »*Agni* ist verantwortlich für den gesamten Lebensprozeß, für das Aussehen, für die Stärke, für die Energie, für die Gewichtszunahme, für *Ojas* – also für die Lebensessenz und die Ausstrahlung –, für die Körpertemperatur und für den Lebensatem.«[24] *Agni* ist der Feuergott, der Vermittler zwischen den Sterblichen und den Göttern. Wo er sich niederläßt, im Organismus oder in der äußeren Natur, da entstehen Hitze, Licht und Asche. Bei der Verdauung gehen Hitze (Kalorien) und Licht (verwandeltes Sonnenlicht) in den Mikrokosmos ein und befeuern die Lebensvorgänge, wärmen die Seele und geben dem Geist Licht. Gleichzeitig wird Asche (*Faeces*) ausgeschieden.
Auch Rudolf Steiner, Begründer der Anthroposophie, erkannte solche Zusammenhänge: »Wir ziehen unsere Bildekräfte (Energien) aus dem Darm heraus ... Die Verdauung ist ein Überwinden der Fremdnatur der Nahrung und ein Freimachen der Bildekräfte, die wir zum Vorstellen, Gefühlsleben, Gedanken und zum Aufbau der Leibessubstanz brauchen.«[25] Ist unser ›Ich‹ schwach, dann wird die Darmflora pathologisch.
Der Verdauungsprozeß kann als ein stufenweises ›Entwerden‹, eine allmähliche Entmaterialisierung angesehen werden. Er fängt mit solidem Stoff an und endet auf einer rein energetischen Ebene – eine Transformation und auch eine Art von Potenzierungsvorgang! Schrittweise durchwandert die Speise die vier Elemente Erde, Wasser, Luft und Feuer. Die feste Nahrung (Erde)

wird zum Speisebrei (Wasser), gibt Gase (Luft) und Wärme (Feuer) ab. Sie bewegt sich vom kühlen zum heißen Pol, von den bewußten Vorgängen des Wählens, Riechens und Schmeckens zu den tief unbewußten Prozessen, die sich in Magen, Leber, Dünndarm und Dickdarm abspielen.

Der Blühprozeß als Metamorphose

Nun ist es interessant, daß alle diese innerkörperlichen Vorgänge in der äußeren Natur ein Spiegelbild haben, und zwar in der Entfaltung der Blütenpflanze! Auch diese durchläuft die vier Elemente, wenn sie als hartes, konzentriertes Samenkorn im mineralischen Boden (Erde) keimt, mit Hilfe der Feuchtigkeit (Wasser) ihre Samenschale sprengt und aufschießt, mit Hilfe der Atmosphäre (Luft) atmet und Kohlenstoff assimiliert und schließlich, der Sonne (Feuer) zugewandt, blüht und versamt. Auch hier können wir einen Entmaterialisierungsprozeß feststellen, denn je mehr sich die Pflanze dem Blühen nähert, desto stärker verlieren Blätter und Triebe an Vitalität.

Wurzelstöcke und niedere Sprossen quellen über mit Lebenskraft. Man braucht sie nur in den Boden zu stecken, und sie wurzeln an. Die oberen Zweige, Blätter und vor allem die Blütenblätter haben diese Vitalität nicht mehr. In den leuchtenden Kronblättern lodert die Pflanze förmlich auf, verbrennt im vegetativen Feuer, vergeht in bunten Farben, verausgabt sich in Duftschwaden und Blütenstaub. Hier im Blütenkelch thront *Agni*. Die Blüte ist der einzige Ort, wo Pflanzen (wie der Aronstab) Eigenwärme erzeugen können.[26] Die typische Blütenpflanze erreicht im Blühen ihren Höhepunkt und gleichzeitig das Ende ihres Daseins. Das Grün, das Leben entweicht ihr nun ganz. Insekten, Pilze und Bakterien fallen über die verdorrten Stengel und vergilbten Blätter her und reduzieren sie zu Asche (Humus). Aber dieser Todespunkt ist – genau wie im Mikrokosmos – gerade der Punkt, an dem sich das Pflanzenwesen (im Samen) er-

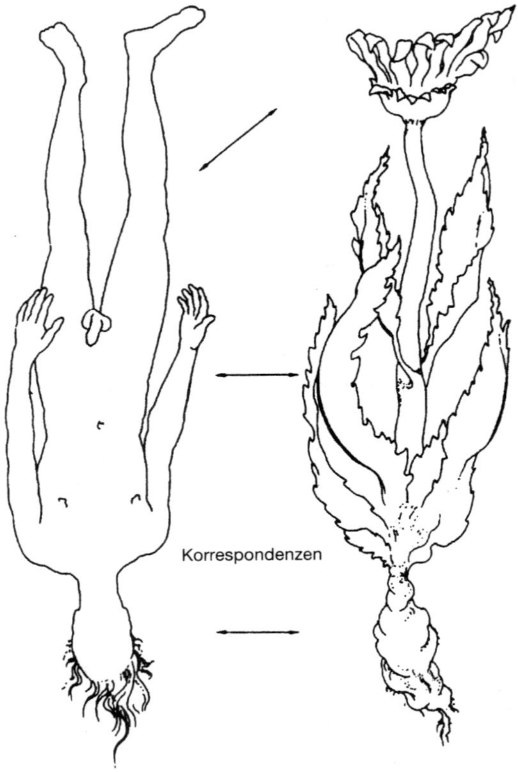

Der Mensch als umgekehrte Pflanze

neuern und vermehren kann. Wieder stehen wir am magischen Ort der Umkehr – der *Enantiodromie,* wo ein Prozeß plötzlich in die Gegenrichtung läuft –, wo Vergehen und Werden einander die Hand reichen.

In diesem Sinn ist es gestattet, den Menschen als eine – im Verhältnis zum Makrokosmos – umgekehrte, umgestülpte Pflanze zu betrachten. In beiden vollziehen sich dieselben Prozesse, hier mikrokosmisch, dort makrokosmisch. Der Mikrokosmos Mensch erzeugt Asche (*Faeces*), ›blüht‹, duftet und pflanzt sich in den unteren Organen fort, derweil er seinen Kopf zum Kosmos richtet. Die Pflanze hat dagegen den ganzen Erdball als Kopf, und ihr Verdauungs- und Reproduktionssystem sind dem weiten Kosmos, den Planeten und der Sonne, offen entgegengestreckt. Dieses imaginative Bild soll später näher erläutert werden.

Die Blüte stellt auch jene Schwelle dar, an der das Pflanzenwesen mit dem animalischen Bereich (lat. *anima* = Seele, beseeltes Wesen, vergleiche engl. *animal* = Tier), vor allem mit den Insekten, innig in Berührung tritt. Die Tierwelt galt schon immer als Ausdruck des Seelenlebens des großen Erdorganismus. Der Sprung (Hiatus) vom rein vegetativen Leben zum beseelten Leben findet in der äußeren Natur im Blütenkelch, in der innigen Berührung des Insektes mit der Pflanze statt. Auch das werden wir später näher betrachten.

Im menschlichen Unterleib, im Verblühen der Nahrung und dem Freiwerden ätherischer Energien, welche die seelischen Regungen befeuern, findet ein ähnlicher Sprung vom Vegetativen zum Seelischen statt.[27]

Bach ahnte solche Zusammenhänge. Aber ehe er das Geheimnis der Seelenwirkung der Blüten vollends entdecken und in die therapeutische Praxis umsetzen konnte, mußte er noch einen großen Sprung ins Ungewisse wagen.

5. Der Ruf der walisischen Ahnen

Im Herbst des Jahres 1928 verläßt Bach die Großstadt und reist spontan nach Wales – er hatte es wohl nötig gehabt. Immer seltener hatte man ihn im Labor gesehen. Jede freie Minute verbrachte er damit, die Londoner Parks zu durchstreifen auf der Suche nach Heilpflanzen, die seine Nosoden ersetzen könnten. Mit ganzen Büscheln Grünzeug kehrte er jedesmal zurück, potenzierte diese Gewächse nach homöopathischer Art, machte Urintinkturen, verdünnte und verschüttelte sie rhythmisch. Aber jedesmal blieb das Ergebnis enttäuschend. Wie sollte er die verborgenen Heilkräfte der Pflanzen aufschlüsseln? Wahrscheinlich bedurfte es eines neuen Potenzierverfahrens. Er wußte keinen Rat. Also reiste er dorthin, wo Jugendträume ihn einst beflügelt hatten, wo er als Junge durch das moor- und bergreiche Land gewandert war und frische Kraft und Lebensmut geschöpft hatte. Tatsächlich entdeckte er auf dieser Reise zwei zarte, bunt blühende Wildblumen, die in der Nähe eines Gebirgsbaches blühten – die goldblütige Gauklerblume (*Mimulus*) und das blaß-mauvefarbene Springkraut (*Impatiens*). Er nahm beide mit nach London und präparierte sie. Patienten, die er weniger nach ihren organischen Beschwerden als nach bestimmten seelischen Eigenschaften auswählte, waren die Probanden. Ihre positiven Reaktionen zeigten Bach, daß er auf der richtigen Spur war, und es zog ihn stärker denn je wieder in das Land seiner Ahnen. Im Labor gab es für ihn nichts mehr zu entdecken, und so schloß er es im Frühjahr 1930.
Dann verbrannte er in einem Freudenfeuer sämtliche Vorträge und Aufsätze über seine bisherigen Forschungsergebnisse, zerschlug seine Injektionsspritzen und Vakzinefläschchen und schüttete ihren Inhalt in den Ausguß des Laborwaschbeckens.[28]
Die Nosodenforschung war eine abgelegte Schlangenhaut, moch-

ten andere sie weiterbetreiben! Bach war nun bereit, sich der Weisheit der großen Natur zu öffnen, aus der die heilenden Erkenntnisse geboren werden.
Seine Seele war jetzt offen genug, um den eigenen Tiefen zu lauschen, um die Weisungen der Ahnen zu vernehmen. Er ahnte, dieser Sprung ins Nichts würde ihm eine vollkommenere Heilkunde offenbaren. Ruhm und finanziellen Wohlstand war er zu opfern bereit: in den Augen seiner Umgebung ein Verrückter!

Der Aufbruch

Anfang Mai verließ er endgültig die qualmende, laute, geschäftige Großstadt. Nun ist es gewiß kein Zufall, daß seine keltischen Vorfahren den Maianfang (*Beltaine*) als den jährlichen Neubeginn, als das Hochzeitsfest des Licht- und Sonnengottes *Belenos* mit der dreifachen Göttin der Natur feierten. Wie sich die Natur zu dieser Zeit schmückt, so flochten sich damals auch die Menschen Blumen ins Haar, badeten sich im Tau gesund, zündeten riesige Freudenfeuer an, in denen alter Unrat verbrannt wurde, und schmückten den Maibaum, das Symbol der Vereinigung des göttlichen Paares, des Himmelslichtes mit der feuchten, fruchtbaren Erde. Das Fest *Beltaine* galt als Bruch im kreisenden Rad der Zeit. Es ist der Mittelpunkt zwischen der Frühlings-Tagundnachtgleiche und der Sommersonnenwende. In solchen magischen Momenten, wenn ein Zeitraum einen anderen ablöst, können die Wesenheiten der ›Anderswelt‹, die Elfen, Götter und Ahnen, in die diesseitige Welt hineinwirken.[29] Gleichzeitig können feinfühlige Sterbliche Inspirationen aus dem Jenseitsbereich empfangen.
Es ist fraglich, ob sich Edward Bach in solche Zusammenhänge einbezogen glaubte, schließlich war er ein moderner Mensch! Dennoch erkennen alle Kulturen – mit Ausnahme unserer materialistisch orientierten –, daß sich zu besonderen Zeiten an besonderen Orten die Ahnen in den Tiefen der Seele als Ahnungen (Inspirationen) offenbaren und dort den Weg weisen können, wo

es nach rationalem Ermessen keinen Weg mehr gibt. Wales war für Bach – mit den Worten des englischen Biologen und Philosophen Rupert Sheldrake umschrieben – ein ›morphogenetisches Feld‹, mit dem er auf Grund seiner Abstammung und seelischen Reife sympathetisch mitschwingen konnte.[30] Die Vorfahren, die im ›Blut‹ (genetischen Code) und in den Tiefenstrukturen der Psyche – C. G. Jung nennt es das kollektive Unterbewußtsein – weiterexistieren, werden erweckt und räsonieren, wenn ein Nachkomme in jenes Land kommt, deren landschaftliche Züge, Berge, Küsten, Flora, Fauna, Sprache und Bauweise sie einst kannten und liebten. Bach liebte Wales, weil er sich in seinem ganzen Wesen dort zu Hause fühlen konnte. In Wales, wo alles in ihm Sympathie war, konnte er die Ahnungen und Inspirationen empfangen, die er brauchte. Weder ein Guru und geistiger Mentor wie Hahnemann noch die Methode der Wissenschaft konnten ihm seinen weiteren Weg weisen. Nur seine eigene Sensitivität gegenüber der grenzenlosen, freien Natur konnte ihm weiterhelfen und das Lauschen in die eigenen Seelengründe, in denen sich die Archetypen, auch die Naturgeister und Pflanzen-Devas spiegeln.
Es war wohl kein Zufall, daß er im Koffer, in dem er seine Mörser und Stößel verstaut zu haben glaubte, beim Auspacken nichts als Schuhe vorfand – als hätte *Manawyddan,* der altwalisische Gott der Schuhe, ihm einen Streich gespielt! Aber der Bruch mit der Vergangenheit mußte vollständig sein. Ins Grüne sollte er gehen, zu Fuß das zauberhafte Ahnenland in allen Richtungen durchwandern, Berge, Moore, Küsten und Täler erkunden. Für sein neues Potenzierverfahren würde er diese Instrumente ohnehin nicht mehr brauchen.

Einsicht wird erwandert

Dem, der wandert, bewegen sich nicht nur die abstrakten Gedanken im Gehirn, sondern Fleisch und Blut geraten in Bewegung, so daß die in den Organen abgelagerten, unbewußten

Weisheiten hochwallen und ins Bewußtsein steigen können. Ähnlich wie einst Beethoven im Wienerwald oder wie Mahatma Gandhi am Ufer des Indischen Ozeans, hat auch Bach sich seine Inspirationen erwandert. Er sah, daß die Natur selbst der Arzt ist und der Heiler nur ihr Vermittler. Dieser sollte sich hüten, sich an den Leiden seiner Mitmenschen zu bereichern. Große Heilkundige wie Paracelsus oder der astrologische Londoner Kräuterarzt Nicholas Culpeper (1616–1654), der seine Patienten ebenfalls mit einfachen einheimischen Kräutern kurierte, waren zum selben Schluß gekommen.
Beim Wandern wurde Bach immer klarer, welche Sorte von Pflanzen er suchte. Es sollten Pflanzen höherer Ordnung sein, keine primitiven, vom allgemeinen Urbild der Pflanze stark abweichenden Gewächse, keine Giftpflanzen, auch keine Nahrungspflanzen. Nur besonders vollkommene Blütenpflanzen, »deren Entwicklungsstand entsprechend hoch oder höher ist als der des durchschnittlichen Menschen«[31], haben die Kraft, unsere Schwingungen anzuheben und mit den geistigen Kräften, die Gemüt und Körper heilen, zu durchfluten. Giftpflanzen haben schon etwas Animalisches an sich, greifen zu grob in die leiblich-seelischen Zusammenhänge ein, machen geil, wirr, schläfrig oder taub, senken die Schwingungen des Körpers und machen ihn damit ungeeignet, vom geistigen Selbst bewohnt zu werden. Die niedrigen Pflanzen sind meist unvollständig, sie entsprechen nicht dem *ganzen* Menschen, weil sie das harmonische Urbild – die ›Urpflanze‹, wie Goethe sie nannte – nicht voll zum Ausdruck bringen. Die schmarotzende Mistel besteht zum Beispiel fast nur aus embryohaften Keimblättern; der Schachtelhalm ist eigentlich nur Stengel und hat auf Blatt und Blüte verzichtet; Farnkraut offenbart sich nur als Blatt; Hutpilze sind lediglich Wurzel mit fleischiger Blüte, ohne grüne Zwischenglieder; Spaltpilze oder Bakterien gleichen nur den Blütenpollen. Da sie alle jeweils Organe entbehren, sind sie oft gezwungen, sich als Schmarotzer mit anderen (geschwächten) Organismen zu labilen Ganzheiten zu verbinden. Mit solchen ›unvollständigen‹ Pflan-

zen läßt sich nicht der ganze Mensch behandeln: Nur das ganze Pflanzenwesen kann dem *ganzen* Menschen gerecht werden.
Bach wanderte und wanderte. Allmählich reift die neue Heilmethode: Aus frischen Blüten, nicht aus altem getrocknetem Kraut und Wurzeln sollten seine neuen Heilmittel hergestellt werden! In den Blüten ist ja die Samenanlage, ist die Erneuerungskraft der Pflanze konzentriert. Am besten eignen sich jene Blüten, die in der Sommermitte, um die Johannizeit blühen, denn dann hat die Sonne am meisten Kraft.
Die Sommersonnenwende war schon bei den alten Indogermanen, auch bei den Cymrern (Walisern) die Hauptzeit des Kräutersammelns. Dann pflückte man die Sträuße der sieben, neun oder neunundneunzig Heilkräuter, mit denen das Landvolk die Gesundheit in Haus und Stall schützte und böse Geister, also negative Seelenstimmungen, Hexen und Unwetter fernhielt.[32] Pflanzen »brauchen viel Sonne und wenig Mond«, lehrte Camille Mességué, der Kräuterkundige aus der Gascogne, seinen nun so berühmt gewordenen Sohn Maurice: »Niemals nach Vollmondnächten (sammeln), denn der Mond nimmt den Pflanzen jegliche Kraft… Kurz vor der Johannisnacht (ist es) am besten.«[33] Mit jedem Schritt, den er tat, kamen Bach ähnliche Einsichten. Aber nie glitt er ab in verträumte Schwärmerei; er verband die Eingebungen mit peinlich genauen Beobachtungen. Sorgfältig notierte er sämtliche botanischen Merkmale wie Farbe, Gestalt, Zahl der Blütenblätter und Staubfäden, die Besonderheiten der pflanzlichen Physiognomie. Aber auch die Umwelteinwirkungen, die Bodenqualität und den Standort ließ er nicht unbeachtet, denn diese beeinflussen die Ausstrahlung einer Pflanze ebenfalls erheblich. Aus ihrer unmittelbaren Umgebung – Boden, Luftqualität, Mikroklima, Höhenlage – zieht die Vegetation nämlich ihre aufbauenden Bildekräfte, ebenso wie sie ihre Wachstumsimpulse von Sonne, Mond und Sternen erhält.[34] Je länger Edward Bach die freie Natur durchstreifte, desto empfänglicher wurde er. Sein Bewußtsein erweiterte sich bis zur Hellsichtigkeit. Die eigenen Sinne, erkannte er, sind sensibler als die kompliziertesten Instru-

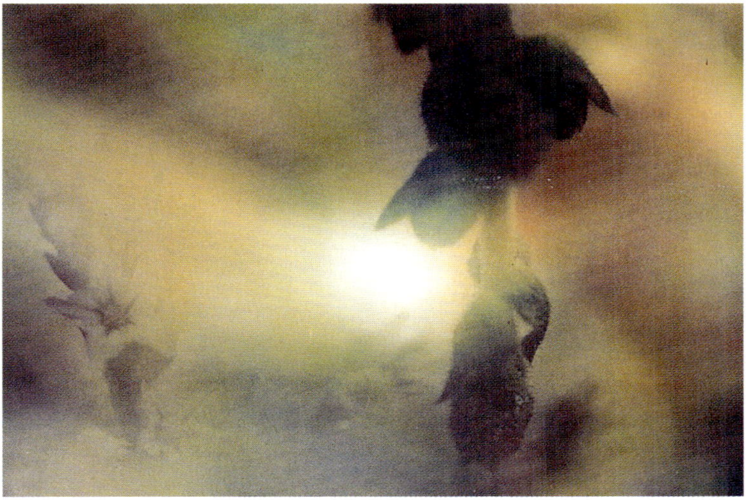

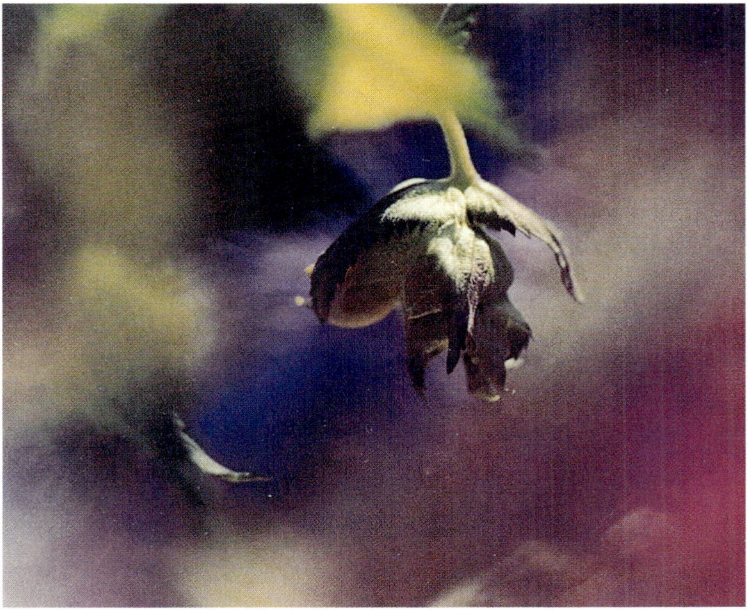

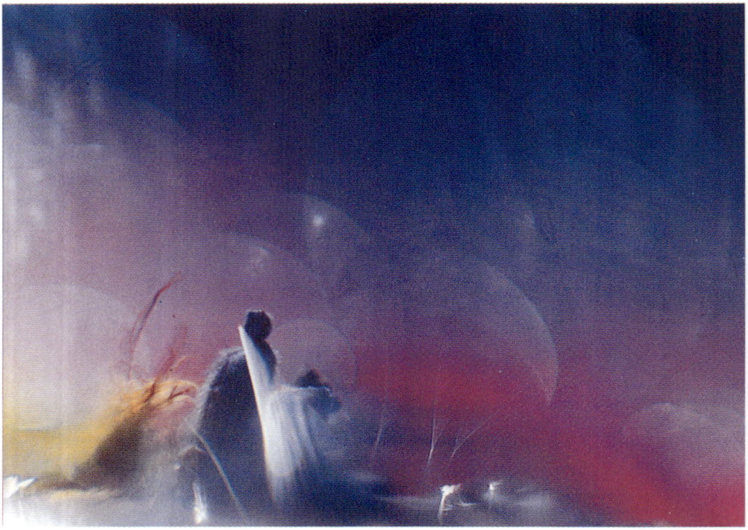

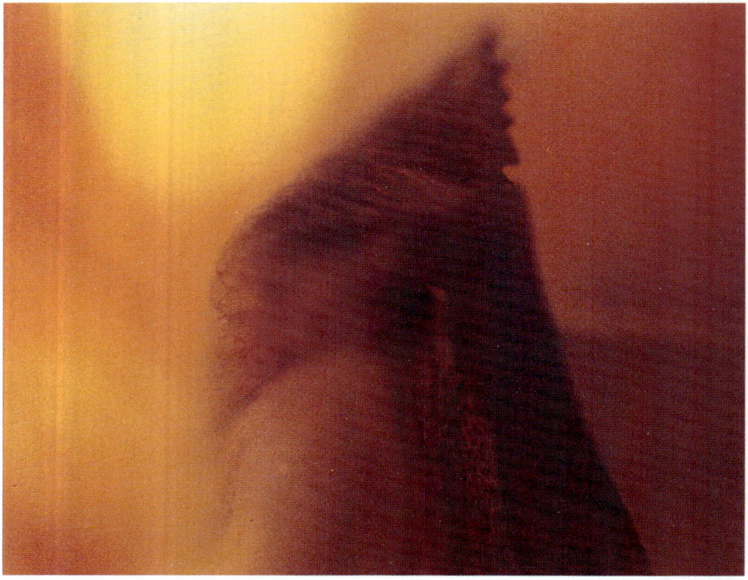

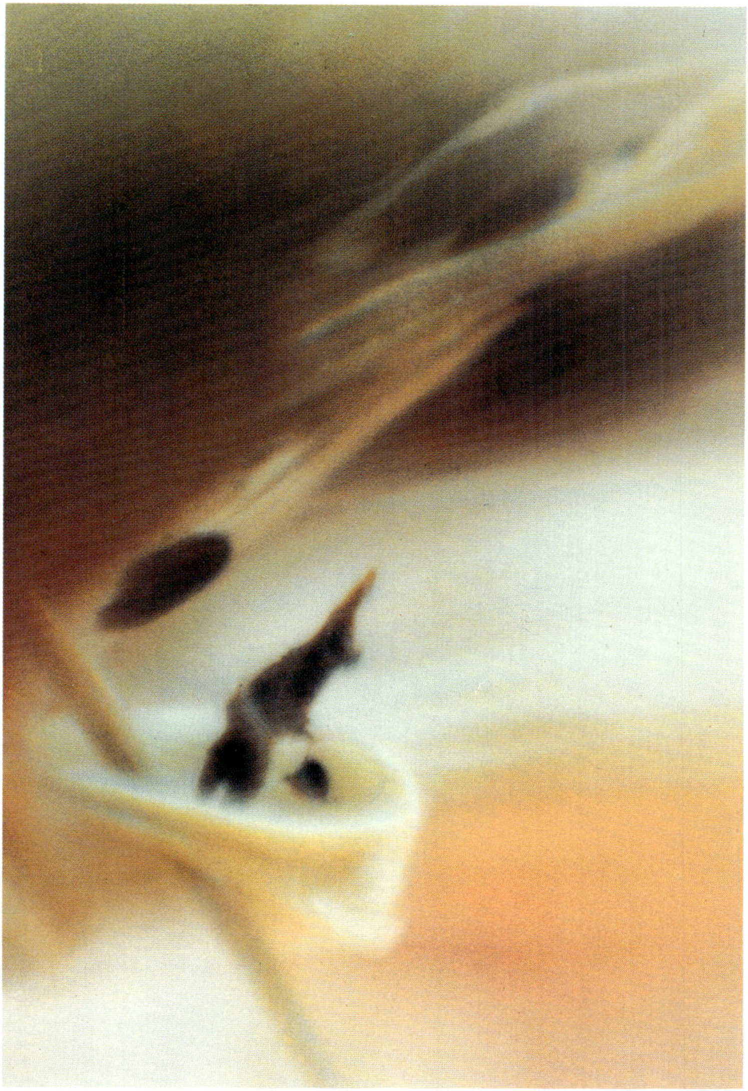

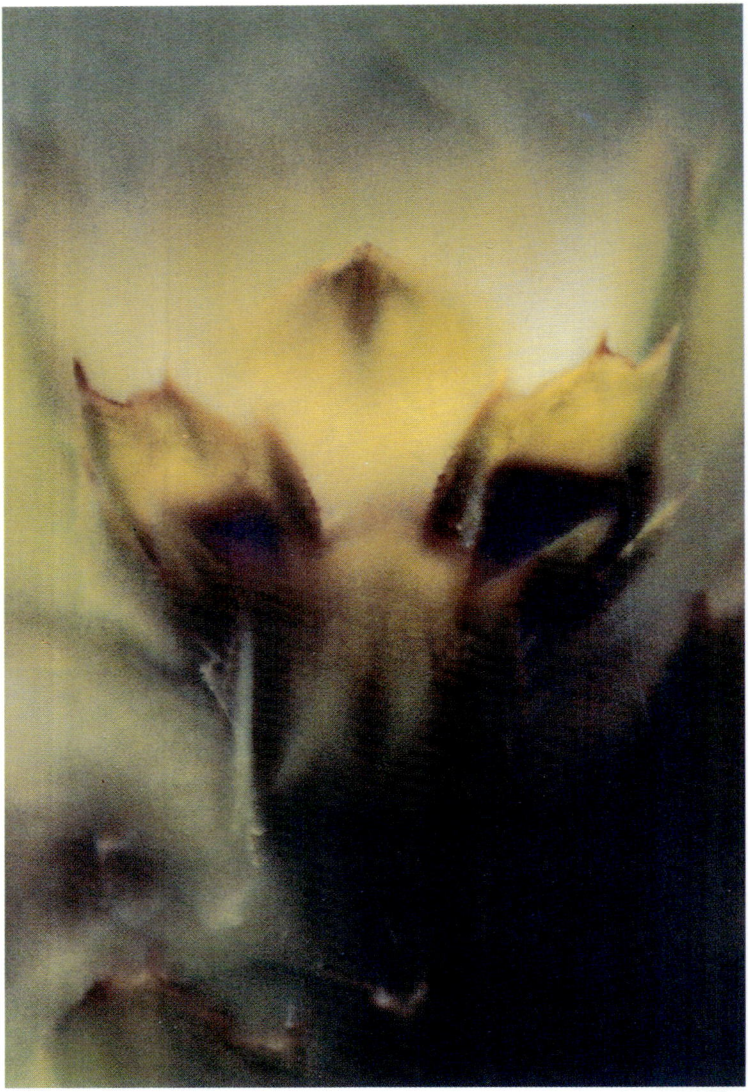

mente der Wissenschaft. Genauer als jeglicher Laborapparat kann der Leib die Ausstrahlungen der Pflanzen registrieren. Aber der Geist mußte klar wie ein Spiegel sein, um sich diese Fähigkeit bewußt zu machen. Verborgene Wünsche, negative Emotionen, Ressentiments und dergleichen würden den Spiegel, in dem die Pflanzen ihre Eigenschaften enthüllen, trüben.

Eine seltene Begabung: Pflanzenmedialität

Bach wurde so feinfühlig, daß er eine Pflanze nur in der Hand zu halten oder ein Blütenblatt auf die Zunge zu legen brauchte, und schon reagierten Geist und Körper. Manchmal empfand er die pflanzlichen Vibrationen als stärkend und belebend, zuweilen verursachten sie Schmerz, Brechreiz, Fieber, Ausschläge und dergleichen.[35] Ähnliche ungewöhnliche Fähigkeiten haben echte Schamanen und manche indische *Sadhus* (Heilige), die sich ganz Gott, dem höheren Selbst, ergeben und ihre egoistischen Neigungen abgelegt haben. Aber auch in Europa begegnet man gelegentlich außergewöhnlichen Individuen, deren verfeinerte Sinne sensibel auf pflanzliche Ausstrahlungen reagieren. Die Försterstochter Frederike Hauff (1801–1829), die ›Seherin von Prevorst‹, brauchte im tranceartigen Zustand nur eine Tollkirschwurzel in der Hand zu halten, und schon spürte sie Würgen und Schwindel, während sich die Pupillen erweiterten. Bilsenkrautblätter betäubten und lähmten sie, wenn sie diese nur berührte, und die Mohnkapsel ließ sie einschlafen. Die mondsüchtige Witwe Petersen – vom Magnetiseur Bende Bendson in den Schlaf/Wachzustand versetzt – fühlte die Pflanzenausstrahlungen, wenn man ihr Blätter auf die Brust legte, als Strömungen verschiedener Intensität in verschiedenen Leibesregionen und Organen. Kamille fühlte sie beispielsweise »als drei sehr warme, behagliche Strömungen, die in den Unterleib gehen, und zwei, die nach den Brüsten und von da aus in den Kopf und wieder von dort vereint den Rücken hinunter fließen«[36] Andere Sensitive nehmen die Pflanzenschwingungen als innere Bilder wahr, die in der Gestalt von Elfen oder Naturgeistern erscheinen. Wie diese Entitäten genau aussehen, variiert von Kultur zu Kultur, schließlich sind es die kulturgeprägten Imaginationen, die den energetischen Feldern Gestalt und persönliche Züge verleihen. Solche Wesenheiten sind dem Menschen oft freundlich gesinnt und tun ihm viele Geheimnisse kund. Viele pflanzliche Heilmittel wurden von solchen Wichteln oder Elfen einfachen, lauteren Menschen enthüllt.[37]

Aldous Huxley, dem unsere Zeit viele Impulse verdankt, bezeichnete das Gehirn als eine Art ›Reduktionsventil‹, welches einen großen Teil der vielen Millionen von Signalen pro Sekunde, die wir empfangen, ausschließt, und nur einige wenige zur gesellschaftlich akzeptierten ›Realität‹ passende, hineinläßt. Beim Sensitiven oder Hellseher gehen offenkundig mehr Signale ein. Daß in einer urbanen, technomanischen Zivilisation sensitive, naturoffene Menschen selten geworden sind, ist verständlich, bedenkt man den alltäglichen Streß, die Massenmedienberieselung oder die häufig einseitige Vermittlung von abstraktem, lebensfernem Lehrstoff in den Schulen. Auch Edward Bach mußte die Großstadthektik hinter sich lassen, um in der Stille seine Entdeckungen zu machen.

Nur bei den wenigen Naturvölkern, die in einigermaßen herkömmlicher Weise in einer relativ unverdorbenen Umwelt leben, tauchen noch neue Heilmittel auf. Schamanen erfahren bei ihren Ausflügen in die Geisterreiche oft auch völlig neue Anwendungen schon bekannter Heilpflanzen.[38] Die von den Pharmakonzernen ausgesandten Ethnobotaniker reißen sich um solche potentiell profitablen Heilmittel. Allerdings sind sie meistens enttäuscht, wenn diese Kräuter die chemische Analyse durchlaufen: in rund 80 % aller Fälle sind keine chemischen Wirkstoffe auffindbar. Bei den Naturvölkern werden diese Heilkräuter oft nicht einmal eingenommen, sondern als Amulett getragen. Der ›Ätherleib‹ dieser ›Primitiven‹ ist eben noch empfindsam genug, um auf die nicht-stofflichen Energieausstrahlungen zu reagieren.

Edward Bach erkannte, daß nur die schönsten, gesündesten Exemplare der jeweiligen Art für seine neuen Heilmittel in Frage kommen würden. Auch in dieser Hinsicht entdeckte er altes, verschüttetes Wissen wieder. Geschädigte, zu klein geratene, von Käfern und Schnecken durchlöcherte Pflanzen, auch solche von ungünstigen Standorten, haben einfach nicht die notwendige ätherische Kraft, negative Schwingungen im Menschen zu reharmonisieren. Das Urbild kann sich in solchen Exemplaren nicht recht manifestieren. Ebenso erklärte mir der Medizinmann Bill Tallbull, Erbe einer alten Heilertradition, man müsse beim Heilpflanzensuchen zuerst die Häuptlinge der Pflanzengattung, also die mit der stärksten Ausstrahlung, aufsuchen. Mit ihnen müsse man verhandeln und ihnen Tabak opfern. Erst dann könne man eine gute Medizin bereiten. Auch die Chinesen und Kräuterkenner wie Paracelsus sprachen von ›Edlen‹ und ›Gemeinen‹ unter den Pflanzen.

Die Sonnenpotenzierung

Eine wichtige Inspiration kam Bach an einem Maimorgen, als ihm frischer Tau die Schuhe durchnäßte. Die Sonne schien hell, und in den Blütenkelchen funkelten die Tröpfchen wie lauter Diamanten. Wäre er ein Buddhist gewesen, hätte er sicherlich das heilige Mantra *Om mani padme hum* (»O Tau in der Lotosblüte«) angestimmt. Es muß ein Zustand ähnlich dem *Satori,* einer plötzlichen Einsicht in verborgene Zusammenhänge, gewesen sein, der ihn begreifen ließ, daß sich die Tautropfen mit heilenden Energien aus den Blüten aufladen. Hier endlich war die einfachste, natürlichste Art und Weise der Potenzierung!
Er sammelte das Wasser in kleinen Fläschchen und erkannte dabei, daß die Tautropfen, die von Pflanzen aus dem vollen Sonnenlicht kamen, stärker vibrieren als diejenigen, die aus dem Schatten kamen. Es waren also die Sonnenstrahlen, die die Blütenkräfte auf das Wasser übertrugen. Da das Tausammeln viel

Mühe und Zeit kostete, versuchte er, den natürlichen Vorgang nachzuempfinden. Er füllte Glasschalen mit frischem Quellwasser, legte die frisch gepflückten Blüten hinein, so daß sie auf der Oberfläche schwammen, und stellte sie in die Sonne. Nach wenigen Stunden war das Wasser aufgeladen. Er hatte ein Verfahren gefunden, in das alle vier Elemente einbezogen waren: »Die Erde ist der Boden, der die Pflanze trägt und sie erhält; die Luft ist es, die sie nährt; die Sonne oder das Feuer befähigt sie, ihre Kraft zu übertragen, und das Wasser nimmt ihre wohltätigen Heilkräfte auf und speichert sie.«[39] So wird, mit einfachen Heilmitteln aus der ganzen Natur, der ganze Mensch behandelt. Das Sonnenfeuer, welches das Firmament erhellt, hat sein Gegenüber im menschlichen Wesenskern, im geistigen ›Ich‹. Die Winde, die über die Berge wehen, sind im Menschen das *Pneuma,* das *Prana,* welches die Seele (den Astralleib) bewegt. Wasser ist Träger des Lebens (Vitalität) in der äußeren Natur sowie im menschlichen ›Ätherleib‹, und die mineralischen Erdenstoffe geben dem physischen Leib des Menschen sowie dem Erdorganismus seine füllende Substanz. Mikrokosmos (Mensch) und Makrokosmos (Natur) spiegeln einander. Die Pflanzen – zur Hälfte der dunklen Erde, zur Hälfte der Sonne und den Sternen zugewandt – sind Mittler zwischen dem Mineralreich und dem Reich der Menschen und Tiere, zwischen Leib und Seele. Bach hatte herausgefunden, wie Pflanzen die Kräfte des Makrokosmos dem Mikrokosmos vermitteln.
In einem walisischen Fischerdorf rastete er und brachte seine neuen Einsichten zu Papier. Das Werk *Heile Dich selbst*[40] ist nicht Produkt einer muffigen Studierstube, sondern wurde auf einer Wiese oder am Strand nach dem Bad im Meer niedergeschrieben. Einfach und schlicht ist das Buch, wie seine neuentdeckten Mittel. Bach spricht nicht mit den trockenen Worten eines Schulmediziners, sondern in der Sprache des Mystikers. Er schreibt, der Geist, das höhere Selbst, baue seinen materiellen Körper als Instrument. Folglich sind geistig-seelische Verstimmungen wie Sorgen, Angst, Haß, Lustlosigkeit oder Unentschie-

denheit die Ursachen körperlicher Leiden, nicht etwa Bakterien oder Darmgifte. Seelische Mißstimmungen und die so entstehenden gesundheitlichen Leiden sind die Folge davon, daß die Verbindung zum höheren Selbst gestört ist. Heilpflanzen mit besonders hohen Vibrationen wirken hier als Vermittler. Sie vermögen die seelischen Schwingungen wieder zu intensivieren, damit der irdische Mensch wieder in Kontakt mit seinem höheren Selbst treten kann.

Während sich seine Einsichten vertieften, mutmaßte Bach, daß es womöglich zwölf, nicht nur sieben Grundstimmungen der Seele geben müsse. Zwölf ist eine vollkommene Zahl: Zwölf Urbilder enthält der Tierkreis als Träger archetypischer Kräfte, die sich auf Erden manifestieren; zwölf Jünger, die sämtliche Persönlichkeitstypen repräsentieren, hatte der Heiland. Gegen Jahresende hatte Bach schon neun der zwölf gesuchten Pflanzen gefunden und in Cromer, wo er Patienten behandelte, ermutigende Erfolge damit erzielt.

6. Keltisches Vermächtnis

Was ist das Besondere an Wales? Warum bekam Bach gerade in diesem sagenumwobenen Land grundlegende Anstöße für seine Heilmethode? Wir werden etwas weiter ausholen müssen, um diese Frage zu beantworten. Nirgendwo – abgesehen vom benachbarten Irland – hat sich die alte keltische Kultur derart weit entwickeln und entfalten können. Eine reiche Überlieferung weist dort auf kulturelle Wurzeln zurück, die zum Teil auch unsere Wurzeln sind.

Als die indogermanischen Kelten vor dreieinhalb Tausend Jahren mit Roß und Wagen auf der europäischen Halbinsel erschienen, überlagerten sie die brandrodenden, mutterrechtlich orientierten Megalithbauern und schufen in der Synthese eine naturverbundene, pan-europäische, bäuerliche Kultur, die das ländliche Leben in vielen Teilen Europas noch immer prägt.[41] Das heute noch vielerorts lebendige Brauchtum, wie das Osterwasserholen und Wünschelrutengehen, die Bauernregeln, -rätsel und -tänze (die den Sternenreigen nachempfinden), sowie Glaubensvorstellungen bezüglich der Erdstrahlen und der Naturgeister sind größtenteils keltischen Ursprungs.[42] Das Pflücken der Heilkräuter an besonderen Tagen und bei bestimmten Konstellationen, das Weihen eines blühenden Kräuterbündels im August und die Überzeugung, daß die Heilpflanzen an natürlichen Standorten oder gar an besonderen Orten der Kraft gesammelt werden sollen, all dies war Bestandteil des keltischen Kräuterwissens. Erst durch die christlichen Mönche erscheint der *Hortulus,* der klösterliche Kräutergarten, in dem die Kräuter in Beete gepflanzt werden. Auch die Vorstellung, daß jede Krankheit auch eine Krankheit der Seele ist, ist Grundbestandteil keltischen Denkens. Neben den Kräutern galten vor allem die beiden Urelemente, *Feuer* (Sonne) und *Wasser,* als heilend.[43] Diese Elemente wirken nach dem homöopathischen Prinzip »Behandle Gleiches mit Gleichem«, denn was ist der lebende Mensch, wenn nicht durchfeuertes Wasser? So wird verständlich, warum vor allem heiße Quellen als heilkräftig galten.

Die magische Schwelle zur Anderswelt

Brunnen, Quellen, See- und Flußufer empfand man als Schwellen, an denen sich zwei Reiche begegnen, das feuchte, unterirdische Reich, der fruchtbare Schoß der Erdgöttin und das lichte Reich des Himmelsgottes. An solchen Übergängen sind außergewöhnliche Kräfte zu spüren; Nymphen, Elfen und Nixen können sich hier offenbaren, und der Mensch, wenn er lange und innig auf die Wasserfläche blickt, kann Verbindung mit der ›Anderswelt‹ aufnehmen. Solche Orte stellen Brüche im Kontinuum der alltäglichen Wirklichkeit dar, denn sie sind ›weder dies noch das‹[44], wie die Schwäne, die an solchen Orten leben, die weder Vogel noch Schlange sind und deren Gefieder weiß und glänzend ist, wie die Leinengewänder der hellsehenden Druiden.
In diesem Zusammenhang wird auch klar, warum die Kelten die Mistel verehrten. Auch sie ist ›weder dies noch das‹, weder Baum noch Kraut, sondern ein Zwischenwesen, welches wurzellos im Zwischenbereich zwischen Himmel und Erde lebt. Unter dem Mistelzweig entfielen sämtliche Konventionen, und man konnte sich jede Freiheit nehmen. Noch heute darf man zur Weihnachtszeit jeden küssen, den man unter der Mistel trifft. Bei den Kelten galten die Pflanzen als Mittler zwischen Erde und Sonne (Wasser und Feuer) und deshalb als heilig. Insbesondere die Blüten galten als zauberkräftig, da sie Bindeglieder zwischen dem beseelten Tierreich, den Bienen und Schmetterlingen, und dem grünen Reich der Vegetation sind, da sie zwischen Verfall (Welken) und neuem Leben (Samen) vermitteln. In den taubenetzten Blütenkelchen konnten diejenigen, die mit dem ›zweiten Gesicht‹ begabt sind, winzige Elfen sitzen sehen. Mit Blumen

konnte man Menschen bezaubern, die Toten beschwichtigen und die Liebe einer Jungfrau gewinnen. Unsere heutige Blütensymbolik geht größtenteils auf die Kelten zurück.
Auch im Fluß der Zeit zeigen sich wiederkehrende Unterbrechungen, Übergänge, in denen für kurze Augenblicke die festen Gesetzmäßigkeiten ins Wanken geraten, wo alles magisch und wandelbar wird. Im Tageskreis sind es vor allem Morgen- und Abenddämmerung, Sonnenaufgang und Sonnenuntergang, die diese Qualität haben. Der kühle Tau, der dabei wie aus dem Nichts entsteht, ist besonders heilig und deswegen auch heilend. Auch er ist ›weder dies noch das‹, weder Bodenwasser noch Regen. Auch in den ›Geisterstunden‹, um Mitternacht und zu Mittag, kann das Außergewöhnliche, das Jenseitige ebenfalls im normalen Alltag hereinbrechen.

Die vier Kardinalzeiten

Stark magischen Charakter haben die vier Kardinalzeiten des Jahres, die Sonnenwenden und die Tagundnachtgleichen. Aber noch stärker sind jene vier Zeiten, die jeweils genau in der Mitte zwischen diesen Punkten liegen: Anfang Februar, Anfang Mai, Anfang August und Anfang November.
Als ›Morgen- und Abenddämmerung‹ des Jahres galten die Feste *Beltaine* am ersten Mai (oder am Maivollmond) und *Samain* am ersten November (oder Novembervollmond). Zum Maienfest, wenn sich die Natur erneuert und die Naturgeister im wilden Wonnerausch dem Schoß der Erde entströmen, dann werden auch die Menschen und Tiere von Jubel und Freude mitgerissen.
Das entgegengesetzte Fest im großen Jahresrad ist das Totenfest *Samain*. Die dunkle Jahreshälfte beginnt, der dunkle Gott tritt seine Herrschaft an. Die Natur hüllt sich trauernd in kalte, graue Nebelschleier. Wehklagend ziehen nun die grauen Gänse südwärts, den verderblichen Frost fliehend. Die Schatten der Ver-

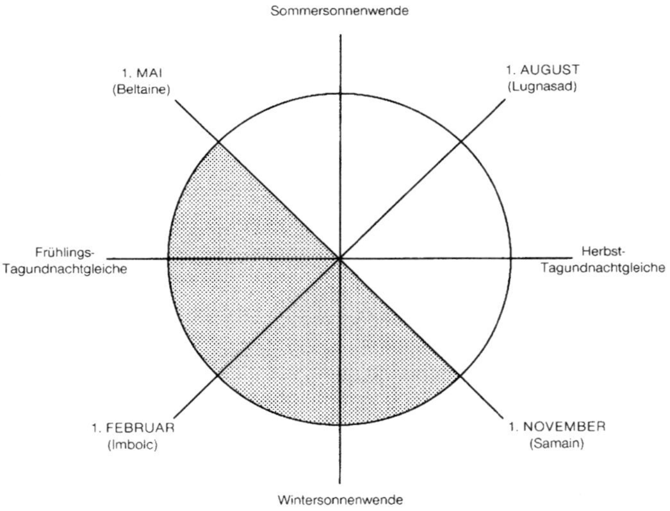

Das achtspeichige keltische Jahresrad

storbenen huschen vorbei, rütteln an Fensterläden, klopfen an Türen und bitten um Essen.[45] Nach dem *Samain*-Fest durfte nichts mehr geerntet werden, weder Kräuter noch Nahrungspflanzen. Das letzte Kräutlein, das gepflückt wurde, ist der bittere Beifuß, um die heilige Gans, die man zu dieser Zeit schlachtete, damit einzureiben. Diese beiden großen keltischen Feste galten der Kirche als anrüchige Hexenfeste. Bald jedoch fanden sie erneut Ausdruck im Erleuchtungsfest Pfingsten und im Allerheiligen- und Allerseelenfest.

Dem Totenfest folgte die Wintersonnenwende, die Weihenächte, in denen, in dunklen Tiefen, jenseits aller Erscheinungen, das neue Licht gezeugt wird. Inmitten dieser heiligen Zeit und dem

Frühlingspunkt, im Februar, lag das Fest der dreifachen Brigit. Es heißt, daß die weiße, schwanenreitende Lichtgöttin die Menschen mit Heilkunde, Dichtkunst und Schmiedekunst (Zauberei) begabt hat. Ihr Fest wurde zu Maria Lichtmeß umgestaltet, und noch immer klopfen die Bauern an diesem Tag an die Bienenkörbe, rütteln die Obstbäume wach, schauen, ob der Dachs einen Schatten wirft (in welchem Fall der Winter noch lange dauern wird), und lassen die Kerzen und Lichter segnen.

Lugnasad, das Erntefest im August, liegt im Jahresrad Lichtmeß direkt gegenüber. Es war dem grünen Junker, dem geschickten, feurigen Lug (walisisch *Llew*) geweiht. Auf den Höhen loderten die Augustfeuer, und an den Kultstätten wurden die Heilkräuter gesegnet, ein Brauch, der als Maria Würzweih in katholischen Gegenden erhalten blieb. Zur Reife gelangt, zieht sich die Göttin der Vegetation nun aus der Welt zurück. Während Obst und Nüsse reifen und die Wiesen und Felder mit einem bräunlichen Schimmer überzogen werden, macht die Holde, die als Lichtjungfrau erschien und als Blumenbraut die Sonne freite, sich auf den Weg zu ihrem schwarzen Buhlen in der Unterwelt, wo sie die Samen und die Totenseelen hüten wird.

Wenn wir die Seelenpflanzen, die Bach entdeckte, näher betrachten, werden wir sehen, wie wichtig diese mythologische Zeiteinteilung ist.

Wales – Schatzkammer ureuropäischer Naturweisheit

Römische Legionen unterjochten die Kelten. Der raufende, saufende, todesverachtende keltische Adel und die weisen Druiden, welche die Stämme führten, wichen römischer Staatsmacht und römischen Institutionen. Die keltische Sprache ging verloren, die alten Naturgötter und Opferfeste wurden vergessen. Auf den Kultstätten und an den heiligen Quellen baute die römische Kirche ihre Kapellen. Auf den Britischen Inseln hielt sich die kelti-

sche Kultur länger, wurde aber von den im 5. Jahrhundert einrückenden Sachsen und Angeln arg bedrängt. Nur auf der Insel Irland und im unwegsamen Wales blieb diese Kultur intakt. In Irland erstarrte sie in rigidem Konservatismus, aber in Wales trieb sie frische, vitale Triebe und blühte erneut. Dort entstanden die Balladen des großen Barden *Taliesin* (6. Jh.).
Auch der Sagenkreis um König Arthur und seine Tafelrunde, der bis heute lebendig geblieben ist, hat seinen Ursprung in Wales.[46] Der Zauberer *Myrddin* (Merlin), Sohn einer Jungfrau und eines Waldgeistes, hält sich der Sage nach hier in den bewaldeten Bergen auf, hütet die heiligen Quellen und kommuniziert mit den Tieren und Pflanzen. Er weiß, nur diese Geschöpfe können uns die Weisheit lehren. Der bärtige Seher ist die Verkörperung des alten Naturgottes *Cernunnos*. Seine Gefährten sind ein Hirsch und ein alter Wolf oder ein schwarzer Hund; seine Nahrung besteht aus Wurzeln, Gräsern, wilden Früchten und Beeren. *Myrddin* repräsentiert den druidisch-keltischen Geist, der in der Wildnis von Wales noch weiterhin fortbesteht.[47] Taliesin, der größte walisische Barde, der gelegentlich mit Myrddin verwechselt wird, prophezeite im 6. Jahrhundert folgendes:

Dann werden die Briten (Kelten)
Wie Gefangene sein
Beherrscht von Fremden aus Sachsen.
Ihren Herrn werden sie lobpreisen,
Ihre Sprache sprechen
Und das Land werden sie verlieren
Bis auf das wilde Wales! [48]

Wie vorhergesagt, verloren die Waliser ihre Unabhängigkeit an die Engländer, aber erst im 13. Jahrhundert. Dennoch hielten sie an ihrer Sprache, ihrem Schatz an Sagen, Balladen und Märchen, an ihrer kulturellen Identität fest. Auch ihr Christentum war – im Gegensatz zu anderen Ländern – keine fremde Überlagerung, sondern eine Weiterentwicklung und ein Zusammenwachsen mit druidisch-keltischen Vorstellungen. In diese stolze Tradition wurde auch Edward Bach hineingeboren. Nora Weeks, seine Biographin, schreibt dazu:

»Mit besonderem Interesse verfolgte er alles, was er über Wales, das geheimnisvolle Land seiner Väter, in Erfahrung bringen konnte. Seine eigene Familie war, wie schon der Name Bach vermuten läßt, viele Jahre zuvor aus jenem Land nach England gekommen. Und das gefühlsbetonte, idealistische Wesen des Jungen, seine Schönheitsliebe und seine äußerst einnehmende Stimme, dies alles wies ihn als einen echten Sohn jenes mystischen Landes aus.« [49]

Schon als Schüler hatte er einen Lehrer zum guten Freund, der ebenfalls leidenschaftlicher Waliser war. Sicherlich hatte er schon als Kind den alten Märchen und Legenden gelauscht, in denen viele der Motive vorkommen, die wir in den Mittelbildern der Bach-Blüten wiedererkennen. Solche Überlieferungen sind ja nicht bloß ausgedachte Geschichten oder Fantasien eines Romanciers, sie enthalten vielmehr die gesammelte Weisheit eines Volkes. Damit sind sie verschlüsselte Wegweiser in die Gründe der kollektiven Seele und in die inneren Geheimnisse der Natur. Sicherlich schöpfte Bach bewußt oder unbewußt aus dieser keltischen Überlieferung, in der die heilende Kraft des Wassers, des Taus, der Sonne, des Feuers und der Pflanzen immer wieder betont wird. Bestimmt hatte er von dem altirischen Heilgott *Dian-Cecht* gehört, der einen Gesundheitsbrunnen schuf, indem er alle im Lande wachsenden Heilpflanzen in eine Quelle warf. Dieser Heilkessel konnte jeden Schaden beheben – außer abgeschlagene Köpfe wieder anwachsen zu lassen. Zweifellos kannte Bach die walisische Legende von der schönen Jungfrau *Blodeuwedd,* die der Magier *Gwydion* aus den Blüten und Blütenknospen der Eiche, des gelben Ginsters, des Mädesüß und vielen anderen Blüten schuf.[50] Die Blumenfrau wurde dem Helden *Llew Llaw Gyffes* zum Weib gegeben. Ihm fehlte eine weibliche Gefährtin,

denn seine Mutter hatte ihn verflucht, er solle niemals eine Frau haben »von jener Art, wie sie jetzt die Erde bevölkert«.
Wer sich tiefer mit der Märchenkunde befaßt, wird bald erkennen, daß der männliche Held im allgemeinen das menschliche Ich und die Frau die menschliche Seele darstellt. Fehlt der menschlichen Seele etwas – so kann man die Botschaft lesen –, dann kann dies durch Seelenhaftes aus der großen Natur ersetzt werden. In der Blütenwelt offenbart sich die Naturseele in Reinheit und Unschuld. *Blodeuwedd* machte den Helden glücklich, dennoch blieb sie ihm nicht lange treu – Blüten welken eben schnell dahin!
Jeder echte Waliser kennt das alt-walisische Epos ›Die Schlacht der Bäume und Sträucher‹ (*Cad Goddeu*) des Barden Taliesin. In dem langen Gedicht bewahrt *Gwydion,* der Magier, der die Blütenfrau erschaffen hatte, die Briten vor einer fürchterlichen Niederlage, indem er sie in Bäume und Sträucher verwandelt. Er überträgt auf sie also die Kraft dieser mächtigen Gewächse. Auch Edward Bach hatte persönliche Erfahrung mit dieser Kraft: immer wenn ihn Londons Hektik zu erdrücken drohte, suchte er Zuflucht in den Parks und regenerierte, unter großen Bäumen ruhend, seine Kräfte.

Der Weg des Gwion Bach durch die vier Elemente

Im *Cad Goddeu* singt der Dichter Taliesin:

> Ich war in vielen Gestalten,
> Bevor ich die passende Form fand...
> Nicht von Mutter noch Vater
> War, als ich gemacht,
> Mein Blut oder Körper;
> Aus neun Arten von Eigenschaften,

Aus Früchten von Obstbäumen,
Aus Obstbäumen hat Gott mich geschaffen,
Aus der Blüte der Bergprimel,
Aus den Knospen der Bäume und Büsche,
Aus der Erde von irdischer Art.
Als ich gemacht ward
Aus den Blüten der Nessel,
Aus dem Wasser der neunten Welle …

Irgendwann in unserer Evolution, im ewigen Kreislauf der Elemente, waren wir Teil eines jeden Wesens. In jeder Form haben wir den Makrokosmos durchwandert. Taliesin ist weise, weil er sich dessen erinnert. Daher kennt er die Geheimnisse der Natur. Spätere walisische Sagen, die sich um die Gestalt Taliesins ranken, erzählen folgende Geschichte von seiner wundersamen Entstehung.[51]

Mitten in einem See wohnte ein Edelmann mit seiner Frau Keridwen (eine Abwandlung der alten walisischen Naturgöttin *Cerridwen*). Sie gebar zwei Kinder, das schönste Mädchen der Welt und den häßlichsten Knaben. Da sie eine große Zauberin war, wußte sie, was zu tun sei, damit der Sohn, trotz seiner Häßlichkeit, gesellschaftliche Anerkennung finden könne. Er sollte weiser werden als alle anderen und als Barde die Menschen bezaubern. Zu diesem Zweck ließ sie einen ›Kessel der Inspiration‹ schmieden und mit klarem Quellwasser, Blumen und Zauberkräutern füllen, ein Jahr und einen Tag sollte er ununterbrochen kochen (Feuer und Wasser!). Täglich den genauen Stand der Planeten und Sterne beachtend, sammelte Keridwen blühende Kräuter und warf sie Zaubersprüche murmelnd in das Gebräu. Ein alter Druide mußte das Feuer schüren, und ein Junge namens Gwion *Bach* wurde zum Rühren angestellt. Eines Tages fielen dem kleinen Gwion beim Rühren drei Tropfen auf die Hand. Als er sie ableckte, konnte er plötzlich in die Zukunft schauen. Da sah er, daß die Frau ihn zu töten beabsichtigte, sobald die Arbeit fertig war. Entsetzt floh er, und der Kessel zerbarst. Außer sich vor Wut, in der Gestalt einer kreischenden schwarzen Hexe, verfolgte Keridwen den Jungen. Kraft der drei Tropfen verwandelte sich Gwion Bach in einen flinken Hasen; sie aber verwandelte sich sofort in einen Windhund. Da sprang er ins Wasser und wurde zum Fisch; sie nahm die Gestalt eines Otters an. Nun schwang sich der Verfolgte als Vogel in die Lüfte; sie merkte es und wurde zum Falken. Da ließ er sich als winziges Getreidekorn auf eine offene Dreschtenne fallen. Sie aber nahm die Gestalt einer Henne mit feuerrotem Kamm an und kratzte so lange in der Spreu, bis sie das Korn fand und es aufpickte. Dadurch wurde die Zauberfrau schwanger und gebar nach neun Monaten ein hübsches, strahlendes Kindlein. Da sie es nicht übers Herz brachte, es sofort zu töten, steckte sie das Kind in einen Ledersack und warf es ins Meer. Gwion trieb fort. Am nächsten Tag, dem 1. Mai (!), fischte ihn ein Angler, der sonst nie Glück hatte, aus dem Wasser. Es war Prinz Elphin, der durch Verrat sein Königreich verloren hatte. Der Knabe wurde *Taliesin,* ›leuchtendes Antlitz‹, getauft. Er entpuppte sich als begnadeter Prophet und Magier und setzte auch sofort seine Fähigkeiten ein, um seinem Retter dabei zu helfen, dessen verlorenes Königreich wiederzugewinnen.

In der Geschichte wurde Gwion Bachs wunderbare Verwandlung durch die drei Tröpfchen – eine wahrlich homöopathische Dosis – aus dem kochenden Kessel der Inspiration bewirkt. Diese Tropfen gaben den Anstoß, der seine Seele durch die vier Elemente führte, als Hase über die Erde, als Fisch durchs Wasser, als Vogel durch die Luft und als Saatkorn durchs Feuer (die rote Henne). Er wurde verschluckt und gelangte in die dunkle Tiefe, zu jenem Ort, der Vernichtung, aber auch Verwandlung und höheres Leben bedeutet.

Der Kessel der Blütengöttin – der Heilige Gral

Das Motiv des erhitzten Kessels voller Blüten und Kräuter aus der Geschichte des Gwion Bach erinnert an die sonnendurchwärmten Blütenschüsseln des Edward Bach. Auch hier wird mit einer unwahrscheinlich geringen Dosis eine Reaktion ausgelöst und auf seelischer Ebene ein Signal gesetzt, welches den Weg zu einer höheren Seinsebene öffnet.

Der wunderbare Kessel ist natürlich ein pan-keltisches Motiv, das seine Wurzeln in den paleolithischen Schamanenkochtöpfen hat. Der Kessel, der die Kraft hat, den Gestorbenen immer wieder neues Leben zu schenken und sie von den Wunden des Daseins zu heilen, gehört dem Herrn der Seelen oder der großen Göttin. Nach der Christianisierung wird das Gefäß zum Heiligen Gral, »der so hell leuchtet, daß die Kerzen dagegen verblassen, wie die Sterne, wenn die Sonne aufgeht«.[52]

Zum heiligen Wassergefäß der Kelten gesellte sich die heilige Lanze, der Lichtspeer des Sonnengottes (*Bel* oder *Lug*). Diese Lanze ist es, die im Mai die Blütenkelche mit kosmischer Liebeskraft sanft berührt und öffnet. Im Hochsommer (*Lugnasad*) wird diese Sonnenstrahlenkraft feurig und läßt Körner und Früchte reifen. Wenn diese lautere, zarte Kraft, die unsichtbar ätherisch auch in den Menschenseelen und -leibern wirkt, von Begierden und niederen Trieben wie Haß, Neid, Furcht, Selbstsucht pervertiert wird, dann verwandelt sie sich in eine verletzende Kraft, in die ›blutende Lanze‹ der Gralsdichtung. Dann wird das Land (Sinnbild der Seele) wüst und unfruchtbar, und der Gralskönig (das menschliche Ich) leidend und lebensmüde. In der spätkeltischen Sage sind es die Gralsritter – die Helden, die an der Tafelrunde des König Arthur teilhaben –, welche die ganze Welt durchsuchen, um ein Heilkraut gegen das Unheil zu finden. Viele erliegen den betörenden Blumenmädchen des bösen, egoistischen Zauberers, dessen Trugbilder und Täuschungen die Welt befangen. Erst Parzival, der schwergeprüfte ›reine Tor‹, entreißt dem Bösewicht die Lanze und bringt sie zur Gralsburg (Körper) zurück. Nun sind Gral (Wasser) und Speer (Feuer) harmonisch wieder vereint. Nun können Heil, Gesundheit und segensreiche Fruchtbarkeit das verwüstete Land erneut begrünen; nun können die Engel wieder vom Himmel herabsteigen – die Verbindung zum höheren Selbst ist wieder hergestellt.[53] Zu Karfreitag und Ostern wirkt die Gralskraft am stärksten; göttliche Inspirationen durchweben die äußere und innere Natur, den Makrokosmos und Mikrokosmos.

Parzival, der ›durch Mitleid sehend gewordene‹ Held, wird zum neuen Gralskönig. Der Gralskönig ist zugleich der ›Fischerkönig‹. Täglich fischt er im dunklen See, der die Gralsburg umgibt. Im Fischer erkennen wir das Sinnbild eines Meditierenden, der am Ufer der materiellen Welt in die lebendig bewegten, flutenden Abgründe des Äthermeeres schaut. In den Märchen, die häufig keltischen Ursprungs sind, angelt der Fischer oft einen goldenen Fisch; er holt das Sonnengold aus den Tiefen, das Weisheitsgold, und vergegenwärtigt das goldene Zeitalter erneut.[54] Es ist kein Zufall, daß Christus – der in den keltischen Ländern an die Stelle des Sonnengottes rückt – lauter Fischer als Jünger hat. Nachdem er in Wales aus dem Weisheitskessel getrunken hatte, zog Edward Bach in das kleine Fischerdorf Cromer in Norfolk. Viele Stunden verbrachte er am Meer. Gerne schaute er den Fischern zu. Auch sie, erkannte er, haben einen sechsten Sinn, »ein untrügliches Gespür, wann sie ihre Leinen und Netze auswerfen und ihre Krabbenkörbe zu Wasser lassen mußten«.[55] Auch sie leben durch die Intuition; mit sicherem Gespür fahren sie ins endlose Meer, dorthin, wo die größten Schwärme anzutreffen sind. Bachs Sensitivität hatte sich inzwischen so weit entwickelt, daß er Stürme und Unwetter vorhersagen konnte. Er fühlte, wenn ein Schiff weit draußen auf der See in Not war, und rief die Rettung, ehe jemand anderes davon erfahren hatte. Auch er war ein Fischer, jedoch einer, der im seelisch-ätherischen Meer fischte, denn nun hatte er nicht nur Zugang zu den Tiefen der äußeren Natur, sondern ebenso zur inneren Natur seiner selbst und anderer Menschen.

Die ersten walisischen Herbalists

Eine weitere walisische Sage soll uns hier beschäftigen, und zwar die vom Ursprung der walisischen Kräuterärzte, der *Meddygion Myddfai,* die sich selber als Nachfahren der Druiden bezeichnen und ausgezeichnete Naturkenner sind.[56]
In der Nähe des Sees Llin-y-Fan-fach in Südwales lebte einst eine Witwe mit ihrem einzigen Sohn Gwyn. Oft hütete er seine Rinder an dessen Ufer. Eines Tages tauchte eine wunderschöne Jungfrau aus dem Wasser auf. Er verliebte sich augenblicklich in sie. Als er ihr aber Brot und Käse anbot, verschwand sie wieder im See. Vielleicht mag sie rohen Teig, dachte er und hoffte, ihr am nächsten Tag wieder zu begegnen. Sie erschien, aber auch rohen Teig mochte sie nicht. Da riet ihm seine Mutter, er solle doch Brot mitnehmen, das ›weder roh noch gebacken‹ ist, denn das mögen die Elfenwesen, denen man an jenen Orten begegnet, die weder feste Erde noch Wasser sind. Das halbbackene Brot nahm die Seejungfrau an; sie müsse aber erst ihren Vater fragen, wenn Gwyn sie heiraten wolle. Am nächsten Morgen wartete er voller Ungeduld am Ufer. Da tauchte der alte Seekönig mit seiner Tochter und ihrer Zwillingsschwester auf. »Wenn du sie unterscheiden kannst«, sagte der Vater, »darfst du sie heiraten, aber das nur unter der Bedingung, daß du sie weder schlägst noch tadelst. Tust du das dreimal, und sei es auch aus Versehen, dann muß sie die Menschenwelt wieder verlassen!« Gwyn, der sich in den Tagen zuvor an ihrer Schönheit nicht hatte sattsehen können, war verblüfft. Doch dann entdeckte er, daß bei der einen Schwester das Schuhband anders gebunden war, als er es zuvor gesehen hatte, und so fand er die Richtige. Der Elfenkönig segnete die Verbindung und gab ihnen so viele Kühe als Mitgift, wie der junge Mann in einem Atemzug aufzählen konnte.
Die Jahre verliefen glücklich. Drei Söhne wurden geboren. Gwyn machte sich keine Gedanken wegen der Bedingung, denn nie würde er seine Frau tadeln oder gar schlagen. Und dennoch, unwillkürlich geschah das Unmögliche. Als sie eines Tages zu

einer Taufe geladen waren, weigerte sie sich, ihr Pferd zu satteln. Der Mann, der vergessen hatte, daß Elfen einer anderen Welt angehören und das Weihwasser der Priester scheuen [57], tadelte sie. Ein anderes Mal stieß er sie mit dem Ellbogen, als sie bei einer Hochzeit laut schluchzte. Es war ihm peinlich den anderen Bauern gegenüber. Ein drittes Mal stieß er sie leicht mit dem Fuß, als sie während einer Beerdigung lauthals lachte. Da hielt sie inne, wurde ganz traurig und sagte: »Liebster, nun muß ich gehen!« Sie rief alle Tiere, die sie als Mitgift mitgebracht hatte; sogar das Kälbchen, das schon am Metzgerhaken baumelte, wurde wieder lebendig und folgte ihr. Sie rief noch einmal ihre Söhne zu sich, segnete sie und unterwies sie in den Geheimnissen der Heilkräuter, den günstigen Sammelzeiten und Zubereitungsarten; sie gab jedem ein Kräuterbündel, damit sie alle Leiden und Gebrechen zu heilen vermochten. Dann war sie verschwunden. Ihre Söhne wurden die ersten *Myddfai*-Ärzte, jene *herbalists,* die noch immer die Achtung der walisischen Landbevölkerung genießen.

Die Geschichte ist interessant, denn sie zeigt uns, daß das Wissen um die Heilpflanzen und die Fähigkeit zu heilen nicht durch eifriges Studieren pflanzenkundlicher Abhandlungen und wissenschaftliche Experimente errungen werden können, sondern als *Gabe* offenbart werden, als Ergebnis einer zwanglosen Liebe, an der Nahtstelle zwischen der sinnlichen und der übersinnlichen Welt. In der Geschichte wird deutlich, daß es sich um ein sanftes, feminines Wissen handelt, das jedoch ganz genaues Beobachten voraussetzt. Der Auserwählte muß die wahre Geliebte von ihrem scheinbaren Ebenbild, der Zwillingsschwester, zu unterscheiden wissen.

In der Elfenwelt, also im Bereich der ätherischen Kräfte, verläuft alles umgekehrt wie in der Welt der Sterblichen; die Elfenfrau lacht bei Begräbnissen und weint bei Hochzeiten. Herrscht in der Materie das Gesetz der Schwerkraft und Entropie, so gilt im Ätherischen das Gesetz des Wachstums und der Leichtigkeit, welche die Pflanze in die Höhe treibt und – entgegen der

Schwerkraft – den Apfel auf den Baum bringt. Nicht in toten, chemischen Stoffen findet der *Myddfai*-Heiler seine Mittel, sondern in den ätherischen Lebenskräften der Pflanzen, welche mechanistische Gesetzmäßigkeiten umkehren und Krankheitsprozesse in Gesundungsprozesse umzuwandeln vermögen.

Waldweise und Pflanzenmagier

Die an sich unsichtbaren ätherischen Energien offenbaren ihre Wirkung in allen natürlichen Formen und Gestalten: Von den sechssternigen Schneeflocken bis hin zu den Blütensymmetrien, im menschlichen Mikrokosmos geben sie den Gedanken und Imaginationen Gestalt und Form. Die keltischen Druiden, die ›Waldweisen‹ (kelt. *dru* = Baum, Eiche; *wid* = sehen, wissen) lernten während jahrzehntelanger Unterrichtung in abgelegenen Wäldern diese Energien kennen. Sie erfuhren die Wege der Elfen; sie erlebten, daß hinter der scheinbar so festen Materie eine ewig wandelbare, wunderbare Kraft verborgen liegt, die man mittels Wort, Gesten und Ritual bewegen und handhaben kann. Um das Wissen gegen Mißbrauch zu schützen, behielten sie die in Reime gefaßten Erkenntnisse ›im Herzen‹, in anderen Worten, sie lernten es auswendig (*by heart*) und weigerten sich, es schriftlich festzulegen.

Mit der Zeit ging der Großteil dieser mündlichen Überlieferungen verloren. Aber immer wieder aufs neue offenbart sich die Elfenwelt gutmütigen, reinherzigen, naturverbundenen Menschen erneut. Oft sind es einfache Leute, wie die Kräuterfrau aus dem Schwarzwald, der während der Pestzeit ein kleines Waldmännlein erschien und sie mit dem Spruch »Esset Wacholderbeeren und Bibernell, so sterbt ihr nit so schnell« auf Heilpflanzen aufmerksam machte.[58] Auch im zwanzigsten Jahrhundert gab (und gibt) es noch einige Menschen, die bewußt oder unbewußt zu den ätherischen Kräften Zugang haben. Rudolf Steiner, der auch viel aus keltischer Tradition schöpfte, spricht in diesem Zusammenhang von ›Bildekräften‹. Er entwickelte unter anderem Kräuterpräparate, die als ätherisch wirksame Mittel für Pflanze und Boden noch immer eine wichtige Rolle in der biologischen Landwirtschaft spielen. Hier sei auch noch der kalifornische Pflanzenzüchter Luther Burbank (1849–1926) erwähnt, der durch innerliches Zureden Pflanzen davon überzeugen konnte, ihr festgelegtes genetisches Programm zu verändern. Er vermochte Früchten die gewünschte Farbe, Form und Geschmack, ja sogar den gewünschten Duft zu geben und schuf so Tausende von neuen Pflanzensorten, die noch immer unsere Gärten zieren: eine riesige Kartoffel, eßbare Kakteen ohne Stacheln, eine ganzjährig blühende Rose und vieles mehr.[59]

Auch Edward Bach hatte Zugang zu den ätherischen Energien, die hinter den materiellen Erscheinungen wirken, und wußte, daß Pflanzen diese vermitteln können. Er erkannte, daß die Dinge der Erscheinungswelt nicht ein für allemal fixiert sind, am allerwenigsten die ›Krankheiten‹. Auch wenn die medizinische Terminologie den Anschein erweckt, es handle sich um faßbare Dinge, so sind es dennoch sich ständig wandelnde Erscheinungen. Die sogenannten Krankheiten sind nicht primär auf mechanisch-chemischer Basis zu erklären, sondern als energetische Disharmonien, die letztlich auf falschen, seelischen Einstellungen und falschen Vorstellungen beruhen. Mit dieser Erkenntnis überschreitet Bach die Grenzen der Schulmedizin seiner Zeit. Statt auf im Tierversuch gewonnene Wirkstoffkonzentrate setzt er auf die Kräfte der Sonne, des Wassers und der Blüten, die der Menschenseele etwas von der Güte des Universums zuflüstern und sie wieder mit ihm verbinden.

7. Das Geheimnis der Blüten

Alle Lebewesen, selbstverständlich auch die Blütenpflanzen und die Menschen, haben gemeinsame Vorfahren in den Schwärmen einzelliger Kleinstlebewesen, die sich im mütterlichen Schoß der warmen, urzeitlichen Meere tummelten. Ihnen pflanzliche oder tierische, männliche oder weibliche Eigenschaften zuschreiben zu wollen, ist ebenso schwierig wie bei den heutigen Planktonten, die sich zuweilen sowohl pflanzen- wie tierähnlich ernähren können. Im Laufe der Entwicklungsgeschichte spaltete sich jedoch das damalige Urleben auf: in ein Kohlenstoff assimilierendes Pflanzenreich und ein Kohlenstoff abbauendes Tierreich. Sie schieden sich, und dennoch wanderten sie gemeinsam den unendlich langen Weg, der vom Meer zur Besiedlung der festen Erde führte.

Parallelevolution – Tierreich und Pflanzenreich

So begleiten Hohltiere, Weichtiere und später primitive Fische die Entwicklung der Algen durch das frühe *Palöozoikum.* Im *Devon* und *Karbon,* vor mehr als 300 Millionen Jahren, besiedeln primitive Gliedertierchen und kaltblütige Lurche Flußtäler, Sümpfe und Überschwemmungsgebiete. Mit ihnen erscheinen farnähnliche Gewächse, die nun ihre grünen Wedel und Sprosse in die Luft heben und sich zu Moosen, Farnen, Schachtelhalmen und Bärlappgewächsen entwickeln. Diese Gewächse haben keine Blüten. Sie erzeugen lediglich Sporen, die zum Keimen auf nassen Untergrund angewiesen sind. Dort, auf feuchtem Sumpfboden, kann sich der Vorkeim (*Prothallium*) entwickeln, auf dem sich männliche ›Schwärmer‹ mit weiblichen Eizellen verbinden, so daß eine neue blütenlose Pflanzengeneration ent-

stehen kann. Wie die Lurche, die zur Vermehrung Teiche und Tümpel aufsuchen, müssen auch diese Gewächse zurück zur mütterlichen Substanz, dem Wasser, um sich zu erneuern und zu vermehren.
Hundert Millionen Jahre später, im *Perm,* entstehen Pflanzen, die es nicht mehr nötig haben, ihre Eizellen dem Gewässer, Schlick oder nassen Schlamm zu überlassen. Vor Austrocknung sicher, bleiben die sonst kaum geschützten ›nackten‹ Keimzellen, zwischen verholzten, farb- und duftlosen Schuppen einer ›Holzblüte‹ haftend, bei der Mutterpflanze. Dort, in diesen Prototypen der Blüte, harren sie der Befruchtung durch den Pollen, den der Wind in gewaltigen Staubwolken von den ›männlichen‹ Zapfen herbeiträgt. Zwar wird dabei viel Pollen vergeudet, aber der Vermehrungsvorgang wird in luftige Höhen erhoben. Das feuchte Substrat ist nun – zum primitiven Blütenboden miniaturisiert – von der Mutterpflanze ›verinnerlicht‹ worden.
In der gleichen erdgeschichtlichen Epoche findet eine analoge Entwicklung in der Tierwelt statt. Auch hier bedarf der Vermehrungsvorgang nicht mehr des feuchten Elements; es entsteht das Ei mit harter Schale. Dieses entspricht der primitiven Holzblüte der Nacktsamer (*Gymnospermen*). Gemeinsam können nun die *Koniferen* und Reptilien das trockene Land besiedeln; die blütenlosen Moose und Farne und die zarten Lurche lassen sie in den feuchten Niederungen zurück. Das Erdmittelalter hat begonnen! Bald entstehen Gräser und Laubbäume, die ihre Eizellen in Fruchtblätter hüllen und mit Nährstoffen versorgen. Fürsorgend und schutzbietend gebärden sich auch die nun erscheinenden primitiven, aber warmblütigen Säuger und Vögel. Sie bauen Nester und behüten und schützen ihre Jungen.
Erst später, zusammen mit intelligenten Säugetieren, bunten Schmetterlingen und den Bienen erscheinen die echten Blütenpflanzen – die Krönung der Pflanzenentwicklung! In harmonischer Symbiose begegnen sich hier Pflanze und Tier. Für die erwiesene Hilfe bei der Befruchtung und Verbreitung der Samen spendet die Blütenpflanze Nektar und süßes Fruchtfleisch.

Damit wird auch die in den vorherigen Evolutionsstufen ungeheure Vergeudung von Pollenstaub und Samen reduziert.
Die Schritte, die zum Zusammenwirken von Blüte und Insekt führten, können wir nachzeichnen. Zuerst war es der nach Verwesung riechende Pollen, der hungrige Käfer anlockte, die bei ihrer Wanderung von Blüte zu Blüte beiläufig die Bestäubung durchführten. Allmählich wurden die Beziehungen raffinierter. Noch relativ primitive Gattungen, wie die indonesische Riesenblume (*Rafflesia*), verführen Aasfliegen mit blutig rotvioletten, nach faulem Fleisch stinkenden Blüten. Landet eine Fliege in ihrem Kelch, dann wird das Tierchen einige Zeit darin festgehalten, ehe es, pollenbedeckt, wieder herauskrabbeln darf. Auch der Aronstab und die Riesenseerose halten die Insekten eine kurze Weile gefangen. Als beträchtlich höher entwickelt gelten dagegen jene Pflanzen, die ohne diesen Zwang auskommen und sogar ihre Blütenform den Schmetterlingen, Bienen oder Hummeln genau angepaßt haben.
Solche höchstentwickelten Blütenpflanzen zogen das Interesse Edward Bachs auf sich. Er glaubte – sicher zu Recht –, sie entsprächen dem menschlichen Entwicklungsstadium am besten. Denn ihre Befruchtungsorgane sind die differenziertesten Gebilde, die das Pflanzenreich bis jetzt hervorgebracht hat, im Tierreich nur mit dem Gehirn vergleichbar.
Während sich die Wurzeln in unaufhörlichem Wachstum, auf der Suche nach Wasser und Mineralien, im Erdboden verlieren und sich die Blätter, offen und flach, möglichst gleichmäßig in alle Richtungen ausbreiten, um möglichst viel Sonne und Kohlendioxid aufzunehmen, wölbt sich die Blüte nach innen und verkapselt sich schließlich, um ihre Samen zu schützen und ausreifen zu lassen.
In der Blütenbildung durchwandert die Pflanze die Stufen ihrer Evolution rückläufig. Das Ausdehnen kommt zum Stillstand, und die Rückkehr zum Ursprung beginnt. So betrachtet begegnen wir in dem von Kelch- und Kronblättern eingehüllten Fruchtknoten und der darin enthaltenen Samenanlage dem Erbe der Nacktsamer des Erdmittelalters. In der vielschichtigen Kap-

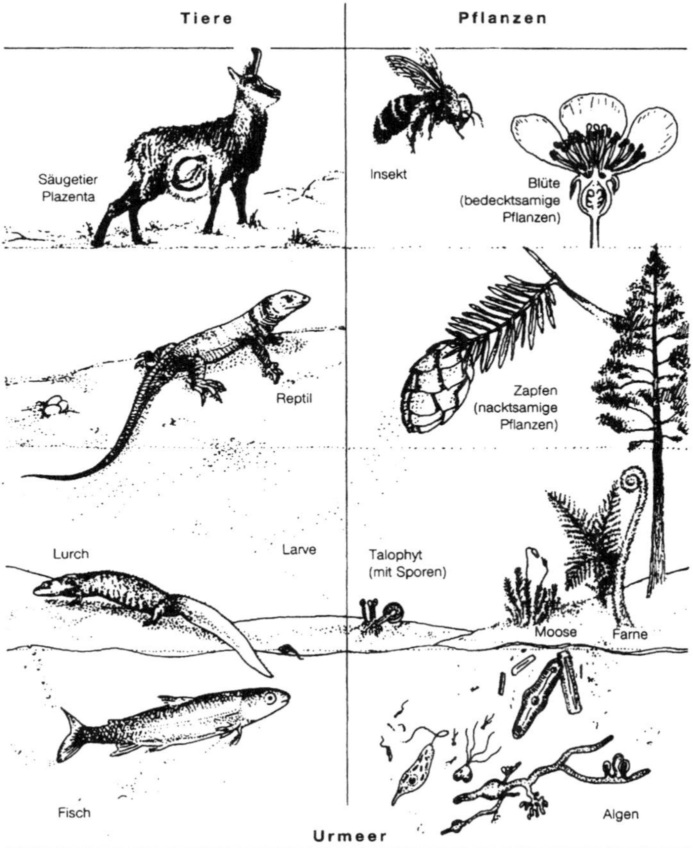

Parallelentwicklung der Pflanzen und Tiere in der Evolution

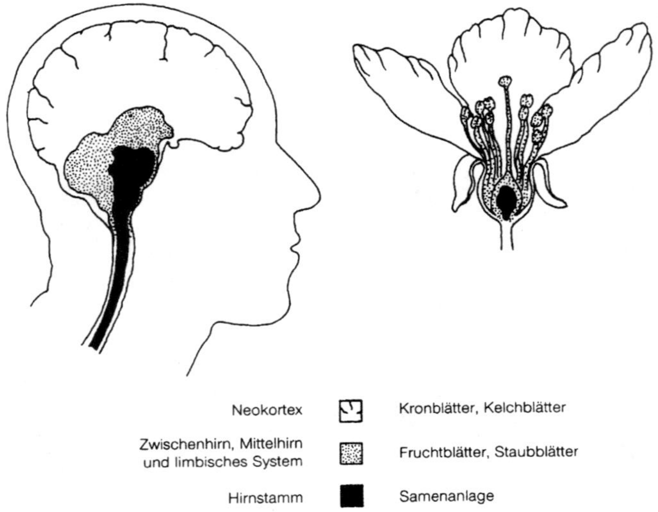

Gehirn und Blüte – der Aufbau im Vergleich

sel der Samenanlage sehen wir das Erbe der Farne der Steinkohlenzeit. Und bei der Eizelle sind wir wieder bei den Algen im Urmeer angelangt.[60] In der Blütenbildung findet also ein Gang zurück zur Quelle statt, eine Rekapitulation, die der Pflanze Erneuerung und Vermehrung ermöglicht.

Was die Blüte einer Pflanze mit dem menschlichen Gehirn gemeinsam hat

Betrachten wir nun das menschliche Gehirn Schicht um Schicht, stoßen wir auf eine ähnliche Erscheinung. Jede Hülle ist Zeuge eines Schrittes in der Evolution. Analog zu den Blütenblättern ist die Großhirnrinde (*Neokortex*) eine entwicklungsgeschichtlich junge Erscheinung. Sie umhüllt das Mittelhirn, das Zwischenhirn und Teile der alten Rindenbezirke wie das limbische System, in dem das Gefühlsleben und die Emotionen verankert sind. Diese Gehirnanteile, die wir mit primitiven Säugern und Reptilien gemeinsam haben, umgeben wiederum den entwicklungsgeschichtlich ältesten Hirnteil, den Hirnstamm, welchen wir mit den Fischen und Lurchen gemeinsam haben und der den Fortpflanzungs- und Selbsterhaltungstrieb (Atmung, Kreislauf) beherrscht. Den Rückenmarksstrang haben wir mehr oder weniger mit den Würmern gemeinsam. Und die einfachsten Reflexe, wie z. B. Lichtempfindlichkeit, sind schon bei den Einzellern des Urmeeres veranlagt, dort, wo Tierisches und Pflanzliches noch nicht geschieden ist.

Die verschiedenen Hüllen der Blüte lassen sich also durchaus mit den unterschiedlichen Schichten des Hirns vergleichen. Entwicklungsgeschichtlich wurden sie in den gleichen Epochen veranlagt. Folglich kann man annehmen, daß ähnliche formative Kräfte (ätherische Bildekräfte) bei ihrer Bildung am Werk waren, und man darf auch vermuten, daß ihnen ähnliche ›energetische Schwingungen‹ zugrunde liegen.

So kann man den Schluß wagen, daß die von Bach ausgewählten Blüten – durch die Einwirkung von Sonne und Wasser aufgeschlossen – die psychosomatische Tiefe, die ja mit dem Nervensystem verknüpft ist, erreichen können. Tief unterhalb der Oberfläche des Tagesbewußtseins können sie ›Informationen‹ einbringen und vibrationelle Neustrukturierungen anregen. Dabei kann man mit der geeigneten Haltung und Andacht die morphologische Manifestation der Blume, ihre Gestalt, Farbe und anderen Eigenschaften, als Abbilder ihrer innewohnenden Dynamik betrachten. Dies unterscheidet sich grundsätzlich von einem Hineinlesen von Eigenschaften in die Pflanzen, was von einigen sogenannten Nachfolgern Bachs vielfach verwechselt wird. Denn der Erfahrungsschatz der alten Kräuterkenner, der sich in der Signaturenlehre niederschlug, wertet ja die äußere Erscheinung

der Blume nicht als etwas Zufälliges, sondern als Aussage über die ihr innewohnenden Kräfte.
Mit der Entdeckung der Blütenmittel hatte Edward Bach sein Ziel erreicht, nicht nur oberflächliche Symptome zu behandeln, sondern zu den Wurzeln psychosomatischer Störungen vorzudringen, die jenseits der neokortikalen Gedanken- und Vorstellungswelt liegen. Man kann sagen, er fand Zugang zu unbewußten, archetypischen Komplexen, bzw. seelischen Verhaltensmustern, die im limbischen System und im Hirnstamm ihren physischen Ausgangspunkt haben. Es gelang ihm, diese neu zu in*formieren* und zu reharmonisieren, dadurch die Disharmonien, die Streßüberreaktionen auszugleichen. Gleichzeitig blieb er dem homöopathischen Grundsatz treu, Ähnliches mit Ähnlichem zu behandeln, weil entwicklungsgeschichtlich Ähnlichkeit zwischen der Entwicklung der Blüte und des menschlichen Gehirns bzw. des Nervensystems als Träger seelischen Lebens besteht.
Daß diese Verbindungen existieren, ist keine blasse Theorie oder poetischer Analogieschluß. Kann nicht der bloße Anblick einer Blume Gefühle hervorlocken? Die Blumensprache, eine hochdifferenzierte Blütensymbolik (»Keusch wie die Lilie«), wurde bis zum Einbruch des Maschinenzeitalters allgemein verstanden. Blumendüfte – das zeigen die Aromatherapie, die Räucherungen bei religiösen Zeremonien sowie die Verführungskunst parfümierter Femmes fatales – können unterhalb der Bewußtseinsschwelle verschiedene Reaktionen im vegetativen Nervensystem auslösen. Sollten die noch subtiler aufbereiteten Bach-Blüten nicht mindestens eine ähnlich tiefgreifende Wirkung haben?

Wo ist die Seele der Pflanze?

Gleiches wirkt auf Gleiches, Seelisches auf Seelisches. Aber wie unendlich verschieden ist dennoch das Seelische der Pflanze von dem des Menschen! Aus der Sicht neuerer geisteswissenschaftlicher Strömungen ist der Mensch ein ganzheitliches Wesen, ein

Mikrokosmos aus Geist, Seele, Leben und Stoff, wobei sich Geist und Seele mittels der ätherischen Lebenskraft aus den Erdenstoffen den physischen Körper als Vehikel erschaffen. Auch die Pflanze hat einen physischen Leib, der aus chemischen Elementen besteht und von ätherischer Lebenskraft (Wachstum, Stoffwechsel, Reproduktion) durchpulst und organisiert wird. Wo aber ist die Seele, wo der Geist der Pflanze? Wie manifestieren sie sich?
Naturwissenschaftler haben sich schon lange den Kopf darüber zerbrochen und ganze Berge pflanzlicher Gewebe seziert, bis sie zu dem Schluß kamen, Seele und Geist gäbe es in der Pflanzenwelt nicht! Nirgends auch nur ein Ansatz von nervlichen Fasern; nicht die geringste Andeutung von einem koordinierenden, bewußten Zentrum. Zwar hat man inzwischen mit dem Galvanometer scheinbar emotionelle Reaktionen bei Zimmerpflanzen ausgemacht, aber diese Messungen scheinen lediglich den Erregungsgrad des Forschers widerzuspiegeln.[61] Man kann also immer schärfer mikroskopieren und spitzfindiger analysieren – Bewußtseinsorgane findet man nicht!
Wenn man am falschen Ort sucht, kann man nichts finden. Sowenig man das Verhalten einer Kompaßnadel versteht, wenn man sie allein, ohne Bezug zum Erdmagnetismus untersucht, ebensowenig kann man Geist und Seele der Pflanze verstehen, wenn man nur das Einzelexemplar anschaut, ohne dabei das Planetensystem und den Sternenkosmos einzubeziehen. Pflanzen sind nämlich nicht individualisierte, von äußeren Umständen emanzipierte Organismen, wie es bis zu einem gewissen Grad beim Menschen der Fall ist. Als leibliche Lebewesen sind sie selbstverständlich in der phänomenalen, wahrnehmbaren Welt vorhanden, doch was geistig-seelisch in ihnen wirkt, was ihr Werden und Vergehen bestimmt, das vollzieht sich im Einklang mit dem rhythmischen Zusammenspiel von Sonne und Erde, das wird vom Gang der Planeten und des Mondes beeinflußt.[62] Das Geistig-Seelische der Vegetation ist also makrokosmisch, übersinnlich ausgeweitet. Es erlebt sich nicht als Mikrokosmos, als abgekapseltes, privates, staubgebundenes Ego, wie der Mensch.

Die Geistseele der Pflanze bleibt ewig ungeboren, unsichtbar – es sei denn dem Auge des Sehers.[63] Vergessen wir also die Mikroskope und Laborapparate und wenden unseren Blick dem Sternenhimmel zu.

Das Pflanzenbewußtsein konzentriert sich nicht in einem inneren organischen Zentrum; die Pflanzenseele bewohnt nicht sieben leibliche Hauptorgane (*Chakren* oder Energiezentren). Sie bleibt uninkarniert ›außerhalb‹ ihres lebendigen, grünen Leibes und reicht von der unmittelbaren atmosphärischen und terrestrischen Umgebung bis hinauf zu den Sternen (griech. *astron* = Gestirn; daher der geläufige Ausdruck ›Astralität‹ als Synonym für Seelenhaftigkeit). Der englische Hermetiker Robert Fludd (1574–1637) schreibt: »Es gibt kein Kraut, keine Pflanze hienieden, für die nicht ein Stern am Firmament wäre, der sie antreibt und zu ihr sagt: ›Wachse!‹«[64]

Pflanzenseelen sind in den ›Himmeln‹ geblieben, bei den Sternen. Sie sind nicht in die Materie gefallen und nicht in die damit verbundenen Leidenschaften verstrickt. Sie sind noch rein und heil, also heilig, weswegen sie es auch vermögen, auf die in Leidenschaft, Trieben und Aggressionen verfangenen Menschenseelen einzuwirken und – wie es Bach formulierte – deren Schwingung zu erheben.

Hingegen bei den Tieren kann man schon von *inkarnierten* Seelen reden, denn sie zeigen alle seelischen Regungen: Sympathien und Abneigungen, Furcht, Freude, Haß, Neid, Liebe usw. Die höheren Tiere erzeugen eigene innere Wärme (sie sind also nicht mehr von der unmittelbaren Sonneneinstrahlung abhängig) und verleihen ihren inneren Regungen – im Gegensatz zur stummen Pflanzenwelt – durch Grunzen, Schnattern, Schreien und andere Laute Ausdruck. Dieses seelische Innenleben geht physisch mit den durchbluteten Innenorganen einher. Schon im Tierembryo wandelt sich der runde Blasenkeim in einen nach innen eingestülpten Becherkeim und bildet so Urmund und Urdarm. Beim Pflanzenembryo kommt es nie zu einer solchen Einstülpung. Die Pflanze baut keine Hohlorgane; sie wird nie zum Mikrokosmos, sondern bleibt Fläche, der Außenwelt, dem Kosmos zugewandt. Impulse, die im Tier von den inneren Organen und Chakren ausgehen, werden der Pflanze von den Himmelskörpern vermittelt. Jedes Blatt ist der Sonne zugewandt.

Der Stand der Sonne im Tierkreis, das Zu- und Abnehmen des Mondes geben die Signale zur Metamorphose, zum Keimen, Sprossen, Blühen und Fruchten. Jede Kartoffel im Keller ›weiß‹ die Stellung der Sonne und des Mondes, die genaue Jahres- und Tageszeit, wie Forschungen bewiesen haben.[65] Wie viele biologische Gärtner beobachtet haben, modifizieren die Planetenbewegungen (Konjunktionen, Oppositionen und Position im Tierkreis) die Blatt- und Blütenmetamorphosen und bewirken Qualitätsunterschiede in Form, Farbe, Duft oder Geschmack.

Dieser kosmische Aspekt des Seelischen der Pflanze kommt in den Mythologien derjenigen Völker zum Ausdruck, deren Erkenntnisquelle die Hellsichtigkeit ist. Sie berichten von der Vegetationsgöttin, die zwischen Himmel und Erde, im Einklang mit dem Jahresrhythmus der Sonne, hinauf- und hinabsteigt. Sie ist die schöne *Persephone* der Griechen, Tochter der Erdenmutter *Demeter.* Zwei Drittel des Jahres verbringt sie in der lichten Oberwelt. Aber da sie an die Samen gebunden ist, muß sie ein Drittel des Jahres mit dem schwarzen Gott der Unterwelt verbringen. Sie ist die Göttin *Nana* der germanischen Mythologie, die ihren Gatten *Baldur,* den strahlenden Sonnengott, bis hinunter in die Totenwelt begleitet. Sie ist auch *Blodeuwedd,* die Blumenfrau der walisischen Sage, die vom Zauberer *Gwydion* für den Sonnenhelden *Llew Llaw Gyffes* geschaffen wurde, diesen aber dann mit einem dunklen Liebhaber betrügt.

Devas, die leuchtenden Wesen

Die Pflanzenseelen, Kinder der Nana oder Persephone, welche die einzelnen Gattungen und Arten beherrschen, werden oft als *Devas* (Sanskrit *Deva* = leuchtend, göttlich) bezeichnet. Von den

Engeln sind sie kaum zu unterscheiden, und wie diese können sie nur hellsichtig wahrgenommen werden. Um das zu vermögen und ihren wunderbaren Botschaften lauschen zu können, muß der Kräuterkundige seelisch rein und lauter sein. Oft schickten die Germanen unschuldige Kinder, um Heilpflanzen zu suchen. Indianer begegnen der Pflanzenseele nur, nachdem sie sich gründlich durch Fasten, Purgieren und Schwitzbäder gereinigt haben. Der Kräutersammler im alten China, der Ginseng, die ›Wurzel des Himmels‹ suchte, mußte geschlechtlich enthaltsam leben, durfte kein Eisen berühren und kein Fleisch essen. Er umschrieb die Pflanze und sprach folgende Worte: »O großer Geist, verlaß mich nicht! / Ich kam mit reinem Herzen. / Meine Seele ist unbefleckt. / Sie ist von Sünde und böser Absicht gereinigt ...« Daraufhin erschien ihm die Ginseng-Deva, deren Zuhause das Sternbild Orion ist, als wunderschönes Mädchen. Er konnte sie sogar heiraten und Kinder mit ihr haben. So innig kann ein derartiges Verhältnis sein![66]

Bestimmte heilige Zeiten – die Morgen- und Abenddämmerung, die ›Zwischenzeiten‹ des keltischen Kalenders, Johanni – begünstigen die Kommunikation mit den Devas, die eine Kommunion ist.[67] Jede Pflanzenart hat ihre eigene Deva und jede Deva wiederum ihren persönlichen Charakter. Einige, wie die Nahrungs- und Heilpflanzen, sind mütterlich; einige, wie die Orchideen, sind entzückend lieblich; andere, wie der Mohn (Opium), sind verführerisch; und wiederum andere sind dem Menschen gegenüber scheu und zurückhaltend. Wie die Menschen, bilden Gruppen von Devas Familien und Sippen, die untereinander Ähnlichkeiten aufweisen.

Der herkömmliche Botaniker, den diese Sätze befremden mögen, muß dennoch zugeben, daß jede Pflanzenfamilie die ihr eigene Blütenform und charakteristische Chemie entwickelt. So akkumulieren z. B. die Schachtelhalme Kieselsäure, die Gänsefußgewächse Salze, die Lippenblütler produzieren eine Palette ätherischer Öle, die Nachtschattengewächse erzeugen giftige Alkaloide, die Enziane haben sich auf Bitterstoffe spezialisiert, die

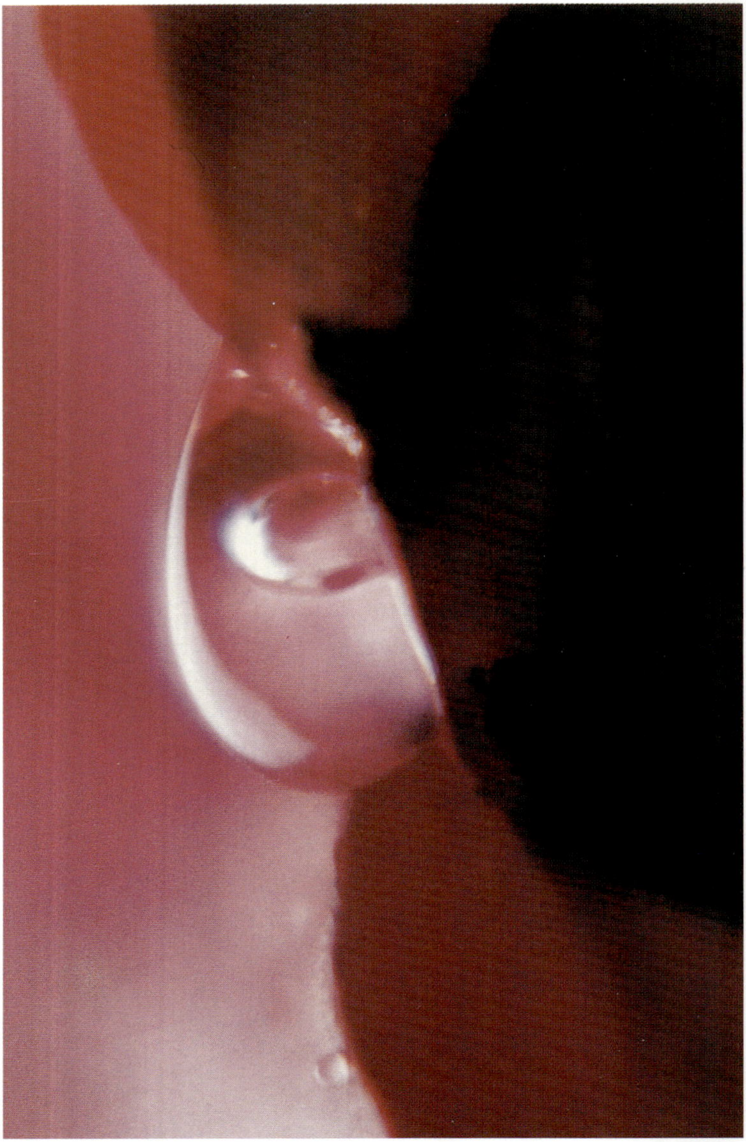

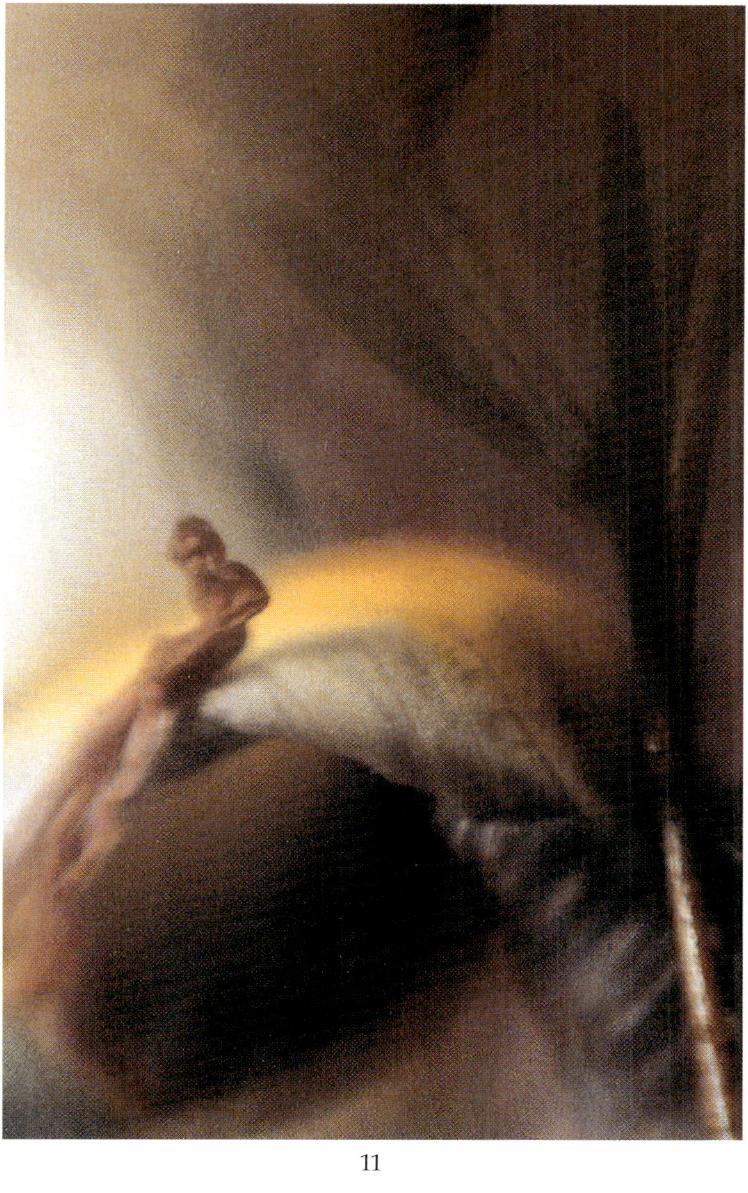

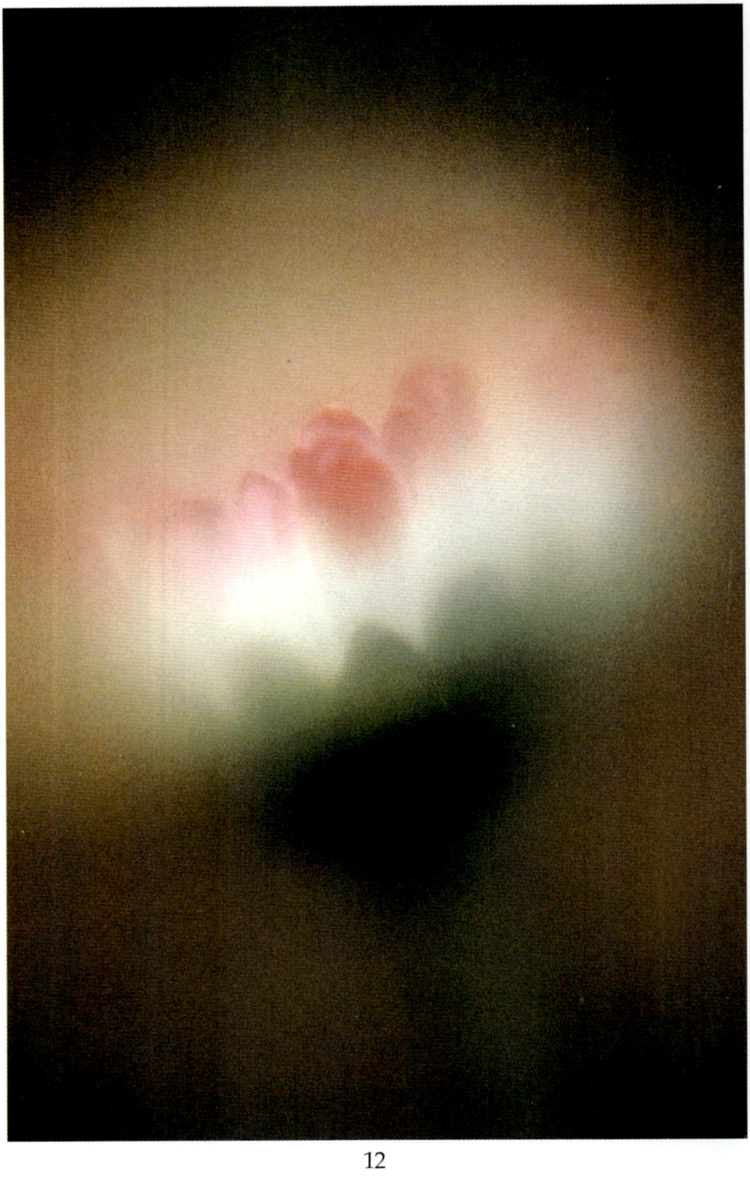

Rötegewächse auf roten Farbstoff. Andere Familien bringen Schleime, Blausäure-Glykoside, Saponine oder andere spezifische molekulare Verbindungen hervor. Diese Verbindungen sind jedoch lediglich der Schatten des Pflanzenwesens in dem Reich der Materie. Die Deva, die diesen Schatten wirft, entdecken Hellsichtige oder Schamanen erst in jenen energetischen und geistigen Bereichen, in denen auch die Götter und Archetypen vor ihrem inneren Auge erscheinen.
Diese Dinge mögen manchem als märchenhafte Geschichte aus dem Reich der Fantasie erscheinen, dabei sind sie uns durchschnittlichen Menschen dennoch nicht so fremd, wie unser alltäglicher Verstand es uns glauben machen will. Es sind Bereiche, in die wir uns jede Nacht begeben, wenn unser waches Denken, Fühlen und Wollen dem Schlaf weicht und wir uns von der Oberfläche trennen, um in die eigenen Tiefen zu steigen und am Urbrunnen neue Kräfte zu schöpfen. Wir erholen uns von dem täglichen Verschleiß, derweil der Körper pflanzenhaft schlummert. Manchmal gelingt es uns beim Aufwachen, noch flüchtige Eindrücke der ›Anderswelt‹ über den ›Strom des Vergessens‹ hinüberzuretten. Zuweilen werden uns große Visionen und prophetische Träume mitgegeben. Echte Hellseher können sich bewußt auf diese Reise begeben: Sie überschreiten die Grenze am helllichten Tag, halten Zwiesprache mit den Devas der Pflanzen, den Ahnen und göttlichen Wesenheiten und empfangen dabei die Eingebungen des höheren Selbst, die sie zum Wohle der Mitmenschen nutzbar machen können.[68]
Der Weg in die Sphären der uninkarnierten Seelen der Pflanzenwesen ist auch der Pfad, den die Gestorbenen nehmen, nachdem sie sich vom materiellen Leib gelöst haben und in die makrokosmische Natur zurückkehren. Umgekehrt ist es der Weg, den die Seelen nehmen, wenn ihr Schicksal sie wieder zur Erde zurückruft. In den indischen Veden lesen wir: »Nach dem Tode gehen die Toten zu den Pflanzen« – und das nicht nur als Düngung! »Pflanzen höret meine Stimme, und ihr Toten, die ihr Euch weit entfernt habt«, ruft der Brahmane im altindischen *Arthava Veda*

den Heilpflanzen zu.[69] Bei den schamanistischen Völkern gehen die Toten zur Herrin der Seelen, die gleichzeitig die Vegetationsgöttin ist. Viele afrikanische Völker unterscheiden kaum zwischen den im Übersinnlichen wohnenden Pflanzengeistern und den Geistern der Verstorbenen. Wie auch die Inder oder die alten Chinesen, so glauben sie, daß die Ahnen das Gedeihen der Vegetation bestimmen, besonders das der Nahrungs- und Heilpflanzen. Sind die diesseitigen Menschen böse und verderbt, so zeigt sich das in der Natur: Die Pflanzen wollen nicht recht gedeihen! Zwar wissen positivistische Völkerkundler nichts mit derartigen Aussagen anzufangen, dennoch werden sie ihnen immer wieder begegnen.

Die Blüte als Symbol der Transformation

Besonders die blühende Pflanze gilt als Brücke zu übersinnlichen Dimensionen. Es heißt, Buddha brauchte nur in einen Blütenkelch zu schauen, und schon erlangte er das höhere Bewußtsein (*Samadhi*). In Südasien und anderorts werden Blüten zu Füßen der Götterbilder gelegt. Bestimmte Blumen – auch Räucherungen, Gesang, Gangeswasser oder Glockenklang – ziehen die Götter an und lassen sie vor dem Seelenauge des Anbetenden erscheinen. Die jeweilige Blumenart ist Ausdruck der Gottheit: Eine Stechapfelblüte vergegenwärtigt *Shiva,* den Zerstörer aller Illusionen. Der Lotos ist der Thron der großen Göttin. Der blühende Tulsi, eine Art Basilikum, ist *Vishnu,* der Erhalter des Alls, und man findet kaum ein Hinduhaus, in dem nicht ein eingetopfter Tulsistrauch zu finden wäre. Auch wir Abendländer schmücken, trotz Säkularisation und Aufklärung, noch immer unsere Zimmer und Nischen mit Blumen, um eine erwünschte Stimmung zu schaffen. Der Gestorbenen wird mit Blumenkränzen gedacht und ihre Grabstätten mit bunten Blumen bepflanzt. Schon die Neandertaler haben ähnliches getan; so zeigen Pollenanalysen des Bodens, in dem diese Frühmenschen vor rund

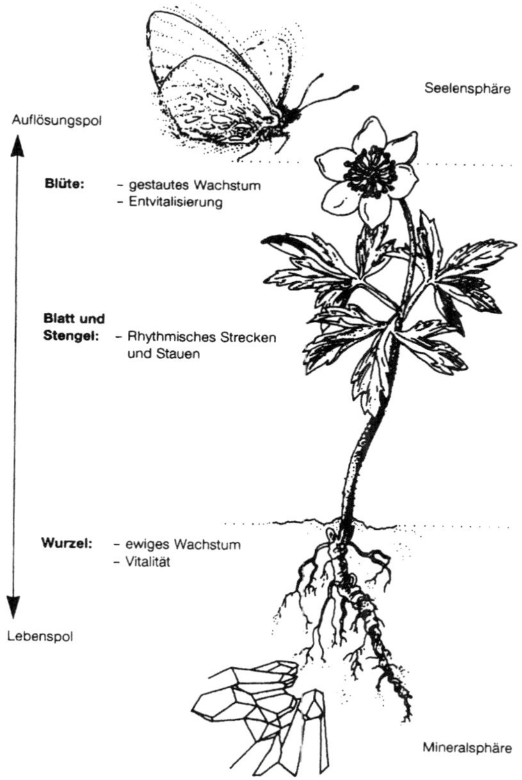

Die Pflanze in der Polarität zwischen Leben und Tod

60 000 Jahren begraben wurden, daß die Leichen in blühende Wildblumen aller Arten gebettet waren.[70]
Solche Praktiken ergeben einen Sinn, denn in der Blüte berührt die materielle Erscheinung der Pflanze das Jenseits. Indem sie dem Blütenstadium entgegenwächst, wächst die Pflanze ihrem

Tod entgegen. Fortwährend büßt sie ihre grüne Lebenskraft ein, bis sich das Wachstum in einer letzten Metamorphose völlig staut und nach innen kehrt. Nur noch kurz flammt sie prächtig auf, verausgabt sich in Farbe, Duft und Blütenstaub, um dann zu verwelken. Bis auf winzige Samenkörner verschwindet sie aus der Erscheinungswelt und geht wieder ins Urbild ein. Nur durch ihre Verankerung im vitalisierenden Erdboden, als Same oder Knollenauge, vermag sie ihren Lebenslauf von neuem zu beginnen.[71] Dürre, zunehmende Dunkelheit oder die Kälte des angehenden Winters – immer ist es der näherrückende Tod, die Erschöpfung der Vitalität, welche die Pflanze zum Blühen stimuliert oder auch die herbstlichen Wälder herrlich bunt färbt. Das weiß auch der Gärtner, der durch radikales Rückschneiden oder künstlichen Wassermangel das Blühen anregt.

Wir konnten feststellen, daß Tiere und Menschen das Seelenleben verinnerlicht haben, während es sich bei den Pflanzen außerhalb, in den Rhythmen und Pulsen der Natur und des Kosmos befindet. In der Blüte scheint es jedoch, als mache die Pflanze dennoch den Versuch, ebenfalls ein Hohlorgan zu bilden, um wie ein Tier ihrem seelischen Innenleben auch äußerlich Ausdruck zu verleihen. Dies gelingt ihr nur ansatzweise; fleischfressende und schmarotzende Gewächse sowie Giftpflanzen sind in diesem Bestreben am meisten erfolgreich.[72]

Nirgendwo ist die Pflanze tierähnlicher, beseelter als in den Blüten, und nirgendwo ist der Kontakt zu anderen beseelten Lebewesen intimer. Insekten und Blütenkelche sind füreinander gemacht. Einige Tropengewächse, wie die farbenprächtige Paradiesvogelblume (*Strelitzia*), die von Kolibris befruchtet wird, nehmen sogar Vogelgestalt an. Etliche Blüten produzieren echte tierische Stoffe, z. B. Sexualhormone, die begattungsbereite Kerbtierchen anziehen. Die Rautenblüte enthält sogar *Serotonin* und *Noradrenalin,* reinste animalische Nervenstoffe. Falls die Fremdbestäubung der Rautenblüte nicht erfolgt, beugen sich die Staubfäden mit einer tierisch anmutenden Eigenbewegung und berühren die Narbe. Eine Eigenbewegung der Staubfäden findet man auch bei einigen anderen Blumen, wie bei der Kornblume oder der Mahonie.[73] Andere Blüten verströmen animalische Verwesungs- oder Kotgerüche, welche Fliegen und Käfer anlocken. Bananenblüten und Affenbrotbaumblüten geben einen fledermausähnlichen Modergeruch von sich, der Fledermäuse zur Begattung einlädt.

Wie die Betrachtung des Blühprozesses zeigte, ist die Blüte auch der einzige Ort, an dem die Pflanze eigene Wärme erzeugen kann. Eigenwärme, wie auch Eigenbewegung, ist ein typisches Merkmal der fortschreitenden Beseelung von Lebewesen. Besonders die Aronstabgewächse, wie z. B. der nordamerikanische Stinkkohl (*Symplocarpus foetidus*), haben Blütenwärme. Der Stinkkohl, eine fleischige Sumpfpflanze, erzeugt im frühesten Frühjahr so viel Hitze, daß der Schnee um die Blüte herum schmilzt und Insekten ein warmes Plätzchen bietet.

Die Insekten, welche die Blüte besuchen, gehören im großen Kreislauf des Lebens schon zu den abbauenden Organismen.[74] Alles was verrottet, verfault und vergeht, zieht Insekten an. Sogenanntes Ungeziefer frißt zwar das grüne Laub, aber nur, wenn es beispielsweise wegen falscher Düngung, Schattenstandort, ungünstigen Wetterbedingungen oder Umweltgiften zu schwach und lebensunfähig geworden ist. Wespen machen sich über überreife Früchte her, Termiten zernagen alte Zellstoffe, Käfer zerkauen Laub und Streu. Nur die Bienen, Hummeln und Schmetterlinge treffen genau auf die Nahtstelle, auf jenen Punkt, wo der vegetative Aufbau aufhört und der Abbau beginnt. Der nektargefüllte Blütenkelch ist die Übergangszone, die magische Schwelle, wo in der Natur die wuchernde, ätherische Lebenskraft zu einem Ende kommt und die Beseeltheit anfängt.

Wo ist im Menschen, im Mikrokosmos, die entsprechende Stelle, an der das rein Biologische in das Seelische übergeht? Wo liegt der Ort, an dem sich Ätherleib und Astralleib verquicken? Neurophysiologen glauben ihn im Endhirn lokalisiert zu haben, dort, wo Gefühle, Erinnerungen und Sinneseindrücke in somatische Reaktionen übersetzt werden. Da sich die äußere Natur, die

Pflanzenwelt, und die innere Natur des Menschen aus denselben Ursprüngen entwickelt haben, können wir annehmen, daß sie zueinander noch immer in Beziehung stehen: »Blüten rühren uns seelisch an, weil sie selbst seelischen Wirkungen entspringen.«[75]
Edward Bach hat also die Heilmittel jenem Ort der makrokosmischen Natur entnommen, an dem sich vitale Lebensprozesse und geistig-seelische Prozesse berühren. Im Menschen wirken diese Heilmittel ebenfalls an der Nahtstelle, wo seelische Regungen hauchzart in physiologisch-biologische Reaktionen übergehen. Sie setzen dort an, wo noch nichts fixiert, noch alles in der Schwebe ist.

Herkömmliche Kräutermittel – Drogen aus getrockneten Wurzeln, Rinden und Blättern – greifen da ein, wo ein Krankheitsprozeß bereits weit fortgeschritten ist. Deswegen *müssen* letztere leicht giftig sein, oder wenigstens fähig, starke somatische Reaktionen auszulösen: Sie müssen schockartig wirken, an den Drüsen und Organen rütteln. Wenn das nicht weiterhilft, greift der Arzt gewöhnlich zu noch stärkeren, meist chemischen Giften, synthetischen Hormonen und notfalls zum Skalpell. Edward Bach jedoch fand den archimedischen Punkt, den Schwebepunkt, genau dort, wo Schwerwiegendes noch leicht zu beheben ist.

8. Sterneneinflüsse

Nicht so sehr die zahllosen Krankheitserscheinungen, die wie Dämonen über innere und äußere Organe herfallen, sie akut aufflammen oder chronisch dahinsiechen lassen, waren für Edward Bach von Belang, sondern die grundlegende seelische Verfassung des Menschen. Krankheitsursachen sind seelischer Natur. Sie entstehen, wenn die zeitliche Persönlichkeit mit der ewigen Seele in Konflikt liegt.[76]
Wie die zahllosen Bakterienstämme, die er als Pathologe in sieben Hauptgruppen eingeteilt hatte, glaubte er zunächst, das Wirrwarr charakterlicher und seelischer Erscheinungen auf sieben Typen reduzieren zu können. Folglich suchte er am Anfang seiner Pflanzen-Odyssee *sieben* Heilkräuter, die mit diesen sieben Typen korrespondieren und ihnen den energetischen Anstoß geben könnten, seelische Disharmonien auszugleichen und umzuwandeln. Bald mußte er jedoch erkennen, daß es eher zwölf ursprüngliche Persönlichkeitstypen gibt.
So wurden aus den ursprünglichen sieben *zwölf* pflanzliche Heiler. Bach sah sich genötigt, diesen weitere *vier* Helfer beizugeben, die alsbald zu *sieben* Helfern anwuchsen, so daß es zu neunzehn Blütenmitteln kam. Wie eine auf höherer Oktave gespielte Melodie verdoppelte er die neunzehn Essenzen durch eine zweite Serie von neunzehn Blütenmitteln, die besonders stark ins Geistige hineinwirken. Nun endlich hatte er das vollkommene System der 38 ›Frohnaturen der Pflanzenwelt‹ als Heilmittel für entsprechende archetypische Seelenzustände gefunden.
Schon in den Zahlen (12, 7, 4) erkennt derjenige, der etwas von hermetischer Alchemie oder Astrologie versteht, qualitative Ordnungsverhältnisse, die sich im Makrokosmos wie auch im Mikrokosmos widerspiegeln. In der Zwölfheit erkennt man die ord-

nenden, gestaltenden, mit den Tierkreisregionen verbundenen Schöpfungsimpulse, die Seelisches (Astralisches) in der großen und in der kleinen Natur (Makrokosmos und Mikrokosmos) in Schwingung setzen.
Dieses Astralisch-Seelische, von den Alten als ›Weltenseele‹ (*Anima mundi*) bezeichnet, ist durch das Wirken der sieben sichtbaren Wandelsterne (Planeten) siebenfach aufgefächert. Die Konjunktionen, Oppositionen und anderen Positionen, welche die Planeten zueinander einnehmen, geben dem Leben seine Rhythmen und Periodizitäten. Die Planeten sind den vier Urkräften (Erde, Wasser, Luft, Feuer) und den in ihnen zum Ausdruck kommenden morphogenetischen Feldern oder ätherischen Bildekräften übergeordnet. Schließlich kristallisieren sich die vielfach gegliederten ätherischen Kräfte als fertige, stoffliche Gebilde aus; sie erstarren in die unzähligen Formen der sogenannten materiellen Welt und lassen sich von der materialistischen Wissenschaft – die in der Regel für Tierkreis- und Planetenwirkungen und ätherische Kräfte blind ist – problemlos analysieren, quantifizieren und in physikalische und chemische Gesetzmäßigkeiten einordnen.
Alles, was auf der materiellen Ebene in Erscheinung tritt, muß auch wieder vergehen. Wenn sich die ordnenden Kräfte von den Elementen trennen, zerfallen diese wieder in Chaos. Die Ordnungsfelder aber, die z. B. eine Blütenform hervorgebracht haben, bestehen weiter – auch ohne physischen Träger. Sie bestehen im ›Jenseits‹, außerhalb von Raum und Zeit und können jederzeit eine neue Verkörperung annehmen.

Die zwölf Stunden der biologischen Uhr

Die alte Astrologie beschreibt keine bloße Himmelsmechanik. Vielmehr liegt ihre Bedeutung gerade darin, daß sie die unsichtbaren, gestaltenden Einflüsse sowie die geistigen und seelischen Komponenten nicht vernachlässigt. Auch die Verbindungen, welche Himmelskörper, Mensch und Pflanze zu einer organischen Einheit verknüpfen, werden keineswegs nur kausal gedacht. Es entsteht ein dynamisches Netz von vielfachen, wechselseitigen Synchronizitäten, Entsprechungen und magischen Zusammenhängen.

Bedeutende Beobachtungen über die Einflüsse der zwölf Tierkreisregionen und der sieben sichtbaren, beweglichen Himmelskörper wurden vor über 6000 Jahren im Zwischenstromland systematisiert. Der Anfang der Himmelskunde jedoch – darin sind sich die Kulturanthropologen heute einig – liegt in den Erfahrungen, welche naturverbundene Jäger und Sammler in der viele hunderttausend Jahre währenden Steinzeit machten.[77] Diese eindeutig älteste menschliche Wissenschaft erkannte die gestaltenden Kräfte, die von dem Sternenzelt ausgehen und sich dem Wachstum und der Gestalt der Pflanzen, dem Verhalten der Tiere und dem menschlichen Charakter und Gemüt aufprägen.

Jede Fixsternregion hat ihre eigentümliche Ausstrahlung.[78] Man beobachte zum Beispiel, wie unterschiedlich sich die Sonne, je nach dem Tierkreisbild, in dem sie sich befindet, auf Vegetation, Tierwelt und Menschen auswirkt. Steht die Sonne im Schützen, sind die Schatten lang, die Pflanzen harren verborgen in Knospen oder Samen unter dem Erdboden, Wildtiere halten Winterschlaf, Kühe dösen friedlich im Stall, und der Mensch wird andächtig und ahnt die Geburt des Geisteskindes im stillen Urgrund der Seele. Wie anders, wenn die Sonne aus der Region der Zwillinge strahlt: Überall schwirrt, summt und flattert es im blühenden, grünen Mantel der Erde, und der Mensch träumt mit der Natur den Sommertraum.

Wer würde schon leugnen, daß der durch die Tierkreisregionen vorrückende Vollmond den Pflanzen Wachstumsschübe, den Menschen bunte Träume und den Tieren die Brunft gibt? Wer würde verneinen, daß die unterschiedlichen Blütezeiten einzelner Pflanzenarten eindeutig mit dem Gang der Sonne durch die Sternbilder verbunden sind? Das drüsige Springkraut (*Impatiens*) zum Beispiel setzt erst zum Blühen an, wenn die Sonne das Tier-

kreiszeichen Krebs erreicht, blüht fort, indem sie den Löwen durchwandert, und geht allmählich in Saat, wenn die Sonne die Jungfrau durchmißt.[79] Odermennig (*Agrimonia*) empfängt dagegen seinen Blühimpuls etwas früher, um die Sommersonnenwende. Der Stechginster anderseits blüht ganz früh, wenn die Sonne im Zeichen der Fische den Frühlingspunkt überschreitet. Die ›normale‹ Flora blüht mit dem Höhenflug der Sonne, wenn diese die hohen Zeichen, von den Fischen (Frühlings-Äquinox) bis zur Jungfrau (Herbst-Äquinox), überbrückt. In dieser Zeitspanne werden die großen Kräuterfeste gefeiert, angefangen mit dem Mai-Vollmond, dann die Sonnenwende (Johanni) und zuletzt der August-Vollmond (Würzweih).
Gewächse, die mit ihrem Blühen aus diesem jahreszeitlichen Rahmen fallen, verhalten sich arhythmisch; oft handelt es sich bei ihnen um sonderbare Giftpflanzen oder heftig wirkende Arzneipflanzen. Man denke an die Hexenhasel (*Hamamelis*), die im Februarschnee schon ihre schmalen, gelben Blütenblätter ausrollt, oder die giftige Christrose, die im tiefen Winter ihre Blüten öffnet, oder Pilze, die noch im Spätherbst fleischige Blütenorgane aus dem Moderboden heben. An solchen arhythmischen Gewächsen war Edward Bach nicht interessiert. Er benötigte die ›normalen‹ Pflanzen, die sich harmonisch, im Einklang mit dem Sonnengang entfalten und gegen Hochsommer die gestaltenden Kräfte aufnehmen.

Planetencharaktere der Blüten

Die alte Himmelskunde beschränkte sich jedoch nicht nur auf die Einflüsse der zwölf Tierkreisregionen. Jedem der sieben Planeten wurde eine spezifische Blütenform und -farbe zugeschrieben, die dann mit den das jeweilige Gestirn kennzeichnenden seelischen Regungen und animalischen Trieben assoziiert wurde. Dies sind Qualitäten, die man an Erscheinung, Haltung und Gebaren der Blüte ablesen kann. Saturnblüten sind z. B. ent-

weder unscheinbare Gebilde, wie die bitteren, aschegrauen Beifußrispen, oder sie leuchten himmelsblau, wie das Vergißmeinnicht oder der Enzian. Die entsprechende Gemütslage läßt sich als mürrisch, verhärtet und schwermütig (vgl. *Blues*) beschreiben, oder im positiven Sinn als abgeklärt und illusionslos. Jupiterblüten, egal zu welcher Pflanzenfamilie sie gehören, prangen goldgelb bis orange; die jupiterhafte Seelenstimmung ist jovial-fröhlich, großzügig, weise oder auch eitel und verschwenderisch. Marsblüten, knallig und feuerrot, passen zum Mars-Charakter, der sich aggressiv, stolz und ungestüm, aber auch mutig und entschlossen zeigt. Auf diese Weise geht es, wie wir sehen werden, die ganze Planetenleiter hinunter, bis zum Mond mit seiner launenhaften, wankelmütigen und passiv-empfänglichen Seelenstimmung und den ihm entsprechenden blassen, weiß bis lilafarbenen Infloreszenzen.
Auch die vier Elemente haben Schwingungen, deren Ausdruck man in der Pflanze sowie in der Psyche ablesen kann. In dem seit dem klassischen Altertum bekannten System der Temperamente wird das Erdelement, wenn es zu stark wirkt, für ein depressives, melancholisches Temperament verantwortlich gemacht; der Pflanze gibt es Massigkeit und treibt die Wurzel- und Holzbildung voran. Wasser unterstützt das Sprießen und Sprossen der Pflanzen und macht den Menschen, wenn es dominiert, phlegmatisch. Das Luftelement treibt die Blüten hervor und verleiht dem Menschen ein sanguinisches Temperament. Feuer läßt die Saat reifen und bringt im Menschen den Choleriker hervor.

In seiner 1933 erschienenen Schrift ›Zwölf Heiler‹ schreibt Bach: »Grundsätzlich gibt es zwölf ursprüngliche Persönlichkeitstypen, und von jedem einen positiven und einen negativen Aspekt. Diese Persönlichkeitstypen zeigt uns der Mond, je nachdem, in welchen Zeichen des Tierkreises er sich zur Stunde der Geburt aufhielt, (...) die Gefahren der Einmischung finden wir in den Planeten. Aber die Astrologen heben die Planeten zu sehr hervor; wenn wir bei unserer Persönlichkeit bleiben, uns selbst treu

sind, dann brauchen wir uns nicht vor planetaren oder äußeren Einflüssen zu fürchten. Die Heilmittel helfen uns, zu unserer Persönlichkeit zu stehen.
Nur in den frühen Stadien unserer Evolution werden wir direkt von einem oder mehreren Planeten unterstützt oder bestimmt. Wenn wir einmal Liebe entwickeln, das heißt die echte Nächstenliebe, werden wir frei vom Einfluß der Sterne, frei von der Schicksalslinie, und steuern unser Schiff selbst, was auch immer geschehe.«[80]

Bach war sich also dessen voll bewußt, daß seine ›zwölf Heiler‹ mit den Sternzeichen zusammenhängen und daß der Mond bei der Persönlichkeitsentwicklung eine starke Rolle spielt.[81] Für Paracelsus und die alten Ärzte waren solche Beziehungen zwischen den Sternen, Planeten, Gemütszuständen und den jeweiligen Heilpflanzen selbstverständlich. Noch Nicholas Culpeper richtete seine berühmte Kräutertherapie ganz nach den Signaturen der sieben Planeten und der zwölf Tierkreiseinflüsse aus.
Aber noch im gleichen Jahr, in dem die oben zitierte Schrift erschien, schrieb Bach an seine Freunde: »Ich bin etwas vorsichtig, was Astrologie betrifft.« Er scheute sich davor, allzusehr zu theoretisieren; ihm ging es in erster Linie um seine Heilmittel, die den Leidenden helfen sollten, und er wollte »mit nichts Dogmatischem in Verbindung gebracht werden, solange man nicht sicher ist«. Denn »die exakte Plazierung von Sternzeichen, Planeten und körperlichen Systemen« sei »im Augenblick noch nichts Gewisses«.[82] In dem Fragment ›Eine Geschichte des Tierkreises‹, das er im folgenden Jahr entwarf, heißt es nur noch: »Die weisen Brüder der Menschen, die vor langem die freudige Nachricht von den Sternen empfingen, gingen aus, die Kräuter zu suchen, die wahren Freunde der Menschen, die Kräfte bargen zur Heilung, und sie fanden die ›Zwölf Heiler‹.«[83]
Metaphysische Verbindungen zwischen Heilpflanzen-, Sternen- und Menschenseelen! Von der neuen, ganzheitlichen Medizin werden derartige Gedanken wieder ernst genommen und neu

verstanden. Der an der Universität Berkeley (Kalifornien) lehrende Ethnomediziner Richard Grossinger kommt zu dem Schluß, daß die Wirklichkeit der Schöpfung gleichzeitig in der Natur und in der Psyche existiert. »(...) Arzneimittel kommen aus der Seele, aber einer Seele, die ausgedehnt und kollektiv ist, und in deren Sinn auch die Strukturen botanischer und zoologischer Formen eingeschlossen sind, auch wenn diese außerhalb der begrenzten Geistseele des Organismus zu liegen scheinen.«[84] Alles ist mit allem verbunden, meint er, und der Impuls, der die Blüte entstehen ließ, läßt unter anderen ›Matrix-Voraussetzungen‹ auch ein Krankheitssymptom, ein Virus, eine Phobie oder einen Kunststil entstehen. Damit schließt sich der Kreis. Edward Bach hat für seine außergewöhnliche Entdeckung nicht nur die Rückendeckung der alten Kräuterärzte, sondern auch die der modernen holistischen Medizin-Theoretiker.

9. Wasser und Sonne

Unter den Weisheitsschätzen, die in Märchen und Sagen verborgen liegen, findet man immer wieder die Gleichung: *Sonne + Wasser = Gesundheit.* Die Inder erzählen vom wilden Gott *Shiva,* dessen Glut alles, was sie berührt, zu Asche werden läßt. Wenn er das Pflanzengrün berührt, flammt es in Blütenfarben auf und wird zu vegetabiler Asche (Samen). Aus seinem Haarschopf jedoch entspringt die *Ganga,* der heilige Fluß, der alles, was er mit seinem Wasser benetzt, zu neuem Leben erweckt. *Shiva* und *Ganga* verkörpern die Polarität Feuer und Wasser. Wenn sie einander in Liebe begegnen, wenn der hitzige Lichtstrahl die kühlen Gewässer befruchtet, wird *Skanda,* der universelle Heilbringer und Dämonentöter geboren.

Bei den Kelten galt der Sonnengott *Belenos* als Schutzherr der heiligen heilenden Quellen, der Lebensbrunnen, die der weißen Göttin eigen waren. Die Griechen huldigten dem gleichen Mysterium, indem sie den Sonnengott Apollo, dessen Pfeile töten sowie heilen können, als Hüter der Heilquellen anerkannten.

Lange war es Brauch der Germanen und Kelten, bei Sonnenaufgang Jungfrauen oder Jünglinge zu reinen Quellen zu schicken, in die sie Blumen als Opfer warfen und das *Heilwag* schöpften – ein Brauch, der sich im Osterwasserholen bis heute erhalten hat.[85] Wie ihre gallischen Vorfahren holen südfranzösische Bauern noch immer ›Sonnenwasser‹ zur Sonnenwende, besprengen Wohnhaus, Stall und Scheune damit und geben den kranken Menschen und Tieren davon zu trinken.[86]

»Dem Wasser entspringt das Leben; Wasser ist das Heilmittel für unseren Geist.« Diesem Wort ihrer ältesten heiligen Schrift (*Rig Veda*)[87] sind noch immer die vielen Millionen Inder treu, die in den von der aufgehenden Sonne vergoldeten Flüssen und Teichen ihr morgendliches Bad nehmen. Dabei tauchen sie dreimal

unter und reichen, die Hände zur Schale geformt, der Sonne und den Ahnen das segensreiche Naß. Das Untertauchen stellt eine Rückkehr zum vorstofflichen Zustand dar, eine Berührung mit Sphären jenseits von Raum und Zeit.
Ehrfurcht vor dem Wasser findet der Ethnologe in allen traditionellen Kulturen: Quellen, Flüsse, Seen und sakrale Kessel (im übertragenen Sinn) gelten überall als Zugang zur ›Anderswelt‹, als Orte der Reinigung, Heilung und Wiedergeburt. Überlieferungen dieser Art bezeugen die wunderbare Natur des Wassers, besonders wenn es mit der Sonne in Verbindung gebracht wird. Was naturwissenschaftliche Untersuchungen zu Tage bringen, ist aber nicht minder wunderbar.

Das Gedächtnis des Wassers

Schon auf molekularer Ebene ist Wasser eine äußerst ›lebendige‹ Substanz. Sauerstoff- und Wasserstoffatome bilden zwar eine feste, aber unglaublich unruhige, erregte Bindung. Ein ständiges Aufeinanderstoßen, Verbinden und Wiederauseinanderbrechen elektrisch geladener Teilchen vollzieht sich in jedem Wassertröpfchen, in einer Größenordnung von Milliarden von Bewegungen pro Sekunde. Ob innerhalb der Zellflüssigkeit oder im Regenbogen, dauernd fluktuiert das Wassermolekül zwischen Pyramidenform (Sechseck) und Kugelform, und das innerhalb einer millionstel Sekunde. Das ständige Streben zum Kugelhaften oder zum Sechseck basiert auf dem unstabilen 104,5°-Winkel, den Wasserstoffatome und Sauerstoffatome zueinander bilden. Bei einer Temperatur unter 0° überwiegt die Tendenz zum Sechseck, über 0° zur Kugelform. Aber weder im kochenden Teekessel noch im arktischen Eis ist eine endgültige Form erreicht: Immer findet das Vibrieren, der unaufhörliche mikroskopische Wirbeltanz statt.[88] Wissenschaftler sprechen daher von der ›offenen Struktur‹ des Wassers – eine Eigenschaft, die es dem Wasser erlaubt, andere Elemente zu tragen und zu lösen.

Mit beinahe allem, mit dem es in Berührung kommt, verbindet sich das Wasser. Daher kann es völlig reines Wasser in der Natur nicht geben. Die einfache Berührung mit Gas oder Luft ›verunreinigt‹ es, und – das muß man hinzufügen – beeinflußt und verändert seine Schwingungen. Schon die Sonneneinstrahlung beschleunigt das Vibrieren und Schwingen der Wassermoleküle. Gierig nimmt das Wasser Kohlendioxid, Sauerstoff und Wärme auf und wird damit zum Träger des Lebens. Die ›Haut‹ des Wassers (Oberflächenspannung, Fähigkeit, Blasen zu bilden) scheint wie ein Vorbild für die ersten Zellmembranen der ersten primitiven Einzeller. Beide, die Wasserblase wie auch die Zelle, sind für andere Moleküle halb durchlässig (semipermeabel) – eine Eigenschaft, die das Grundphänomen des Stoffwechsels ermöglicht.
Treffend bezeichnet der Wasserforscher Theodor Schwenk die Flüssigkeit als das ›Sinnesorgan der Natur‹.[89] Der Dichter Novalis nennt es das ›sensible Chaos‹. Es ist das ›beeindruckbare Medium‹ schlechthin: da es keine Eigengestalt hat, nimmt es jede ihm gebotene Gestalt an. Nicht nur Wärme, gelöste Mineralien und Luft nimmt es auf, sondern es ist auch durchlässig für Licht und sogar sensibel für ferne Gestirnkonstellationen, Mond- und Sonnenfinsternis. Labortechniker müssen feststellen, daß bei Vollmond Wasser schwerer zu sterilisieren ist. Ihre feinen Instrumente haben sogar Ebbe und Flut in der Retorte messen können.
Theodor Schwenk berichtet von Experimenten, die eindeutig beweisen, daß die Empfindsamkeit des Wassers gegenüber kosmischen Einflüssen durch rhythmisches Rühren oder Verschütteln gesteigert werden kann. Durch dieses Potenzierungsverfahren kann man sozusagen das Wasser mit den Sterneneinflüssen ›programmieren‹. Man verschüttelt beispielsweise jeden Tag eine gewisse Menge Wasser und notiert gleichzeitig alle wichtigen astronomischen Daten (Konstellationen, Mond- und Sonnenstellung). Dieses so präparierte Wasser kann man, wenn man es nicht weiter bewegt oder dem Licht aussetzt, auch längere Zeit aufbewahren. Mit dem Wasser, das jeweils an verschiedenen Tagen aufgeschüttelt wurde, begießt man nun Weizenkörner oder andere

Sämereien und notiert dabei die Keim- und Wachstumsgeschwindigkeiten, die Wachstumslängen zwischen den Knoten und andere Merkmale. Charakteristischerweise stellt sich heraus, daß jede Konstellation ihren Einfluß ausübt. Wasser, das während des Vollmondes verschüttelt wurde, regt die Keim- und Wachstumsfreudigkeit der damit begossenen Pflänzchen an; Wasser, welches während einer Sonnenfinsternis präpariert wurde, bremst dagegen das Gedeihen der Gewächse.[90]
Daß das Rühren und Schütteln das flüssige Medium für die ihm beigemischten Stoffe aufnahmefähiger macht, wußten schon die Salbenmacher des pharaonischen Ägypten. Stundenlang rührten sie ihre Salben und Präparate in bestimmten Rhythmen, in Einklang mit bestimmten Sternenkonstellationen, Sonnen- und Mondstellungen. Nicht anders verfuhren die taoistischen Alchemisten Chinas oder die ayurvedischen Ärzte beim Herstellen verschiedener Arzneien. Aber tut das nicht auch jede gute Hausfrau, wenn sie mit Liebe für ihre Familie kocht?
Samuel Hahnemann hatte das Potenzierungsverfahren für die Heilkunde wiederentdeckt. Zwar ließ er die astrologische Dimension außer Betracht, aber er erkannte, daß rhythmisches Schütteln die im Stoff gebannten dynamischen Kräfte löst und auf das Wasser überträgt, also das feste ›Gewordene‹ wieder in den ›werdenden‹ Zustand bringt. Da nun jede lebende Zelle des Körpers ebenfalls zu ca. 50–90 % aus Wasser besteht, ist es nachvollziehbar, daß sich die in das Wasser programmierten dynamischen Kräfte auf den Menschen (oder auf Tiere und Pflanzen) übertragen lassen. Hahnemanns Erfolge scheinen diese Annahme zu bestätigen. Es ist, als besitze das flüssige Medium ein ›Erinnerungsvermögen‹, als blieben die Schwingungen der beigegebenen mineralischen, tierischen oder pflanzlichen Stoffe (oder die Wirkungen der jeweiligen Sternenkonstellationen) potenziell erhalten, auch wenn die Verdünnung so stark ist, daß nichts Stoffliches mehr zu finden ist, oder die Konstellation schon längst nicht mehr wirksam ist. Die Wahrscheinlichkeit dieser Vermutung belegen eine Reihe verschiedener Experimente, die

u. a. mit Raman-Laser-Spektographie, Chromatographie und sensitiven Kristallisationen durchgeführt wurden, aber von der etablierten orthodoxen Wissenschaft bisher ignoriert werden.
Das bedeutendste Experiment ist wohl die heute noch umstrittene fünfjährige Studie des *Inserm*-Labors aus Clarmart in Frankreich unter der Leitung von Prof. Jaques Benveniste.[91] Benveniste verdünnte im homöopathischen Verfahren bestimmte Anti-Immunglobulin-Antikörper (Anti-IgE Antikörper), die, wenn sie mit basophilen weißen Blutkörperchen in Berührung kommen, eine allergische Reaktion auslösen. Bei den vorgenommenen viertelmilliardenfachen Verdünnungen konnte von den Anti-IgE Antikörpern kein Molekül mehr im Wasser vorhanden sein. Dennoch lösten diese Verdünnungen die typische Immunreaktion aus, als sei ein ›Phantombild‹ des Antikörpers in der Lösung vorhanden. Das aufregende Ergebnis wurde in dem renommierten britischen Wissenschaftsjournal *Nature* publiziert. Da derartige Daten jedoch die Grundmauern des gegenwärtigen Wissenschaftsgebäudes zu erschüttern drohen, wurde das Experiment stärkstens angefochten, wenn auch keinesfalls eindeutig widerlegt.
Eifriges Quirlen, Schütteln und Rühren läßt unzählige Wasserschichten in unterschiedlichen Geschwindigkeiten aneinander vorbeigleiten. Derartige kontinuierliche Reibung erhöht die Rezeptivität des Wassers. Aber auch Sonneneinstrahlung bringt die Wassermoleküle in Bewegung, läßt sie schneller und intensiver vibrieren. Die alten Apotheker stellten deshalb Öle, Alkohole und wäßrige Flüssigkeiten mit Kräuterzusätzen (Johanniskraut, Gundermann usw.) über mehrere Wochen direkt in die Sonne, um ein gutes Heilmittel zu erhalten.

Die Kraft der Sonne

In der großen Natur treibt die Sonne die Meeresströmungen und Wolkenmassen über den Globus hinweg und macht dadurch die Erde belebbar. In den Bäumen zieht das Tagesgestirn – das kos-

mische Herz aller Vegetation – die Säfte von der Wurzel zur Krone und läßt sie wieder herabsickern. Aber auch im Menschen zirkuliert vielfach umgewandelte Sonnenkraft und bewegt die ›Säfte‹. Unter ›Säften‹ – seien es die *Humore* der Griechen, die *Dhatus* der Inder oder das *Ch'i* der Chinesen – verstand man nie bloße körperliche Flüssigkeiten; ihnen haftete immer eine seelische oder gemütshafte Dimension an.
Im winzigen Mikrokosmos der grünen pflanzlichen Zelle vollzieht die Sonnenkraft wahre Wunder alchemistischer Transformationen. Durch das einstrahlende Sonnenlicht werden die lichtempfindlichen Chlorophyllmoleküle auf ein höheres Energieniveau gehoben, und zwar so sehr, daß sich Wasser (H_2O) spaltet. Dabei wird Sauerstoff – die Lebensluft aller Lebewesen – frei, und es entsteht ein Zucker ($C_6H_{12}O_6$).
Schon die ersten Einzeller der Urmeere waren dem Sonnenlicht gegenüber höchst sensibel. Die einzelligen blaugrünen Algen reagieren auf die verschiedenen Wellenlängen des Lichtes.[92] Sie wechseln die Farbe, wenn man sie mit verschiedenfarbigem Licht anstrahlt. Die *Oscillatoria* wird im grünen und blauen Licht rot und bei Rotlicht blau-grün. Die ursprüngliche Lichtempfindlichkeit der Einzeller ist die entwicklungsgeschichtliche Grundlage des sehenden Tierauges, ebenso wie des grünen, photosynthetisierenden Blattes.
Das Blatt ist grün, weil es alle Wellenlängen des Sonnenlichtes absorbiert, mit Ausnahme der grünen. Wenn das Blatt im Herbst abstirbt, kommen auch die anderen Farben zum Vorschein. Blütenblätter, so nahe dem Pol, der Tod und gleichzeitig Erneuerung bedeutet, leuchten mit herrlichen Farben, die unsere Seele erfreuen. Jede Blütenfarbe drückt ein anderes Verhältnis zur Sonneneinstrahlung aus.
Goethe, der die Natur kannte und liebte, nannte die Farben ›das Leiden des Lichtes‹. Das an sich reine Sonnenlicht bricht an der Materie und zerfällt dabei in die Skala sichtbarer Farben. In der Begegnung von Regenwasser und Sonnenlicht leuchtet der Regenbogen auf; seit alters gilt er als Himmelsbrücke. In seinen

›sieben‹ Farben sahen die Alchemisten die Stufen der planetarischen Himmelsleiter, die vom Mond bis zum Saturn zu den Urbildern führt, über die verschiedenen Stufen der Persönlichkeitsentwicklung zum höheren Selbst. Die sieben Stufen und die korrespondierenden sieben Farben begegnen dem Menschen nicht nur in der äußeren Natur, sondern auch als sieben Grundzüge der eigenen Seele: Inneres und Äußeres steht in Beziehung zueinander. Damit schließt sich der Kreis, wieder stoßen wir auf Bereiche, die jenseits von Logik und wissenschaftlicher Methodik liegen und uns dennoch berühren.

Edward Bach, den man mit Recht als ›Genie der Einfachheit‹ bezeichnete, entdeckte, daß das Potenzierungsvermögen der direkten Sonneneinstrahlung das mühsame Schüttelritual der Homöopathen übertrifft. Mit der Sonnenpotenzierung bezog er die Heilmittel wieder in natürliche, kosmische Zusammenhänge ein. Am hellichten Tag, im sommerlichen Hochflug der Sonne, setzte er die blütengefüllten Schalen unmittelbar ihren Strahlen aus und bannte die harmonisierenden, ätherisch-astralischen Blütenschwingungen in das wäßrige Medium. Im Fall der durch die ›Kochmethode‹ aufbereiteten Baumblüten ist es die Ausstrahlung der Sonne vergangener Jahre, die im Holz, Torf oder einer anderen natürlichen Hitzequelle gespeichert ist.[93]

Wie das Wasser und das Sonnenlicht, ist der menschliche Körper kein fester unveränderlicher Gegenstand, kein bloßes ›Ding‹. Pro Sekunde sterben fünf bis sechs Millionen Zellen im Leib und bilden sich neu. Beim Blick ins Elektronenmikroskop lösen sich das Gewebe und die Zellen gänzlich auf und Molekülspiralen werden sichtbar, die wiederum aus Atomen und vibrierenden Elektronenwolken bestehen, die sich ihrerseits im scheinbaren Nichts auflösen.

Bachs Blütenpräparate scheinen auf diesen vibrationellen, feinstofflichen Ebenen zu wirken. Genaugenommen liegt ihre Wirkung auf der Ebene der dahinterliegenden gestaltenden Ideen, der Archetypen. Sie können den Lebensvorgängen, dem ›Ätherleib‹, ordnende Impulse vermitteln und in der Seele die

Erinnerung an die göttliche Harmonie wieder wachrufen. Edward Bach schreibt dazu: »... in Anwesenheit des richtigen Mittels hat die Krankheit nicht mehr Macht als die Dunkelheit in einem Raum, dessen Fenster dem Sonnenlicht weit geöffnet werden.«[94]

»Des Menschen Seele gleicht dem Wasser«, schreibt Goethe.

Dem könnten wir die folgenden Worte von Christian Morgenstern hinzufügen:

»Licht ist Liebe ... Sonnenweben,
Liebes-Strahlung in einer Welt schöpferischer Weisheiten.«

ANHANG

Zuordnung der Bach-Blüten nach planetaren Einflüssen

	Stärkerer Einfluß	*Schwächerer Einfluß*
SATURN	Beech Cerato Chicory Gentian Heather Pine Scleranthus	Clematis Holly Honeysuckle Larch Rock Water Wild Oat
JUPITER	Agrimony Chestnut Bud Gorse Oak Olive Sweet Chestnut Vine Walnut White Chestnut	Beech Cherry Plum Chicory Mimulus Mustard Red Chestnut Wild Oat
MARS	Clematis Holly Hornbeam Red Chestnut Vervain	Centaury Gentian Heather Oak Pine Scleranthus White Chestnut Wild Oat Wild Rose
SONNE	Centaury Mustard Rock Rose Wild Oat Wild Rose	Gorse Holly Vine Walnut

	Stärkerer Einfluß	*Schwächerer Einfluß*
VENUS	Crab Apple Cherry Plum Larch	Vervain Wild Rose
MERKUR	Aspen Elm Honeysuckle Water Violet Impatiens Mimulus	Hornbeam Star of Bethlehem
MOND	Rock Water Star of Bethlehem Willow	Cherry Plum Chestnut Bud Clematis Water Violet Vine

In jeder Pflanze sind alle Planeten bzw. die traditionellen sieben sichtbaren Planeten vertreten; nur so kann das Pflanzenwesen Gestalt annehmen. Ein Planet dominiert jedoch die Erscheinung. In dieser Tabelle werden die primären und die sekundären Einflüsse angegeben, sie stellt jedoch kein absolutes Schema dar. Vielmehr soll lediglich der Blick für solche Zusammenhänge geschärft werden. Unter verschiedenen Autoren bestehen Differenzen bezüglich der Zuschreibung von Planetenzugehörigkeiten, weil hier der Blickwinkel des einzelnen eine Rolle spielt.

Anmerkungen

1 Edward Bach gehört zu jenen Denkern, die den Versuch unternahmen, der institutionalisierten destruktiven Technomanie eine humanere Alternative entgegenzusetzen. Er bewegte sich somit in der Tradition eines H. D. Thoreau oder eines L. Tolstoi, die einen natürlichen und einfachen Lebensstil propagierten, eines Gandhi, der die Gewaltlosigkeit predigte, und eines E. F. Schumacher, der den Begriff der sanften Technologie prägte.

2 Beim Paradigmawechsel wird der Rahmen eines Systems gesprengt, so daß völlig neue Bezugsfelder auftauchen. Der sich gegenwärtig vollziehende Paradigmawechsel in der Medizin beinhaltet den Wandel von einem reduktionistisch-mechanistischen Bild des Lebens hin zu einer ganzheitlichen Anschauungsweise, welche auch die geistige und seelische Dimension, die Innenwelt sowie die Umwelt mit einbezieht.

3 Edward Bach selbst mußte darum kämpfen, die Einfachheit der Methode und damit ihre Wirksamkeit zu erhalten. Im Sog seiner ersten großen Erfolge wurden weitere Bach-Blüten ›erfunden‹, veränderte Herstellungsverfahren ›mittels modernster Technik‹ entdeckt, brachten ›Durchsagen von drüben‹ neue Zuordnungen zu körperlichen Krankheitssymptomen. Einen Monat vor seinem Tod, im Oktober 1936, schrieb Bach im Bewußtsein dieses Problems an seinen Mitarbeiter Victor Bullen: »Es ist ein Beweis für den Wert unserer Arbeit, daß materielle Kräfte auf den Plan treten, welche versuchen, sie zu verzerren oder zu entstellen. Denn Entstellung ist die mächtigere Waffe als Zerstörung. Der Mensch wollte freie Entscheidungsmöglichkeit, Gott hat sie ihm gegeben. Deshalb muß der Mensch immer wieder die Wahl haben. Sobald ein Lehrer sein Werk der Welt übergibt, muß eine entstellte Version desselben entstehen.«

4 Nora Weeks, *Edward Bach,* München: Hugendubel, 1988, S. 27.

5 Wolf-Dieter Storl, ›Friedenspfeife mit dem Pflanzengeist‹ in *Esotera* 7/87, S. 50.

6 Vgl. Holger Kalweit, *Die Welt der Schamanen,* Frankfurt a. M.: Fischer, 1988, S. 97.
7 Vgl. Wolf-Dieter Storl, ›Krach um Marias Kräuterkunde‹ in *Esotera* 10/86, S. 18.
8 Maria Treben, *Gesundheit aus der Apotheke Gottes,* Steyr: Ennsthaler, 1980, S. 10.
9 Vgl. Wolf-Dieter Storl, ›Zurück zu den Wurzeln‹ in *Esotera* 4/87, S. 26.
10 Johann Wolfgang Goethe, *Faust:* Der Tragödie erster Teil, Stuttgart: Reclam, 1986, S. 31.
11 Vgl. Weeks, S. 32.
12 Vgl. Edward Bach, ›An Effective Method of Preparing Vaccinces for Oral Administration‹ in *The Medical World,* Jan. 1929; Übers.: ›Eine effektive Methode zur Herstellung oral zu verabreichender Vakzine‹ in *Dr. Edward Bach, Gesammelte Werke,* Grafing: Aquamarin, 1988, S. 225–231.
13 Vgl. Edward Bach, ›The Relation of Vaccine Therapy to Homoeopathy‹ in *British Homoeopathic Journal,* April 1920; Übers.: ›Vakzinetherapie und Homöopathie‹ in *Gesammelte Werke,* S. 269–280.
14 Edward Bach, ›The Problem of Chronic Disease‹, Vortrag beim Internationalen Homöopathie-Kongreß, 1927; Übers.: ›Das Problem der chronischen Krankheit‹ in *Gesammelte Werke,* S. 247–257.
15 Vgl. Wolf-Dieter Storl, *Vom rechten Umgang mit heilenden Pflanzen,* Freiburg i. Br.: Bauer, 1986, S. 30.
16 Vgl. Birgit Heyn, *Die sanfte Kraft der indischen Naturheilkunst,* München: Goldmann, 1987, S. 110.
17 Vgl. Rudolf Steiner, *Geisteswissenschaft und Medizin,* Dornach: Rudolf-Steiner-Nachlaßverwaltung, 1961, S. 84.
18 Vgl. Storl, *Vom rechten Umgang,* S. 26.
19 Vgl. Edward Bach, ›The Rediscovery of Psora‹ in *British Homoeopathic Journal,* Jan. 1929; Übers.: ›Die Wiederentdeckung der Psora‹, *Gesammelte Werke,* S. 233–245.
20 Vgl. Weeks, S. 41.
21 In präkambrischen Gesteinsformationen aus Swaziland haben Bakterien schon vor 3,4 Milliarden Jahren ihre Spuren hinterlassen. In Grönland hat man Prokaryoten (Bakterien und Blaualgen) in Schichtgestein gefunden, das auf 3,8 Milliarden Jahre datiert werden konnte. Natürlich sind die Anfänge des Lebens noch älter.

22 Vgl. Jean-Marie Pelt, *Das Leben der Pflanzen,* Düsseldorf/Wien: Econ, 1982, S. 45.

23 Vgl. Wolf-Dieter Storl, *Feuer und Asche, Dunkel und Licht,* Freiburg i. Br.: Bauer, 1988, S. 179.

24 Heyn, S. 109.

25 Steiner, S. 85.

26 Gemäß der indischen Naturlehre ist jede Pflanze Ausdruck der göttlichen Trinität. Und zwar offenbart sich Brahma, der Schöpfer, in den lebenskräftigen Wurzeln, Vishnu, der Erhalter, in Blatt und Stengel, und Shiva, der Zerstörer, in der Blüte, wo die Pflanze das Ende ihres Daseins erreicht.

27 Im Mittelalter und in der Renaissance gab es ähnliche Denkansätze, aber sie fanden in der heutzutage kaum mehr verständlichen Sprache der Astrologie und Alchemie Ausdruck. Man glaubte, daß die *sieben* (mit nacktem Auge sichtbaren) Planeten alles irdische Geschehen im Menschen und in der Natur, von der physischen Gestalt bis zum Seelenleben, prägen. Im wechselnden Reigen ändern sich die Zustände, je nach Planeteneinfluß. So keimt z. B. der Same, wenn er dem wäßrigen Mond ausgesetzt ist, schießt rasch empor im Merkur, gewinnt die Senkrechte durch die Sonne, blüht unter dem Einfluß von Venus und Mars, reift zur süßen Frucht unter Jupiter und vergeht als Asche im trockenen Saturn. Da man in Korrespondenzen dachte, hatten diese Vorgänge auch ihre Entsprechungen im Menschen. Zuständig für die Verdauung waren vor allem Mars (Hitze) und Saturn (Asche und Ausscheidung). Zum Mars zählte man auch solche seelische Regungen wie Wut und Zorn, zum Saturn Melancholie (Depression), Furcht und Kummer. Um diesen negativen Zuständen, die sich ja auch auf die Verdauung auswirken, Abhilfe zu schaffen, suchte man nach Pflanzen, die die Signatur des jeweiligen Planeten trugen. Man achtete dabei vor allem auf die Blüte, aber auch Geschmack, Wirkung und andere Kriterien spielten bei der Wahl eine Rolle. Scharfe, rote Gewürze, die das Verdauungsfeuer anregen, unterstanden dementsprechend dem Mars. Bittere, blaublühende Kräuter, wie der Enzian oder die Wegwarte, gehörten dem Saturn und sollten den Stuhlgang verbessern und die Melancholie vertreiben. Heute wissen wir, daß diese Beobachtungen korrekt waren; über autonome Reflexe, die von der Zunge ausgehen, regen diese Pflanzen die Se-

kretionen des Magens, Zwölffingerdarms, der Galle und der Bauchspeicheldrüse an.

28 Vgl. Weeks, S. 49.

29 Es handelt sich selbstverständlich nicht um Wesen, die sich dem objektivierenden, analytischen Bewußtsein kundtun. Ihre Erscheinung hängt vielmehr von dem Zusammenwirken von Naturenergien (Kraftfeldern) und der bildschaffenden Fähigkeit (Imagination) der menschlichen Seele ab.

30 Vgl. Rupert Sheldrake, *Das schöpferische Universum,* München: Meyster, 1983, S. 108 f. Sheldrake erkennt die ›morphischen Einheiten‹, die Raum und Zeit überspringen können und sich in Nachkommen derselben Art neu manifestieren, als Formen der Energie: »Ein System reagiert mit Schwingungen auf ein Spektrum von Frequenzen, die seiner eigenen natürlichen Frequenz mehr oder weniger entsprechen.«

31 Edward Bach, ›Some Fundamentals of Disease and Cure‹ in *The Homoeopathic World,* 1930; Übers.: ›Einige fundamentale Überlegungen zu Krankheit und Heilung‹, *Gesammelte Werke,* S. 199–217.

32 Vgl. Wolf-Dieter Storl, ›Hexenkräuter wirken wirklich‹ in *Esotera* 12/88, S. 56.

33 Maurice Mességué, *Von Menschen und Pflanzen,* Frankfurt/M./Berlin: Ullstein, 1988, S. 11.

34 Rudolf Steiner differenziert die vom Kosmos und Standort einwirkenden Kräfte: Die untersonnigen Planeten (Mond, Merkur, Venus), vermittelt durch den Kalk im Boden, Luft und lokales Klima, wirken stoff- und substanzbildend in der Vegetation. Die obersonnigen Planeten (Mars, Jupiter, Saturn) bewirken, mittels der Strahlkräfte des Kiesels im Boden, die unwägbaren Eigenschaften (Qualität, Aroma, Farbe) in den Pflanzen.

35 Vgl. Weeks, S. 55.

36 G. W. Surya, *Die verborgenen Heilkräfte der Pflanzen,* Freiburg i. Br.: Bauer, 1978, S. 81.

37 Vgl. Storl, *Vom rechten Umgang,* S. 387.

38 Vgl. Christian Rätsch, *Indianische Heilkräuter,* München: Diederichs, 1987, S. 43.

39 Weeks, S. 57.

40 Edward Bach, ›Heile Dich selbst‹ in *Blumen, die durch die Seele heilen,* München: Hugendubel, 1980, S. 103–169.

41 Die meisten Geräte und Praktiken des bäuerlichen Handwerks sind keltischen Ursprungs, z. B. der Wende- und Räderpflug, die Brache, das Düngen mit Kalk und kompostiertem Stallmist, die Sense, das Dreschen auf der Tenne, der vierrädrige Wagen mit Speichenrädern und Eisenfelgen, in Holz gespannte Sägen, Holzschrauben, Bierfässer, Web- und Schmiedetechniken. Keltischen Ursprungs sind Eßgewohnheiten mit Vorliebe für Bier und Schweinebraten, Brei und Milch, Butter und Käse; Kleidungssitten, wie das Tragen von Hosen für das männliche Geschlecht und bunte Röcke und Kleider für das weibliche; Bauweisen, wie Fachwerkbauten auf Steinbruchfundament mit Reitdach; die Dorf- oder Hoflinde (in der der Sippengeist wohnt) und vieles mehr, das uns alltäglich scheint.

42 Vgl. Wolf-Dieter Storl, ›Der Druide‹ in *Esotera* 12/86, S. 50.

43 Vgl. Jean Markale, *Die Druiden,* München: Dianus-Trikont, 1985, S. 84.

44 Vgl. Alwyn und Brinley Rees, *Celtic Heritage,* New York: Thames and Hudson, 1961, S. 345.

45 In Ländern, in denen der keltische Einfluß noch stark ist, feiert man dieses Fest als *Halloween.* Kinder, als arme Seelen und Gespenster verkleidet, treiben Schabernack und bitten um Äpfel und Nüsse – keltische Symbole der Unsterblichkeit.

46 Vgl. Lancelot Lengyl, *Das Geheime Wissen der Kelten,* Freiburg i. Br.: Bauer, 1985, S. 320.

47 Vgl. Nicolai Tolstoy, *Auf der Suche nach Merlin,* München: Diederichs, 1987, S. 123.

48 Aus: *Yr Awdil Vraith,* Peniardd Handschriften; dieses und die folgenden Zitate aus den Werken des walisischen Barden Taliesin werden zitiert in: Robert von Ranke-Graves, *Die weiße Göttin,* Reinbek: Rowohlt, 1985.

49 Weeks, S. 13.

50 Vgl. R. Graves, S. 45. Graves ist der Ansicht, es müßten neun Blüten – die Zahl der Vollkommenheit – gewesen sein, darunter Kornrade, Bohne, Nessel, Stechapfel, Kastanie und Weißdorn.

51 Die hier wiedergegebene Geschichte über die Entstehung des weisen Taliesin folgt im wesentlichen der Darstellung von Robert von Ranke-Graves.

52 Rudolf Meyer, *Zum Raum wird hier die Zeit,* Frankfurt a. M.: Fischer, 1985, S. 66.

53 Vgl. Rudolf Meyer, *Die Weisheit der deutschen Volksmärchen,* Frankfurt a. M.: Fischer, 1985, S. 95.

54 Vgl. Meyer, *Zum Raum wird hier die Zeit,* S. 307.

55 Weeks, S. 113.

56 Die hier wiedergegebene Sage folgt im wesentlichen der Darstellung in David Conway, *The Magic of Herbs,* New York: Dutton, 1976.

57 Da die Elfen einer heidnischen Welt angehören, fliehen sie vor Weihwasser. In der walisischen Legende des heiligen Collin vertreibt dieser die ganze Feenwelt durch Besprengung mit Weihwasser, worauf sich all die herrlichen Edelsteine, Teppiche, Speisen und Behälter im Elfenpalast in einfache Blätter, Kräuter und Pilze verwandeln.

58 Vgl. Willy Schrödter, *Pflanzengeheimnisse,* Kleinjörl: Schroeder, 1981, S. 214.

59 Vgl. Storl, *Vom rechten Umgang,* S. 382. Die Esoteriker glauben zu wissen, daß schon die alten Atlanter Zugang zu diesem grünen Geheimnis hatten. Der Schriftsteller Bulwer-Lytton nennt die Kraft, die ein Kornfeld hochwachsen läßt, ›Vril‹-Kraft. Die Atlanter nutzten diese Kraft, um zu schweben und durch die Lüfte zu fliegen, ohne dabei grobe, von fossilen Energiestoffen getriebene Maschinen bauen zu müssen. Vom Standpunkt der vergleichenden Ethnologie könnte man fragen, ob es sich bei diesen, von Samenkraft getriebenen ›odischen Flugmaschinen‹ nicht etwa um psychedelisch wirkende Samen, wie *Ololiuqui* oder Bilsenkraut gehandelt haben könnte.

60 Vgl. Pelt, *Das Leben der Pflanzen,* S. 116.

61 Vgl. P. Tompkins und C. Bird, *Das geheime Leben der Pflanzen,* Frankfurt a. M.: Fischer, 1988, S. 14.

62 Vgl. Rudolf Steiner, *Erde und Naturreiche,* Stuttgart: Freies Geistesleben, 1980, S. 128.

63 Hildegard von Bingen schreibt: »In der gesamten Schöpfung sind Heilkräfte verborgen, die kein Mensch wissen kann, es sei ihm nicht von Gott offenbart worden.« G. Hertzka und W. Strehlow, *Handbuch der Hildegard-Medizin,* Freiburg i. Br.: Bauer, 1987, S. 19.

64 Robert de Fluctibus (Robert Fludd), *Exercitatio in Fluddanum Philosophiam,* Paris: 1630, S. 220.

65 Vgl. Wolf-Dieter Storl, *Der Garten als Mikrokosmos,* Freiburg i. Br.: Bauer, 1988, S. 182.

66 Vgl. Stefan Kappstein, *Das Buch vom Ginseng,* Bern: Morzsinay, 1980, S. 78 f.

67 »Wer zu Riemeringen (Elsaß) in der Christnacht schweigend in den Hopfengarten geht, sieht mit dem Schlag Zwölf saftige Hopfensprossen aus der Erde kommen, die aber sogleich wieder verschwinden.« Anton v. Perger, *Deutsche Pflanzensagen,* Stuttgart-Oehringen: Schaber, 1864, S. 222. Bei einer jahreszeitlichen Zeremonie der Hopi erscheint die Deva der Maispflanze in ähnlicher Weise. Aus einem Samenkorn wächst sie zur vollen Reife innerhalb von Sekunden und gibt Vorschau auf die kommende Ernte.

68 Hellseher und die Schamanen der Naturvölker kennen sich in der ›Anderswelt‹ aus, die sie seit Jahrtausenden erforschen. Auf der untersten Ebene begegnen ihnen die Elementarwesen, die die Erde (Gnome), das Wasser (Undinen, Nixen), die Luft (Sylphen) und die Wärme (Feuergeister, Salamander) beleben. Es folgen höhere Bereiche, sieben bis neun an der Zahl, in welchen verschiedene Devas oder Götter leben. Islamische und christliche Philosophen des Mittelalters benannten diese Stufen nach den sichtbaren Planeten, und zwar in der Reihenfolge: Mond, Merkur, Venus, Sonne, Mars, Jupiter, Saturn. Darüber hinaus strahlen vom Fixsternhimmel, der das Eine, das göttliche Mysterium wie ein Juwelenmantel umhüllt, die Urbilder herab. Zwölffach gegliedert durch den Tierkreis, wirken auch die Pflanzen-Archetypen aus diesen Regionen, während die Seelen der Pflanzen mit dem Reigen der Wandelsterne verbunden sind. Nur die lebendigen Pflanzenleiber, die uns und alle anderen Lebewesen erhalten und ernähren, sind an den Erdboden gefesselt. Aus dieser Sicht ist es also ein Aberglaube zu meinen, daß jede einzelne Pflanze eine Einzelseele hat – man könnte ebensogut vom Seelenleben eines einzelnen Haares oder Zahnes sprechen. Das schließt jedoch nicht aus, daß die Pflanze auf liebevolle Pflege anspricht, ein Bindeglied zur kosmischen Pflanzenseele darstellt. Oft sind es Naturgeister, die sich mit einer Pflanze bzw. einem alten Baum verbinden, um mit Menschen eine persönliche Verbindung einzugehen.

69 Vgl. Steven Darian, *The Ganges in Myth and History,* Honolulu: UP of Hawaii, 1978, S. 52.

70 Vgl. R. Solecki, ›Shanidar IV, a Neanderthal Flower Burial in Northern Iraq.‹ in *Science* 190, 1975, S. 880.

71 Bei den mehrjährigen Gewächsen ist es kaum anders; die vielen Knospen, die sie nach jedem Vegetationszyklus im holzigen Geäst hinterlassen, entsprechen den Samenkörnern in der Erde. Rudolf Steiner nennt dementsprechend das Holz der Bäume ›aufgestülpte Mondenerde‹. Vgl. Rudolf Steiner, *Landwirtschaftlicher Kursus,* Dornach: Rudolf Steiner, 1975.

72 Vgl. Wilhelm Pelikan, *Heilpflanzenkunde I,* Dornach: Philosophisch-Anthroposophischer Verlag, 1958, S. 154.

73 Vgl. Pelt, *Das Leben der Pflanzen,* S. 149.

74 Vgl. Storl, *Der Garten als Mikrokosmos,* S. 230.

75 W. Schad und E. Schweppenhäuser, *Blütenspaziergänge,* Frankfurt a. M.: Fischer, 1986, S. 93.

76 Edward Bach schreibt: »Krankheit zeigt an, daß es Schwächen in der Persönlichkeit gibt, die die Seele sich zu beseitigen bemüht, weil sie nicht dem Entwicklungsstand dieses Menschen entsprechen.« ›Some Fundamental Considerations of Disease and Cure.‹ 1930; Übers.: ›Einige fundamentale Überlegungen zu Krankheit und Heilung‹, *Gesammelte Werke,* S. 204.

77 W. I. Thompson, *Der Fall in die Zeit,* Reinbek: Rowohlt, 1987, S. 170.

78 Pflanzenform und -geometrie strahlt von den Fixsternen; Pflanzenbewegung, -farbe und -zeitverhalten von den Planeten. Vgl. Steiner, *Erde und Naturreich,* S. 128.

79 Die Angaben beziehen sich nicht auf die astrologische, sondern auf die tatsächliche astronomische Stellung, wie sie dem nackten Auge erscheint.

80 Edward Bach, ›Zwölf Heiler‹ in *Gesammelte Werke,* S. 113 f.

81 Die Verbindung zwischen dem Mond und mentalen Vorgängen kommt in allen indogermanischen Sprachen zum Ausdruck. Es zeigt sich z. B. im Englischen *mind* und *mood* (Laune), im Sanskrit *manas* (Verstand) oder auch im deutschen *Laune* (lat. *Luna* = Mond). In der indischen Mythologie erscheint der Mond als Herr der Heilpflanzen (*Aushadipati*), der berauschenden Getränke und bestimmter Gemütslagen.

82 Bach, *Gesammelte Werke,* S. 40 f.

83 Ebd. S. 43.

84 Richard Grossinger, *Wege des Heilens,* München: Kösel, 1982, S. 252 f.

85 Vgl. Jacob Grimm, *Deutsche Mythologie,* Bd. I., Frankfurt a. M./ Berlin: Ullstein, 1981, S. 487.

86 Vgl. H. Fillipeti und J. Trotereau, *Zauber, Riten und Symbole,* Freiburg i. Br.: Bauer, 1987, S. 119.

87 Zit. nach D. Chakravorty, *L'Hindouisme Complet et Bénarès son Centre,* Varanasi: Divine Printers, 1984, S. 96.

88 Vgl. Rutherford Platt, *Wasser: Substanz des Lebens,* Tübingen/ Stuttgart: Wunderlich, 1971.

89 T. Schwenk, *Das Sensible Chaos,* Stuttgart: Freies Geistesleben, 1980, S. 63.

90 Vgl. ebd. S. 64. Ähnliche bedeutsame Experimente wurden von L. Kolisko durchgeführt. Vgl. L. Kolisko, *Agriculture of Tomorrow,* London: Kolisko Archives, 1939.

91 Vgl. B. Arnall und C. Casteris, ›The Great Homeopathy Debate‹ in *East/West Journal,* Febr. 1989, S. 43.

92 Vgl. Platt, S. 108.

93 Die Bäume und deren Holz werden ebenfalls den Planeten zugeteilt, deren ›Signatur‹ sie tragen. Weide z. B. hat Mondsignatur, Eiche hat Marssignatur, Esche hat Sonnensignatur, Ulme Merkursignatur; der Apfelbaum gehört der Venus, Tanne und Buche dem Saturn, usw. Vgl. Storl, *Vom rechten Umgang mit heilenden Pflanzen,* S. 253.

94 Bach, ›Die zwölf Heiler und sieben Helfer‹ in *Gesammelte Werke,* S. 81.

Literaturverzeichnis

Bach, Edward: *Blumen, die durch die Seele heilen,* München: Hugendubel, 1980.

Bach, Edward: *Gesammelte Werke,* Grafing: Aquamarin, 1988.

Bairacli-Levi, Juliette de: *Herbal Handbook for Farm and Stable,* Emmaus, Pa.: Rodale Press, 1976.

Bajracharya, M. B.: *Ayurvedic Medical Plants and General Treatment,* Kathmandu: Piyusavarsi Ausadhalaya, 1979.

Bleakley, Alan: *Früchte des Mondbaumes,* München: Goldmann, 1987.

Brøndegaard, V. J.: *Ethnobotanik,* Berlin: Mensch und Leben, 1985.

Chakravorty, D.: *L'Hindouisme complet et Bènarés son Centre,* Varanasi: Divine Printers, 1984.

Conway, David: *The Magic of Herbs,* New York: Dutton, 1976.

Culpeper, Nicholas: *Culpeper's Color Herbal,* New York: Sterling, 1983.

Darian, Steven: *The Ganges in Myth and History,* Honolulu: UP of Hawaii, 1978.

Dottin, Georges: *L'Epopée Irlandaise,* Paris: Presses d'aujourd'hui, 1980.

Duerr, Hans Peter: *Sedna oder die Liebe zum Leben,* Frankfurt a. M.: Suhrkamp, 1990.

Duerr, Hans Peter: *Traumzeit,* Frankfurt a. M.: Syndikat, 1978.

Eliade, Mircea: *Schmiede und Alchemisten,* Stuttgart: Klett-Cotta, 1980.

Engel, Fritz-Martin: *Zauberpflanzen – Pflanzenzauber,* Hannover: Landbuch, 1979.

Erich, Oswald A./Beitl, Richard. (Hrsg.): *Wörterbuch der deutschen Volkskunde,* Stuttgart: Kröner, 1974.

Fillipetti, H./Trotereau, J.: *Zauber, Riten und Symbole,* Freiburg i. Br.: Bauer, 1987.

Fischer, Susanne: *Blätter von Bäumen,* München: Hugendubel, 1980.

Graubner, Rudolf u. Marga: *Lexikon der Pflanzen,* München/Wiesbaden: Vollmer, 1981.

Grieve, Mrs. M.: *A Modern Herbal,* New York: Dover, 1982.

Grimm, Jacob: *Deutsche Mythologie,* Frankfurt a. M./Berlin: Ullstein, 1981.

Grossinger, Richard: *Wege des Heilens,* München: Kösel, 1982.
Haerkötter, Gerd: *Heilkräuter – gestern und heute,* Frankfurt a. M.: Fischer, 1983.
Haerkötter, Gerd u. Marlene: *Macht und Magie der Bäume,* Frankfurt a. M.: Eichhorn, 1989.
Hahnemann, Samuel: *Organon der rationellen Heilkunst,* 1810.
Hauschka, Rudolf: *Ernährungslehre,* Frankfurt a. M.: Klostermann, 1970.
Hauschka, Rudolf, *Substanzlehre,* Frankfurt a. M.: Klostermann, 1976.
Hedrick, U. P. (Hrsg.): *Sturtevant's Edible Plants of the World,* New York: Dover, 1972.
Heinz, Ulrich J.: *Das Handbuch der modernen Pflanzenheilkunde,* Freiburg i. Br.: Bauer, 1984.
Hertwig, Hugo: *Knaurs Heilpflanzenbuch,* München: Droemer/Knaur, 1969.
Hertzka, G./Strehlow, W.: *Handbuch der Hildegard-Medizin,* Freiburg i. Br.: Bauer, 1987.
Heyn, Birgit: *Die sanfte Kraft der indischen Naturheilkunst,* München: Goldmann, 1987.
Junius, Manfred M.: *Pflanzen-Alchemie,* Interlaken: Ansata, 1982.
Kalweit, Holger: *Die Welt der Schamanen,* Frankfurt a. M.: Fischer, 1988.
Kappstein, Stephan: *Das Buch vom Ginseng,* Bern: János Morzsinay, 1980.
Kolisko, E./Kolisko, L.: *Agriculture of Tomorrow,* Stroud/England: Kolisko Archives, 1936.
Lengyl, Lancelot: *Das geheime Wissen der Kelten,* Freiburg i. Br.: Bauer, 1985.
Leung, Albert Y.: *Chinesische Heilkräuter,* München: Diederichs, 1985.
Lievegoed, B.: *Planetenwirkungen und Lebensprozesse in Mensch und Erde,* Darmstadt: Forschungsring für biologisch-dynamische Wirtschaftsweise, 1979.
Ludwig, Otto: *Im Thüringer Kräutergarten,* Gütersloh: Prisma, 1982.
Markale, Jean: *Die Druiden,* München: Dianus-Trikont, 1985.
Markale, Jean: *Die keltische Frau,* München: Goldmann, 1986.
Mercantante, A.: *Der magische Garten,* Zürich: Schweizer Verlagshaus, 1980.
Mességué, Maurice: *Von Menschen und Pflanzen,* Frankfurt a. M./ Berlin: Ullstein, 1988.

Meyer, Rudolf: *Die Weisheit der deutschen Volksmärchen,* Frankfurt a. M.: Fischer, 1985.
Meyer, Rudolf: *Zum Raum wird hier die Zeit,* Frankfurt a. M.: Fischer, 1983.
Müller-Ebeling, C./Rätsch, C.: *Isoldens Liebestrank,* München: Kindler, 1986.
Münzing-Ruef, Ingeborg: *So stärken Sie Ihr Immunsystem,* München: Heyne, 1987.
The Oxford Book of Carols, Hrsg. Dearmer, Williams, Shaw, London: Oxford University Press, 1964.
Pelikan, Wilhelm: *Heilpflanzenkunde,* Dornach: Philosophisch-Anthroposophischer Verlag am Goetheanum, 1975 (Bd. I), 1977 (Bd. II), 1978 (Bd. III).
Pelletier, Kenneth H.: *Die Neue Medizin,* Frankfurt a. M.: Fischer, 1988.
Pelt, Jean-Marie: *Das Leben der Pflanzen,* Düsseldorf/Wien: Econ, 1982.
Pelt, Jean-Marie: *Pflanzenmedizin,* München: Knaur, 1983.
Perger, Anton Ritter v.: *Deutsche Pflanzensagen,* Stuttgart/Oehringen: Schaber, 1864.
Platt, R.: *Wasser – Substanz des Lebens,* Tübingen/Stuttgart: Wunderlich, 1971.
Rätsch, Christian: *Indianische Heilkräuter,* München: Diederichs, 1987.
Rätsch, Christian: *Lexikon der Zauberpflanzen,* Graz: ADEVA, 1988.
Ranke-Graves, Robert von: *Die weiße Göttin,* Reinbek: Rowohlt, 1985.
Rees, A./Rees, B.: *Celtic Heritage,* New York: Thames and Hudson, 1961.
Remer, Nicolaus: *Lebensgesetze im Landbau,* Dornach: Philosophisch-Anthroposophischer Verlag am Goetheanum, 1968.
Schad, W./Schweppenhäuser, E.: *Blütenspaziergänge,* Frankfurt a. M.: Fischer, 1986.
Schauenberg, P./Paris, F.: *Heilpflanzen,* München: BLV, 1970.
Scheffer, Mechthild: *Bach-Blütentherapie,* München: Hugendubel, 1981.
Scheffer, Mechthild: *Lehrbuch der Original Bach-Blütentherapie für die Arzt- und Naturheilpraxis,* Neckarsulm: Jungjohann, 1990.
Schöpf, Hans: *Zauberkräuter,* Graz: ADEVA, 1986.
Schrödter, Willy: *Pflanzengeheimnisse,* Kleinjörl: Schroeder, 1981.
Schubert, Rudolf: *Pflanzengeographie,* Berlin: Akademie, 1966.

Schultz, Joachim: *Rhythmen der Sterne,* Dornach: Philosophisch-Anthroposophischer Verlag am Goetheanum, 1963.
Schwanitz, F.: *Die Entstehung der Kulturpflanzen,* Berlin: Springer, 1957.
Schwenk, Theodor: *Das Sensible Chaos,* Stuttgart: Freies Geistesleben, 1980.
Sharkey, John: *Die keltische Welt,* Frankfurt a. M.: Insel, 1982.
Sheldrake, Rupert: *Das schöpferische Universum,* München: Meyster, 1981.
Stark, Raymond: *Aphrodisiaka und ihre Wirkung,* München: Heyne, 1984.
Steiner, Rudolf: *Erde und Naturreiche,* Stuttgart: Freies Geistesleben, 1980.
Steiner, Rudolf: *Geisteswissenschaftliche Grundlagen zum Gedeihen der Landwirtschaft,* Landwirtschaftlicher Kursus, Dornach: Rudolf Steiner, 1975.
Steiner, Rudolf: *Geisteswissenschaft und Medizin,* Dornach: Rudolf Steiner Nachlaßverwaltung, 1961.
Storl, Wolf-Dieter: *Der Garten als Mikrokosmos,* Freiburg i. Br.: Bauer, 1988.
Storl, Wolf-Dieter: *Feuer und Asche, Dunkel und Licht,* Freiburg i. Br.: Bauer, 1988.
Storl, Wolf-Dieter: *Vom rechten Umgang mit heilenden Pflanzen,* Freiburg i. Br.: Bauer, 1986.
Strauß, Heinz A.: *Psychologie und astrologische Symbolik,* München: Kindler, 1969.
Strobel, Hans: *Bauernbrauch im Jahreslauf,* Leipzig: Koehler & Amelang, 1937.
Surya, G. W.: *Die verborgenen Heilkräfte der Pflanzen,* Freiburg i. Br.: Bauer, 1978.
Thompson, W. I.: *Der Fall in die Zeit,* Reinbek: Rowohlt, 1987.
Thun, Maria: *Hinweise aus der Konstellationsforschung,* Marburg-Lahn: Maria Thun, 1973.
Tietze, Henry G.: *Entschlüsselte Organsprache,* München: Knaur, 1987.
Tisserand, Robert B.: *Aromatherapie,* Freiburg i. Br.: Bauer, 1985.
Tolstoy, Nicolai: *Auf der Suche nach Merlin,* München: Diederichs, 1987.

Tompkins, P./Bird, C.: *Das geheime Leben der Pflanzen,* Frankfurt a. M.: Fischer, 1988.
Treben, Maria: *Gesundheit aus der Apotheke Gottes,* Steyr: Ennsthaler, 1980.
Treben, Maria: *Heilkräuter aus dem Garten Gottes,* München: Heyne, 1986.
Upada, K. N./Tripathi, S. N.: *Natürliche Heilkräfte,* Eltville a. R.: Rheingauer VGS, 1983.
Uyldert, Mellie: *Verborgene Kräfte der Pflanzen,* München: Hugendubel, 1984.
Vogel, Virgil J.: *American Indian Medicine,* Norman: University of Oklahoma Press, 1982.
Wahle, Ernst: *Ur- und Frühgeschichte im mitteleuropäischen Raum,* München: DTV, 1982.
Weeks, Nora: *Edward Bach,* München: Hugendubel, 1988.
Weiner, Michael A.: *Indianermedizin,* München: Heyne, 1988.
Wheelwright, E. G.: *Medical Plants and their History,* New York: Dover, 1974.
Zacharias, Irmgard: *Die Sprache der Blumen,* Rosenheim: Rosenheimer, 1982.
Zimmerer, E. M.: *Kräutersegen,* Donauwörth: Auer, 1896.

Adressen

Nähere Informationen über alle Aspekte der Bach-Blütentherapie sind erhältlich bei den Repräsentationsstellen des *Dr. Edward Bach Centre* in den deutschsprachigen Ländern.

Institut für Bach-Blütentherapie
Forschung und Lehre
Mechthild Scheffer

Deutschland
Dr. Edward Bach Centre · German Office
Eppendorfer Landstraße 32 · D-20249 Hamburg
Telefon 040/46 10 41 od. 43 18 78 13
Fax 040/47 02 61 od. 4 39 05 28

Österreich
Dr. Edward Bach Centre · Austrian Office
Seidengasse 32/1 · A-1070 Wien
Telefon 02 22/56 56 51 · Fax 02 22/5 26 56 52

Schweiz
Dr. Edward Bach Centre · Swiss Office
Mainaustraße 15 · CH-8034 Zürich 8
Telefon 01/3 82 33 11 · Fax 01/3 82 33 19

Register